邓氏正骨

邓朝智 ◎ 编著

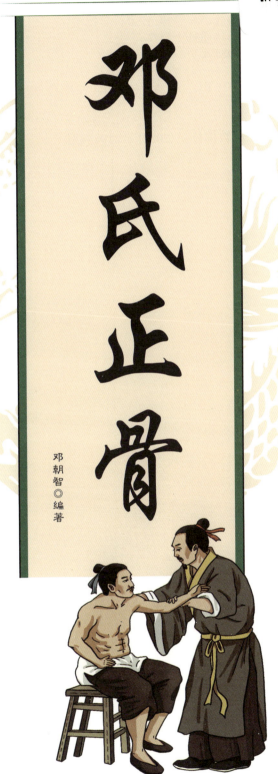

甘肃科学技术出版社

甘肃·兰州

图书在版编目(CIP)数据

邓氏正骨 / 邓朝智编著. -- 兰州:甘肃科学技术出版社, 2022.11 (2025.1重印)
ISBN 978-7-5424-2981-0

Ⅰ. ①邓… Ⅱ. ①邓… Ⅲ. ①正骨疗法 Ⅳ. ①R274.2

中国版本图书馆CIP数据核字(2022)第219844号

邓氏正骨
DENGSHI ZHENGGU

邓朝智　编著

| 责任编辑 | 陈学祥 |
| 封面设计 | 天下书装 |

出　版	甘肃科学技术出版社
社　址	兰州市城关区曹家巷1号　730030
电　话	0931-2131572(编辑部)　0931-8773237(发行部)
发　行	甘肃科学技术出版社　　印　刷　三河市嵩川印刷有限公司
开　本	787毫米×1092毫米　1/16　印　张　17.75　插　页　2　字　数　409千
版　次	2022年12月第1版
印　次	2025年1月第2次印刷
印　数	1001~2500
书　号	ISBN 978-7-5424-2981-0　　定　价　98.00元

图书若有破损、缺页可随时与本社联系:0931-8773237
本书所有内容经作者同意授权,并许可使用
未经同意,不得以任何形式复制转载

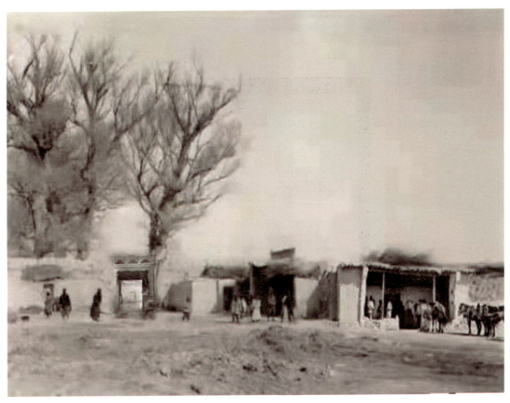

吾人生今之时，有身世之感情，有家国之感情，有社会之感情，有种族教育之感情。其感情愈深者，其哭泣愈痛；此塞外著手成春所以有《邓氏正骨》之作也

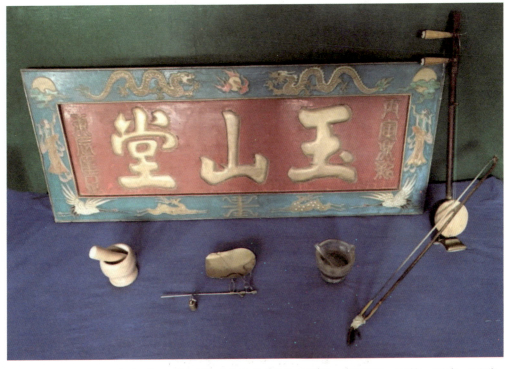

虽然前此一百年间之日月，固无法使之暂留，而其一百年间，可惊，可喜，可歌，可泣之事业，固历劫而不可以忘者也。同此而不忘，世间于是乎有《邓氏正骨》

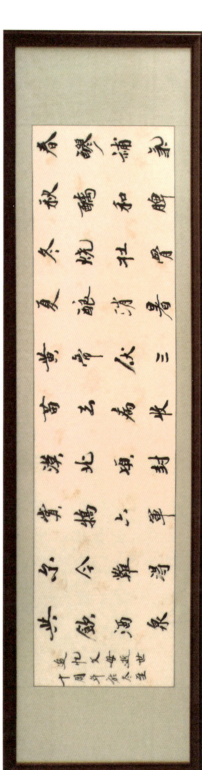

邓朝智手迹

自 序

余少日随父习得接骨入骱之法，秘传疗伤之方，长成后，遍访名家，朝研细考，研精术业。内主以活人心，而外悉摸、接、端、提、诸刀圭之法。历四十年，心习方，目见症，或常或异，辄应手而愈。虽徽及先祖之灵，骨肉而生死，不无小补于社会。既念余不过方技中一人耳，邓氏此业终吾之身，施亦有恨！人之好善，谁不如我，可不一广其传，而仅韬之肘后乎？

余之曾祖父、祖父、大父、父亲筑室塞垣之上，扶杖临门，沉疴立起，全活以百万计，而雅情淡漠，不厚责人以钱币，飘笠萧然，琴书自适。余之专精术业其渊源固有自夫！

肱三折而后医良，盖历而试也。非历而有所亲得，何能创说以补先人之所缺？补而能要，余尤善之。乃不惴，原其所载，不辞工贱，务穷其奥；不揣固陋，手辑成编。所微憾者，拘于图而局于论，显于证而晦于脉，详于方而略于法。

嗟乎！筑室而不成者，道谋之误之也；习焉而不极者，多师之夼之也。此余夫子之说，所谓道在目前，凝眸即是，转盼则非，难言之矣！虽然隐而显，至理赅焉！

壬寅中秋，茅舍起疏烟，玉门邓朝智谨识。

凡 例

一、是编乃效学文而作，其为赋、为歌、为论，俱因病寻源，辞明义显，兼易去俚俗之语，高出蒙斋之上，故一遵其式。

二、凡人之脱骱断骨，其骨骱包于肉里，外视难明，恐有差误，故照骨图绘明，可辨其骱之形、其骨之状，临证时虽于肉里，能洞悉其形状，相度损处。学者能再于骷髅上，细细辨别更详。

三、病证少白数十句，多至数则，欲赅病情，无拘长短。

四、如祖父有所未发，则参平日所自得而曲尽其根源，或家父方有所未载，则补先人所经验，以默襄其诊治。

五、篇中引《仙授理伤续断秘方》《医宗金鉴》《世医得效方》则曰经云；引诸贤之说，则直标姓氏，此学之博者，尔余尊之。拉杂书之，约而精则有是书。

六、封面：春风塞外疏寒柳，飞燕阳关恋旧巢。

目 录

卷一 骨 折 愈 合

第一章 骨折概论 ………………………………………………………………… (003)
 第一节 骨折的定义、病因、移位和分类 ……………………………………… (003)
 第二节 骨折的诊断 ……………………………………………………………… (008)
 第三节 骨折的并发症 …………………………………………………………… (011)
 第四节 骨折的愈合过程 ………………………………………………………… (016)
 第五节 骨折临床愈合标准和骨性愈合标准 …………………………………… (020)
 第六节 影响骨折愈合的因素 …………………………………………………… (021)
 第七节 骨折的治疗 ……………………………………………………………… (024)
 第八节 骨折畸形愈合、迟缓愈合和不愈合 …………………………………… (032)

第二章 骨骼系统损伤 …………………………………………………………… (037)
 第一节 骨折愈合的生物学 ……………………………………………………… (037)
 第二节 骨折愈合的控制因素 …………………………………………………… (046)
 第三节 骨折愈合中的骨诱导 …………………………………………………… (048)
 第四节 骨折的治疗原则 ………………………………………………………… (049)
 第五节 关节脱位 ………………………………………………………………… (051)
 第六节 软组织损伤 ……………………………………………………………… (052)

第三章 骨骺损伤 ………………………………………………………………… (053)
 第一节 骨骺的解剖、生理 ……………………………………………………… (053)
 第二节 急性骨骺损伤 …………………………………………………………… (056)

第四章 骨折愈合 ………………………………………………………………… (062)
 第一节 骨折迟缓愈合 …………………………………………………………… (062)
 第二节 治疗骨不连经验 ………………………………………………………… (063)
 第三节 骨折愈合基础研究新进展 ……………………………………………… (066)

卷二　邓氏整骨术

第一章　手法	(073)
第一节　传统手法	(073)
第二节　正骨八法	(077)
第三节　祖传三法	(081)
第四节　接骨续筋概述	(082)
第五节　骨折检查方法	(083)
第二章　骨折	(085)
第一节　锁骨骨折	(085)
第二节　肱骨外科颈骨折	(086)
第三节　肱骨干骨折	(089)
第四节　肱骨髁上骨折	(092)
第五节　肱骨髁间骨折	(095)
第六节　桡、尺骨干双骨折	(097)
第七节　尺骨上1/3骨折合并桡骨头脱位	(100)
第八节　桡骨下1/3骨折合并下桡尺关节脱位	(103)
第九节　桡骨下端骨折	(106)
第十节　指骨骨折	(111)
第十一节　股骨粗隆(转子)间骨折	(114)
第十二节　股骨干骨折	(116)
第十三节　胫骨髁骨折	(120)
第十四节　胫腓骨干双骨折	(121)
第十五节　踝部骨折	(124)
第十六节　距骨骨折	(127)
第十七节　跟骨骨折	(129)
第十八节　肋骨骨折	(131)
第十九节　稳定性胸腰段椎体压缩性骨折	(133)
第三章　脱臼	(135)
第一节　下颌关节脱臼	(136)
第二节　肩关节脱臼	(137)
第三节　肘关节脱臼	(140)
第四节　小儿桡骨头半脱位(小儿桡骨头错缝、支马眼)	(142)

第五节　腕关节脱臼 ……………………………………………………………… (143)
第六节　手部各关节脱臼 ………………………………………………………… (143)
第七节　髋关节脱臼 ……………………………………………………………… (146)
第八节　膝关节脱臼与髌骨移位 ………………………………………………… (148)
第九节　踝关节脱臼 ……………………………………………………………… (150)

第四章　筋伤 ……………………………………………………………………… (152)
第一节　颈部筋伤 ………………………………………………………………… (152)
第二节　肩部筋伤 ………………………………………………………………… (156)
第三节　肘部筋伤 ………………………………………………………………… (163)
第四节　腕部筋伤 ………………………………………………………………… (166)
第五节　腕及手部筋伤 …………………………………………………………… (172)
第六节　髋部筋伤 ………………………………………………………………… (175)
第七节　膝部筋伤 ………………………………………………………………… (178)
第八节　足踝部筋伤 ……………………………………………………………… (186)
第九节　胸壁挫伤 ………………………………………………………………… (193)
　　附：岔气（胸壁扭伤） ………………………………………………………… (194)
第十节　腰部筋伤 ………………………………………………………………… (195)

第五章　"骨折病"的预防和治疗 ………………………………………………… (196)
第一节　"骨折病"的预防 ………………………………………………………… (196)
第二节　"骨折病"的治疗 ………………………………………………………… (197)
第三节　骨伤、骨病治疗基本原则 ………………………………………………… (198)
　　附：全身主要骨骼古今名称对照表 …………………………………………… (200)

卷三　玉第永芳

第一章　邓氏中医正骨疗法流派学术思想传承 ………………………………… (205)
第一节　邓氏中医正骨疗法气血辨证理论 ……………………………………… (205)
第二节　邓氏中医正骨疗法三原则 ……………………………………………… (206)
第三节　邓氏中医正骨疗法四方法 ……………………………………………… (207)

第二章　邓氏中医正骨疗法流派学术思想创新 ………………………………… (209)
第一节　邓氏中医正骨疗法原则的创新 ………………………………………… (209)
第二节　邓氏中医正骨疗法方法的创新 ………………………………………… (211)
第三节　邓氏中医正骨疗法学术理论的创新 …………………………………… (213)

卷四 附 篇

第一章 乐善人家 ·· (219)
- 第一节 传承轶事 ·· (219)
- 第二节 医话一则 ·· (220)
- 第三节 历史渊源 ·· (221)
- 第四节 传承谱系 ·· (222)

第二章 颈椎病中医学术发掘 ·· (223)
- 第一节 邓宝善治疗颈椎病的学术思想探讨 ·· (223)
- 第二节 邓氏正骨手法治疗神经根型颈椎病 ·· (229)

第三章 颈椎病中医学术创新 ·· (231)
- 第一节 颈椎病发病因素的流行病学研究概况 ··· (231)
- 第二节 病因病机与病理 ··· (236)
- 第三节 临床分型与征象 ··· (240)
- 第四节 临床表现 ·· (246)
- 第五节 辨证诊断 ·· (248)
- 第六节 治疗方法 ·· (257)
- 第七节 特色中医正骨疗法 ·· (260)
- 第八节 药物治疗 ·· (270)
- 第九节 其他疗法 ·· (272)
- 第十节 关于枕头制作标准与垫置方式的讨论 ··· (273)

参考文献 ·· (275)

卷一　骨折愈合

骨是活的组织、结构和器官

骨可小至听小骨，大至负重的轴心骨骼。外有富于血管和神经供应的纤维膜——骨外膜包绕。骨须不断塑形和再塑以适合引力和活动中的各种功能性体势。因此骨不是静止的单纯的矿物质沉积物，而是一项通过细胞活动、结构不断改变的动力性结构。基因决定骨的大体结构，而生长和环境改变其内部结构。著名的 Wolff 定律说明骨的动力性质："骨的形成和再塑是按照应力而改变。"运动员的粗壮骨骼和截瘫患者与宇航员的骨质疏松都是简单而明了的例子。因此，骨是活的组织，又是一项结构和器官。作为活的组织，它有活的骨细胞、细胞外基质和血液供应。细胞依赖血供生存，缺血可使骨坏死。细胞外基质是由骨细胞生成和调节，使基质矿化，形成硬组织。作为一项结构，有三项功能：①作为人体支架；②供骨骼肌作杠杆；③保护重要脏器，如脑、脊髓、心、肺等。作为一个器官，它有造血功能，能生产红细胞、粒细胞和血小板，又能贮藏钙、磷、镁、钠等元素。

第一章 骨折概论

第一节 骨折的定义、病因、移位和分类

一、骨折的定义

由于外力的作用破坏了骨的完整性和连续性者，称为骨折。骨折的概念，古人很早就有所认识，甲骨文已有"疾骨""疾胫""疾肘"等病名；公元前11世纪《周礼·天官》记载了"折疡"；《灵枢·邪气藏府病形》记载了"折脊"；汉代马王堆出土的医籍也记载了"折骨"。骨折这一病名，出自唐·王焘《外台秘要》。

中医在防治骨折方面有悠久的历史，积累了丰富的临床经验，在复位、固定、练功活动和药物治疗四个方面均有其独特的优点。骨折的治疗在中医骨伤科治疗学上占有重要的地位。

二、骨折的病因

(一)直接暴力

骨折发生在外来暴力直接作用的部位，如打伤、压伤、枪伤、炸伤及撞击伤等。这类骨折多为横断骨折或粉碎骨折，骨折处的软组织损伤较严重，常有创口或严重挫伤，由于打击物由外向内穿破皮肤，伤口污染较严重，故感染率高。直接暴力引起的骨折，若发生在前臂或小腿，两骨骨折部位多在同一平面。

(二)间接暴力

骨折发生在远离外来暴力接触的部位，而不发生在外来暴力直接作用的部位。间接暴力包括：①杠杆暴力：如走路滑倒，手掌着地，上肢与地面成角，造成桡骨远端骨折或肱骨外科颈骨折；②扭转暴力：如投掷手榴弹动作引起肱骨干螺旋骨折；③纵向传导暴力：如从高处坠下，足部着地，股骨髁撞击胫骨平台引起平台骨折，或跌倒时手部着地引起肱骨髁间骨折等。这类骨折多为斜形骨折或螺旋骨折，骨折处的软组织损伤较轻，如为开放性骨折，骨端从皮下穿出，穿出后可能被细菌污染，故伤口污染较轻，感染率较低。间接暴力引起的骨折，若发生在前臂或小腿，两骨骨折的部位多不在同一平面。

(三)筋肉牵拉

由于筋肉急骤地收缩和牵拉，可拉断或撕脱筋肉附着处的骨骼而发生骨折。如跌倒时股四头肌收缩可引起髌骨骨折、前臂的屈肌群收缩引起肱骨内上髁骨折，足内翻时腓骨肌的牵拉引起第五跖骨基底骨折等。

(四)持续性劳损

骨骼长期反复受到震动或形变，集中作用于骨骼某一处，可逐渐形成骨折。如长途跋涉或长途行军，引起足部筋肉疲劳，导致后足弓下陷，使处于最高处的第二、三跖骨负重增加，引起第二、三跖骨骨折，故又称行军骨折。此外，还可见于腓骨下端、股骨颈等处。由于它是一种慢性骨折，为长期积累性外力引起，所以又称为疲劳骨折。该种骨折多无移位，骨小梁断裂和新骨增生同时进行，往往愈合时间较长。

(五)其他

外力作用于人体，还可由于年龄、健康状况、解剖部位、结构、受伤姿势、骨骼是否原有病变等内在因素的差异而产生各种不同类型的损伤。

1. 年龄和健康状况

年轻力壮，气血旺盛，筋骨强健，身体灵活，能耐受较强的外力，除较重的暴力外，一般不易产生骨折；年老体弱，气血虚亏，肝肾不足，骨质脆弱疏松，筋骨萎弱无力，若遭轻微外力，则可引起骨折。

2. 骨的解剖位置和结构状况

幼儿骨膜较厚，骨的胶质较多，易发生青枝骨折；18岁以下的青少年，骨骺未闭合，易发生骨骺分离；肱骨下端扁而宽，前面有冠状窝，后面有鹰嘴窝，中间仅一层较薄的骨片，这一部位受伤就容易发生骨折；在松质骨和致密骨交接部位，如肱骨外科颈、桡骨下端等，或活动段与静止段交接处，如胸椎$_{12}$至腰椎$_1$易发生骨折。

3. 骨骼的病变

由于骨骼本身有病变，如先天性脆骨病、营养不良、佝偻病、甲状旁腺机能亢进症，成人的软骨病、骨囊肿、骨结核、化脓性骨髓炎、各种转移性骨肿瘤等，其骨质已遭到破坏，若遭受轻微的外力，就能导致骨折。骨折是原疾病发展的必然结果，而骨折往往是这种疾病使人注意的首要症状。这种由疾病所造成的骨折，称为病理性骨折。

三、骨折的移位

骨折的移位程度和方向，一方面与暴力的大小、作用方向及搬运情况等外在因素有关，另一方面还与肢体远端的重量、肌肉附着点及其收缩牵拉力等内在因素有关。

骨折移位方式有下列5种(图1-1)，临床上常合并存在。

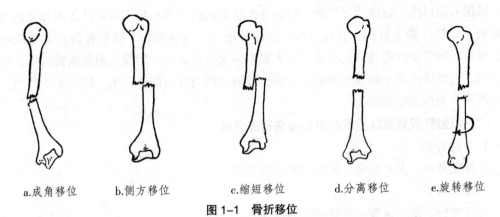

a.成角移位　　b.侧方移位　　c.缩短移位　　d.分离移位　　e.旋转移位

图1-1　骨折移位

(一)成角移位

两骨折段的纵轴线交叉成角，以角顶的方向来说明成角移位的方向，有向前、向后、向内、向外等。

(二)侧方移位

两骨折端移向侧方，一般四肢骨折以近骨折段纵轴为基准，以远骨折段移位的方向来说明，但脊柱则按下段为基准，以上段移位的方向来说明。有向前、向后、向内或向外侧方移位等。

(三)缩短移位

骨折段互相重叠或嵌插，骨之长度因而缩短，又称重叠移位。

(四)分离移位

两骨折端互相分离，骨的长度因而增加。

(五)旋转移位

骨折一端围绕骨之纵轴而旋转。

四、骨折的分类

对骨折进行分类，是决定治疗方法，掌握其发展变化规律的重要环节。分类的方法甚多，兹将主要的分类方法介绍如下。

(一)根据骨折处是否与外界相通分类

1. 闭合性骨折

骨折处的皮肤或黏膜完整，骨折端不与外界相通者。

2. 开放性骨折

骨折附近的皮肤或黏膜破裂，骨折端与外界相通者。如骨盆耻骨部骨折合并有膀胱或尿道破裂，尾骨骨折合并有直肠破裂，均为开放性骨折。

开放性骨折伤口的形成，可以由外向内，亦可由内向外。枪伤、爆炸伤、刀伤、压轧伤等所致的骨折，伤口由外向内，由于受伤当时将外界的异物，如破碎布、灰尘、泥沙等带入或压入伤口内，造成严重污染，因而发生感染的机会多；骨折端由肢体内部刺破皮肤或黏膜，如肱骨髁上骨折、胫骨骨折、骨盆骨折合并直肠破裂，肋骨骨折合并肺泡破裂等，伤口均属于由内向外。这类骨折，大多原是闭合性骨折，因骨折即刻或骨折后急救处理不当，使骨端由皮下刺穿皮肤而一时露出外面，因而有可能被污染，但一般不严重，如处理得当，很少发生感染。

(二)根据骨折周围软组织和脏器损伤程度分类

1. 单纯骨折

无并发神经、重要血管、肌腱或脏器损伤者。

2. 复杂骨折

并发神经、重要血管、肌腱或脏器损伤者。

(三)根据骨折的损伤程度分类

1. 不完全骨折

骨小梁的连续性仅有部分中断，骨折处有成角、弯曲畸形，这种骨折多无移位，很像树枝被折断，故又称"青枝骨折"。

2. 完全骨折

整个骨的连续性全部破坏，管状骨骨折后形成远近两个或两个以上的骨折段，骨折段或者保持在原位，或者形成重叠、成角、旋转、分离、嵌插、凹陷等移位。

(四)根据骨折线的形态分类(图1-2)

1. 横断骨折

骨折线与骨干纵轴垂直。

2. 斜形骨折

骨折线与骨干纵轴呈一定的角度，或成锐角，或成钝角。

3. 螺旋骨折

骨折线呈螺旋状。

4. 粉碎骨折

骨碎裂成3块及以上，称粉碎骨折。骨折线呈"T"型或"Y"型时，又称"T"型或"Y"型骨折。

5. 嵌插骨折

骨折端互相嵌入，多发生在长管状骨干骺端密质骨与松质骨交界处。骨折后，密质骨嵌插入松质骨内，可发生在股骨颈和肱骨外科颈等处。

6. 压缩骨折

松质骨因受垂直压缩力而变形，如下胸椎、上腰椎、椎体呈楔形。

7. 裂缝骨折

或称骨裂，骨折间隙呈裂缝或线状，骨折片无移位，形似瓷器上的裂纹，常见于颅骨、肩胛骨等处。

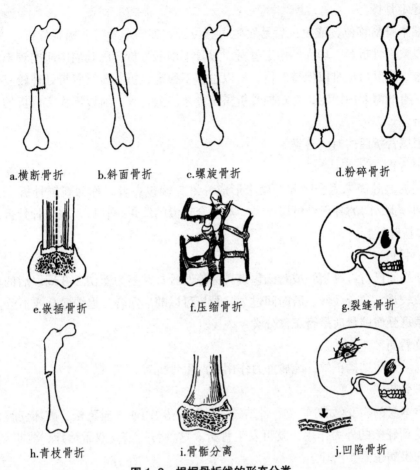

图 1-2 根据骨折线的形态分类

8. 青枝骨折

多发生于儿童。仅有部分骨质和骨膜拉长、皱折或破裂，常有成角、弯曲畸形，有时成角不明显，但出现皮质皱折。

9. 骨骺分离

发生在骨骺板部位，使骨骺与骨干分离，骨骺的断面可带有数量不等的骨组织，故骨骺分离亦属骨折之一种，常见于 18 岁以下的青少年和儿童。

10. 凹陷骨折

骨折片下陷，多发生于头颅骨、颜面骨。

（五）根据骨折端的稳定程度分类

1. 稳定骨折

骨折端不易移位或复位后经适当外固定不易发生再移位者，如裂缝骨折、青枝骨折、无移位的完全骨折，一般骨干的横断骨折（股骨干横断骨折除外）、嵌插骨折、单纯椎体压缩骨折等，均为稳定骨折。该类骨折治疗容易，效果好，容易愈合。

2. 不稳定骨折

骨折端本身易移位，或复位后易发生再移位者，如斜形骨折、螺旋骨折、多段骨折、粉碎骨折或缺损骨折等，均为不稳定骨折。股骨干横断骨折，因其周围肌肉较丰厚，骨折整复较困难，整复后也难以保持对位，所以也算不稳定骨折。该类骨折处理较复杂，有的需要牵引，有的需要内固定，对缺损骨折需植骨才能愈合等。所以不稳定骨折的治疗效果比稳定骨折差。

（六）根据骨折后的时间分类

1. 新鲜骨折

骨折端的血肿尚未完全吸收、尚未形成纤维骨痂包裹者，称为新鲜骨折。一般伤后1~2周内（小儿除外）的骨干骨折属此类。对愈合较慢的股骨颈骨折、腕舟骨骨折，在伤后3~4周也属新鲜骨折。

2. 陈旧骨折

骨折断端间已有纤维组织或骨痂包裹者称陈旧骨折，多为受伤2~3周以后的骨折，此类骨折复位较难，愈合缓慢。若时间过久，骨折可以畸形愈合、迟缓愈合或不愈合。

（七）根据受伤前骨质是否正常分类

1. 外伤骨折

骨折前，骨质结构正常，纯属外力作用而产生骨折者。

2. 病理骨折

因骨质本身的病变（如骨髓炎、骨结核、骨肿瘤等）而使骨质疏松、破坏变脆，在正常活动下或受到轻微的外力作用，就可发生骨折。这种骨折需要双重治疗，骨折需要治疗，引起骨折的疾病也需要治疗。

第二节 骨折的诊断

骨折的诊断是根据望、闻、问、切、摸、量、X线检查等方法所收集的资料，进行分析、归纳、判断和推理，从而做出骨折是否存在、骨折部位和类型、移位情况、有无并发症等正确的诊断。

在骨折诊断过程中，要防止只看表浅伤，不注意骨折；只看到一处伤，不注意多处伤；只注意骨折局部，不顾全身伤情；只顾检查，不顾患者痛苦和增加损伤。应仔细询问病史，认真分析症状和体征，必要时X线摄片检查，则可得出全面正确的诊断。

一、受伤史

确切的受伤史，对指导检查、决定诊断和处理甚为重要。首先应了解暴力的方式（坠落、碰撞、打击、跌仆、扭转、挤压、压轧等）、性质（直接、间接、牵拉、持续劳损）、方向、暴力的大小、作用的部位、受伤姿势、伤后现场情况等，然后了解受伤前后局部和全身表现，以初步确定受伤部位，并考虑有无并发症。

二、临床表现

（一）全身情况

1. 休克

对骨折患者，均应注意观察血压、脉搏、呼吸等。对多发骨折、股骨骨折、骨盆骨折、脊椎骨折和严重的开放性骨折，由于软组织损伤、大量失血、剧烈疼痛，或者并发内脏损伤，而致血脱，气亦随血脱，渐致气血双亡、元气暴脱而休克。早期症见烦躁、多语、脉虚数、大汗、面色苍白、血压下降等，继则出现精神萎靡、表情淡漠、四肢厥冷、口渴、心悸气促、脉微细欲绝等危重症，若不及时抢救，可致死亡。

2. 一般情况

骨折后由于气血经络受伤，气滞能使血凝，血瘀能阻碍气行，致使气血凝聚于伤处，瘀滞于腠理之间，阻碍经络营卫，郁久化热，故有发热证候，一般在38℃以下，无恶寒或寒战，兼有口渴、口苦、心烦、尿赤、便秘、夜寐不安、脉浮数或弦紧、舌质红、苔黄厚腻等气滞血瘀证候。5~7d后，体温逐渐降至正常，诸症减轻。若为开放性骨折，体温持续升高，超过38℃以上，头痛恶寒，周身不适，局部肿痛焮热，白细胞分类计数增高者，为邪毒入伤口造成感染。临床应与积瘀化热相鉴别。

（二）局部情况

1. 一般症状

（1）疼痛。《素问·阴阳应象大论》说："气伤痛，形伤肿。"骨折后由于脉络受损，气血凝滞，阻塞经络，不通则痛，故骨折部出现不同程度的疼痛。当伤肢移动时，因骨折端刺激邻近的软组织、神经，使疼痛增加，直接按压骨折处可产生锐痛，在伤肢远端做纵轴叩击，冲击力传至骨折端时亦产生疼痛，从远处向骨折处挤压时（如肋骨骨折时对胸廓的挤压、骨盆骨折时对骨盆两侧挤压），可有间接压痛。

（2）肿胀。骨折后局部脉络损伤，营血离经，阻塞络道，瘀滞于肌肤腠理而出现肿胀。若骨折处出血较多，伤血离经，透过撕裂的肌膜及深筋膜，或骨折部位较浅，瘀血扩散，溢于皮下，可形成青紫瘀斑。肿胀较重时，还可出现张力性水泡和血泡，对皮肤嫩弱的儿童尤为多见。肿胀严重时，不但妨碍骨折的复位和固定，还可阻碍静脉回流，或压迫动脉而导致筋膜间隔综合征，如不及时切开筋膜减压，可发生缺血性肌挛缩，甚则发生肢体坏死。

（3）功能障碍。骨折后肢体由于失去杠杆和支柱作用、剧烈的疼痛、肌肉反射性痉挛，以及神经、肌肉、血管、肌腱等软组织的损伤，使伤肢活动受限，失去负重功能。一般来说，不完全骨折、嵌插骨折的功能障碍程度较轻，完全骨折、有移位骨折的功能障碍程度较重。

2. 骨折的特征

（1）畸形。骨折后，大多数有不同程度的移位，引起肢体或躯干外形改变而产生畸形。

产生畸形的原因为：①暴力的大小、作用方向、暴力的性质既是骨折产生移位的因素，也可决定移位的方向、程度和类型。②肌肉或韧带的牵拉可使骨折端移位。③伤肢远端的重量，可使骨折端移位。如肱骨干骨折后，远端肢体的重量可使骨折端分离移位畸形。④搬运和治疗不当。如在搬运过程未做适当的固定而使骨折处产生旋转、弯曲。骨折后可有缩短、旋转、成角等畸形。应与健侧对比，还要了解伤前情况和过去病史。

（2）骨擦音。由于骨折端相互触碰或摩擦而产生响声。除不完全骨折和嵌插骨折外，一般在局部检查时用手触摸骨折处可偶感觉到，故又称为骨擦感，或者在移动伤肢时，可以听到或感觉到。这项检查不宜反复进行，否则，有可能增加组织损伤或导致严重并发症，加重骨折移位，增加病人痛苦，也可能磨平骨折端的齿样突出面，影响骨折复位后的稳定性。若骨折端有软组织嵌入，可无骨擦音。

（3）异常活动。骨干部无嵌插的完全骨折，在移动伤肢或摇动伤肢的远端时，骨折处出现好像关节一样能屈曲、旋转等不正常的活动，又称假关节活动。

畸形、骨擦音和异常活动是骨折的特征，这三种特征只要有其中一种出现，即可在临床上初步诊断为骨折。

三、X线检查

为了确定诊断和进一步明确骨折部位、类型及病理变化，常常要借助X线的检查，因为它能显示临床检查难于发现的损伤和移位，如不完全骨折、体内深部骨折、脱位时伴有小骨片撕脱等。X线检查又能验证整复效果，有利于提高整复效能。

尽管X线检查对于骨关节损伤的诊断如此重要，但仅应该借助它来检查验证临床的现象，帮助确定骨与关节损伤的存在与否，而绝不能单纯依赖它去发现损伤，否则便有可能为照片的假象所蒙蔽。如有些无移位的腕舟状骨骨折和股骨颈骨折的早期，或肋软骨骨折，X线片不容易发现。当X线片与临床有矛盾，尤其是临床上有特定体征，而X线照片阴性时，必须以临床为主，或是再做进一步检查，从而发现问题；或者加摄健侧X线照片，予以对比；若临床仍不能排除骨折，应定期随诊，再行摄片加以证实和排除。

X线检查有透视和摄片两种。透视用于骨折的诊断、定位与手术。使用时一定要有防护设备，以免遭受X线损害。手法整复或手术操作时应尽量停止使用X线，一方面有碍于手法和手术的操作，容易造成顾此失彼；另一方面日久可对术者造成损害。摄片的优点是能提供永久性的记录，而且一目了然，准确程度比透视高。常规X线摄片宜结合病史及检查，确定投照部位。一般采用正、侧位，并须包括邻近关节。若常规照片不能显影或显影不良时，才加摄特定位置或健侧相应部位的对比X线片。

X线片的阅读，首先要核对X线号、左右侧、投照年月日，以免错误。读片要结合病史及骨科检查来进行，骨科医生最好在读片以后再参看放射科报告单。看片时既要观察骨与关节，也要观察软组织；既要看到大的改变，也要注意细微的变化。为了避免误漏，应按一定顺序系统地进行阅读。对伤侧病损如有怀疑应与健侧对照。阅片的顺序为首先观察软组织有无异常,各层组织分界是否清晰;其次观察骨外形及结构有无异常。观察关节应包括关节腔、关节面、滑膜、韧带以及关节附近脂肪阴影,18岁以下的青少年应注意骨骺有无异常。脊椎照片的阅读包括曲度、椎体形状及结构、椎间隙、椎旁软组织、椎弓及其附件、椎间孔及其周围骨质、椎弓根等有无异常。

第三节 骨折的并发症

人体受暴力打击以后,除发生骨折外,还可能出现各种全身或局部的并发症,这些并发症往往影响骨折的处理和预后。严重的并发症对人体的危害,远远超过骨折本身,有的在短时间内影响生命,必须立即处理;有的需和骨折同时处理;有的需骨折愈合后处理。

一、外伤性休克

骨和软组织损伤,通常伴随一定量的失血。多发骨折、出血多的骨折(如骨盆骨折、股骨干骨折)或骨折合并内脏损伤(如肝、脾破裂)时,出血量很大,多合并休克。肢体的严重挤压伤既可造成血液和血浆严重丢失,又能产生许多毒性物质,吸收后加重休克的过程。休克的临床表现是面色苍白、四肢厥冷、出汗、指端发绀、周身无力、反应迟钝或烦躁不安、脉细虚数、血压下降甚至不能测出。该种并发症可在短时间内危及患者生命,宜及时抢救。

二、感染

开放性骨折污染严重者,若清创不及时,或清创不彻底,均可引起化脓感染,严重者导致骨髓炎、败血症。若发生厌氧性感染如破伤风、气性坏疽,后果更为严重。因此,对于开放性骨折应尽早彻底清创,术后给予内服祛瘀、清热、解毒药物并注射破伤风抗毒血清,或内服玉真散。

三、内脏损伤

(一)肺损伤

肋骨骨折可能合并肺实质损伤或肋间血管破裂,引起血胸或闭合性气胸、开放性气胸、张力性气胸、血气胸。

(二)肝、脾破裂

暴力打击胸壁下段时,除可造成肋骨骨折外,还可发生肝或脾破裂,特别在有脾肿大时更易破裂,形成严重的内出血和休克。

(三)膀胱、尿道、直肠损伤

骨盆骨折特别是耻骨与坐骨支同时断裂时，容易导致后尿道断裂。因膀胱三角区收缩，断裂的尿道近端向后移位，血液与尿液聚积于耻骨后腹膜外直肠膀胱间隙，患者排尿困难，尿道口滴血，严重者发生急性尿潴留，膀胱高度充盈。如试行导尿，仅流出少许血液或血性尿液，但膀胱仍然充盈。如果耻骨及坐骨骨折时，膀胱处于充盈状态，可被移位的骨折端刺破，发生膀胱损伤，多为腹膜外损伤，发生尿外渗，向上可到脐下。患者下腹部有明显压痛及尿液浸润性包块，导尿时可有尿液流出，但局部包块不消失。骶尾骨骨折可能刺破直肠，而致下腹部疼痛，肛门指检时可能有血染指套。

四、重要动脉损伤

多见于严重的开放性骨折、火器伤骨折和移位较大的闭合性骨折。如伸直型肱骨髁上骨折的近端伤及肱动脉（图1-3），股骨髁上骨折伤及腘动脉，肱骨外科颈骨折伤及腋动脉，胫骨上段骨折伤及胫前或胫后动脉，或两动脉自腘动脉分支处。动脉损伤可有下列几种情况：①开放性骨折合并动脉破裂则鲜血从伤口喷射流出。在紧急情况下，可用止血带止血，每隔1h松解1次。同时应尽量争取时间，尽快输血，清创探查，酌情结扎或吻合血管。②闭合性骨折，骨折端刺破动脉，形成局部血肿，并进行性肿胀，按之发硬，肢体远端发凉、麻木、苍白或紫绀，脉搏

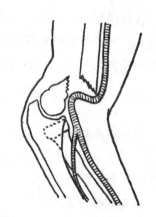

图1-3　肱骨髁上骨折损伤肱动脉

消失或减弱，其处理同开放性动脉损伤。该类动脉损伤，后期可形成假性动脉瘤，若动、静脉同时被刺破，可形成动、静脉瘘。③由于骨折压迫或刺伤血管，虽然其外表的连续性未破坏，但其内膜有不同程度的挫伤或破裂，可引起血栓形成或主要分支痉挛，表现为远端严重缺血。应及时进行封闭或神经阻滞麻醉，保温观察，不见缓解者需手术探查。

五、缺血性肌挛缩

是筋膜间隔综合征的严重后果。上肢多见于肱骨髁上骨折或前臂双骨折，下肢多见于股骨髁上或胫骨上端骨折。如《诸病源候论·金疮病诸候》说："此由伤绝经筋，营卫不得循行也。其疮虽愈，筋急不得屈伸也。"其原因是伤肢受到较严重的挫伤，或骨折处的筋膜腔内瘀肿严重，挤压动脉，导致气血循行进一步受阻，血脉失荣，伤肢缺乏气血的濡养，造成肌群缺血坏死。早期出现伤肢肿胀、按之硬实，有持续性疼痛、麻木、冰凉、皮肤苍白或紫绀，远端脉搏消失或微弱等症。继而肌群机化、疤痕形成，伤肢屈侧肌肉挛缩而形成特有的畸形——爪形手、爪形足，形似鹰爪，可造成严重的残废（图1-4）。这种并发症要强调预防为主，一旦发现，即刻处理。

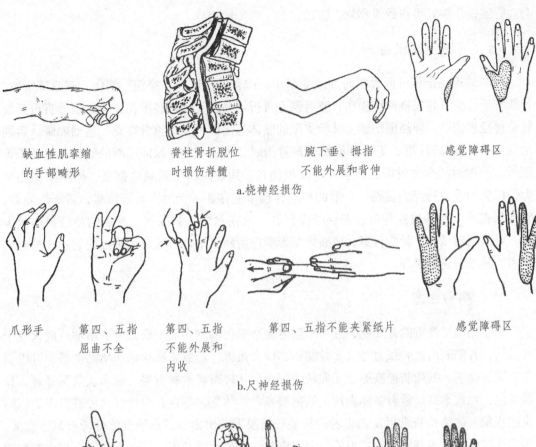

图 1-4 周围神经损伤

六、脊髓损伤

较严重的脊椎骨折脱位，可并发脊髓挫伤或断裂而发生损伤平面以下的截瘫（图 1-

4)。脊髓损伤多发生在颈段和胸、腰段。

七、周围神经损伤

早期的神经损伤可因骨折时神经受牵拉，或骨折端压迫、挫伤、刺伤、刺激等所致。如肱骨干骨折可并发桡神经损伤，肱骨髁上骨折可并发正中神经损伤，腓骨颈骨折可并发腓总神经损伤等。神经损伤后，其所支配的肢体范围即可发生感觉障碍、运动障碍，后期出现神经营养障碍（图1-4）。诊断和处理骨折时，应仔细检查肢体远端的感觉和运动是否正常，一般对闭合性骨折脱位合并神经损伤者，须及时将骨折脱位整复，但不要使用暴力，以免加重对神经的损伤。一般的神经挫伤多能在3~6个月内自行恢复，若不恢复者，宜行探查术。对开放性骨折合并神经损伤者，宜在术中一并探查。晚期的神经损伤较少见，可因固定压迫、骨痂包裹，或肢体畸形牵拉所致。治疗方法常用神经松解术、神经移位术、截骨矫正畸形等。

八、脂肪栓塞

是少见而又严重的并发症，近年来随着复杂损伤的增多而发病率有所增加。成人骨干骨折后，若髓腔内血肿张力过大，骨髓脂肪侵入血流，形成脂肪栓塞而堵塞血管，可以引起肺脂肪栓塞、脑脂肪栓塞等。无症状表现或症状轻微者常被忽略，临床表现明显者，症状危急，死亡率高。常有多样表现，如突然死亡、休克、昏迷、急性肺水肿或出现类似肺炎的现象。体格检查常可发现患者的胸壁和结膜下有出血点，血液气体分析有重要意义。为防止这类严重的并发症，必须妥善固定伤肢，合理治疗骨折，并注意纠正全身水电解质失衡状况。

九、坠积性肺炎

下肢和脊柱骨折，须较长时间的卧床，痰涎积聚，咳出困难，导致小气管阻塞和肺部坠积性充血，肺功能减弱，引起呼吸系统感染，以老年患者多见，常因此而危及生命。故患者在卧床期间应多做深呼吸，或主动按胸咳嗽帮助排痰，并注意练功活动，在不影响骨折治疗的情况下，做起坐和床上锻炼。

十、褥疮

长期卧床不能转动的患者（如严重损伤昏迷、外伤性截瘫、瘦弱老年患者等），在骨突出部如骶骨、髂骨后上棘、股骨大转子、足跟、后枕等处因经常受压而致局部血液循环障碍，组织坏死，形成溃疡，经久不愈。故应加强护理，早做预防。对褥疮好发部位要保持清洁、干燥，给予定期翻身、按摩，或在局部加棉垫、毡垫或空气枕圈等，以减少压迫。

十一、尿道感染和结石

脊椎骨折合并截瘫者,因排尿功能障碍,宜长期留置导尿管,若处理不当,可引起逆行性尿路感染,引起膀胱炎、肾盂肾炎,甚至形成尿道周围脓肿或附睾炎。故要在无菌条件下,定期更换导尿管和冲洗膀胱。长期卧床患者,骨骼的钙脱出,致大量钙盐从肾脏排出,如患者活动少、饮水少,则排尿不畅,容易形成尿路结石和感染。故应鼓励患者多饮水和做练功活动。

十二、损伤性骨化(骨化性肌炎)

关节内或关节附近骨折、脱位后,尤其是肘部损伤后发生骨膜被剥离,形成骨膜下血肿,因损伤严重或延期复位,或急救固定不良,或反复施行粗暴的整复手法和被动活动,致使血肿扩散或局部反复出血,渗入被破坏的肌纤维之间,血肿机化后,通过附近骨膜化骨的诱导,逐渐变成软骨,然后再钙化、骨化,因而影响关节活动。如肘部损伤后在肱前肌、膝部损伤后在股四头肌可出现骨化性肌炎,临床以肘关节损伤多发。在 X 线片上可见到骨化阴影。

十三、创伤性关节炎

关节内骨折脱位整复不良或错位愈合,骨干骨折成角畸形愈合,以致关节面不平整或关节面承重不平衡,长期的磨损使关节软骨面损伤、退变而产生创伤性关节炎。

十四、关节僵硬

严重的关节内骨折可引起关节骨性僵硬,长期广泛的外固定,若不注意练功活动时,可产生肌腱挛缩、关节囊和周围软组织纤维粘连、关节内积血机化,而致关节活动障碍。因此,对关节内骨折并有较多积血时,须尽量抽净。外固定的范围和时间要恰到好处,在不影响骨折愈合的前提下,应行早期的练功活动。对骨折愈合后已形成关节僵硬者,常需长期熏洗、按摩、自主锻炼等,有的可能难以全部恢复。

十五、缺血性骨坏死

骨折发生后,骨折段的血液供应被切断时,可产生缺血性坏死。常见的有股骨颈骨折并发股骨头坏死,腕舟状骨腰部骨折并发近侧段坏死,有移位的距骨骨折或脱位并发距骨体坏死等范围较小的缺血性坏死,在一定条件下是可以修复的,修复的方式称为爬行替代。

十六、迟发性畸形

少年儿童的骨折，若骨骺损伤，可影响该骨关节的生长发育，出现生长阻滞或逐渐出现肢体畸形（常需若干年）。如肱骨外髁骨折可出现肘外翻，尺神经受牵拉而出现爪形手的畸形。

在治疗骨折时，对这些并发症应以预防为主，如果已经出现则应及时诊断和妥善治疗。这样，大多数并发症都是可以避免或治愈的。

第四节　骨折的愈合过程

一、骨折愈合的三个期相

骨折的愈合可分为三个期相。

（一）创伤炎症反应及血肿机化期

骨折后骨折断端、骨膜、髓腔以及断端周围软组织均有不同程度的出血。局部创伤性反应产生了白、球蛋白类的物质，引起了胶原肿胀、淋巴阻塞及血管坏死、血管扩张和炎性浸润，形成断端间及附近软组织肿胀。于伤后 6~8h 局部血肿开始凝结成带有网状纤维素的血凝块，纤维素成膜状封闭骨折断端及髓腔，而以近端为明显，骨折断端骨皮质部分有 1.2~2mm 坏死。创伤后 12~16h 骨的各个面系统即外骨膜面、内骨膜面、哈氏骨面及骨髓面均开始修复活动，其中以内骨膜面更为明显。最早在骨折后第 3d 即可见内骨膜面有条形类骨组织，沿骨内膜向髓腔及断端延伸。髓腔间的未分化细胞以成纤维细胞的形式进入骨折断端，逐渐转变为成骨细胞。骨皮质面的骨代谢单元呈活跃状态。哈氏系统扩大，其外围骨细胞周围出现骨质吸收现象，骨细胞变形。这种现象以外环板邻近部位的骨代谢单元更为明显，骨折后 7d 左右即可见有浮克曼氏管自皮质向外延伸，进入骨外膜下机化的组织中。断端间骨外膜外的血肿逐渐由长入的成纤维细胞和毛细血管所代替，成为机化组织。自创伤炎症反应至血肿机化需 10~13d。在此期间骨痂中的氨基酸含量也达到较高水平，而其中以羟脯氨酸为明显，2 周后逐渐下降，至骨折后第 4~5 周又再升高（图 1-5）。

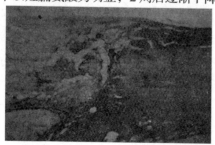
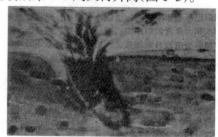

图 1-5　骨愈合过程图

(二)修复期

即早期骨痂形成期,亦称原始骨痂形成期,为骨折修复过程的主要阶段,又可分为:

1. 纤维、软骨骨痂形成期

骨折断端间及骨膜下的机化组织中的成纤维细胞,逐渐转变为成骨细胞或成软骨细胞。骨外软组织中形成骨痂是由成纤维细胞、毛细血管组成的肉芽样组织转变而来的,这种纤维样机化组织连接着骨折的断端,由桥梁骨痂—连接骨痂—封闭骨痂共同将骨折连接起来。骨外膜下桥梁骨痂及连接骨痂中往往出现成软骨细胞及软骨细胞团,在骨折后2周左右形成了断端间的骨小梁(图1-6)。

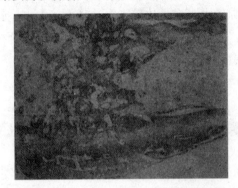 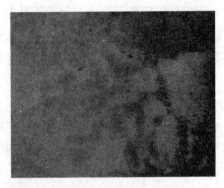

图 1-6 骨的愈合过程

因此,这种软骨细胞和软骨组织也是骨痂组成的重要部分。骨折修复早期,纤维、软骨骨痂为骨折愈合的一个必要阶段,此时骨痂中氨基酸的含量达到最高峰,而以羟脯氨酸更为明显。这是由于骨痂中成纤维细胞、成软骨细胞以及成骨细胞均进行着胶原及氨基酸分泌的结果;X射线晶体衍射显示在骨折13d时痂内开始出现了典型的羟磷灰石的谱线,随着羟磷灰石结晶的增加而胶原量逐渐下降。至骨折第3周时,骨痂中羟磷灰石的结晶程度基本上接近于正常骨质的水平。

2. 编织骨骨痂形成期

骨折间隙中或间隙外,由骨外膜、内膜、骨皮质及髓腔所产生的机化组织,逐渐形成新生的骨小梁。这些骨小梁由成纤维细胞、成软骨细胞及成骨细胞转变而来,是来自各方的毛细血管网,在其渗入后形成的杂乱无章的结构,在此结构中成软骨细胞或成骨细胞各自发展形成骨细胞,再经初步塑造后成为具有骨面细胞的初步骨小梁。此时在已形成的骨小梁空隙中可见到有血管存在,从连接骨痂或桥梁骨痂以及封闭骨痂中的所有纤维骨痂,或软骨骨痂均转变为编织骨骨痂,到髓腔再通,完成了编织骨骨痂形成期。编织骨的骨小梁是逐渐沿长骨纵轴的力线改变其走行方向的。这即是初步的塑造,由多核巨细胞来完成。编织骨骨痂是血肿机化、纤维骨痂、软骨骨痂发展到骨重建阶段中的一个重要过程,是多核巨细胞及毛细血管参与骨痂形成的主要表现。编织骨在骨的发育过程中是必经的阶段,而在骨折愈合的骨痂形成阶段中,同样也是不可少的结构变化。编织骨形成后即达到了临床愈合。编织骨骨痂经过初步的塑造完成髓腔再通过程,从编织骨形成到髓腔再通,称为组织愈合，需 5~6 周（实验性骨折）。

3. 骨重建

编织骨的形成也就是早期骨痂形成期的完成，由于压应力的关系，编织骨杂乱无章的骨小梁沿其长轴进行调整，这在编织骨形成的过程中不断进行着。由破骨细胞首先凿孔继之以毛细血管渗入或前者转化，完成骨小梁上衬细胞的贴敷或形成了新的骨代谢单元。这样编织骨逐渐改造成为皮质骨，从髓腔再通到骨的重建，完成需时很久，成人需 2~4 年，儿童要半年到一年半。

4. 松质骨的愈合过程

松质骨骨折后愈合较快，主要是骨小梁间隙较大，血运比较丰富，骨面接触大。骨细胞可由弥散作用获得营养物质及足够的氧分压。愈合是骨小梁之间的接触，直接愈合机会较多，很少有软骨内成骨过程。单纯的骨松质愈合后过度的压力可使骨折压缩变形。

二、骨折愈合过程

骨折愈合过程是"瘀去、新生、骨合"的过程，整个过程是持续的和渐进的，一般可分为血肿机化期、原始骨痂期和骨痂改造期。

（一）血肿机化期

骨折后，由于骨膜、骨皮质及邻近软组织的血管断裂出血，在骨折部位形成了血肿（图 1-7a），血肿于伤后 6~8h 即开始凝结成含有网状纤维素的血凝块。骨折端因血循环中断，逐渐发生坏死，有数毫米长，随着红细胞的破坏，纤维蛋白的渗出，毛细血管的增生，成纤维细胞、吞噬细胞、异物巨细胞的侵入，血肿逐渐机化，肉芽组织再演变成纤维结缔组织，使骨折端初步连接在一起，这就叫纤维性骨痂（图 1-7b），在骨折后 2~3 周内形成。这一时期，若发现骨折对位对线不良，尚可再次手法整复、调整外固定或牵引方向加以矫正，内服活血祛瘀药物以加强骨折端局部血循环，并清除血凝块以及代谢中的分解产物。

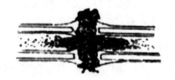
a.骨折初期，血肿形成

b.骨折早期，纤维骨痂形成

c.内外骨痂会师

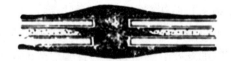
d.骨性连接

图 1-7　骨折的愈合过程示意图

(二)原始骨痂期

充塞在骨折端之间由血肿机化而形成的纤维结缔组织,大部分转变为软骨,软骨细胞经过增生、变性、钙化而骨化,称软骨内骨化。软骨内骨化过程复杂而缓慢。

骨折后 24h 内,骨折端的外骨膜开始增生、肥厚,外骨膜的内层即生发层,成骨细胞增生,产生骨化组织,形成新骨,称骨膜内骨化。新骨的不断增多,紧贴在骨皮质的表面,填充在骨折端之间,越靠近骨折线越多,呈斜坡样,称外骨痂。在外骨痂形成的同时,骨折端髓腔内的骨膜也以同样的方式产生新骨,充填在骨折端的髓腔内,称内骨痂。内骨痂由于血运供给不佳,故生长缓慢。

骨性骨痂主要是经骨膜内骨化(外骨痂为多、内骨痂次之)形成,其次为软骨内骨化(中间骨痂)形成,它们的主要成分为成骨细胞、次要成分为成软骨细胞,均来自外骨膜深层和内骨膜,内外骨痂沿着皮质骨的髓腔侧和骨膜侧向骨折线生长,彼此会合(图 1-7c)。外骨膜在骨痂形成中有着较大的重要性,因此在治疗中应注意保护骨膜,这对促进骨折愈合、避免迟缓愈合和不愈合有重要作用,凡有损骨膜的操作,如切开复位内固定、粗暴的手法整复、过度牵引等,均对愈合不利,应尽量避免。

骨痂中的血管、破骨细胞和成骨细胞侵入骨折端,一方面使骨样组织逐渐经过钙化而成骨组织;一方面继续清除坏死骨组织。因此,这一期的内服药物以接骨续损为主,以活血祛瘀为佐。当内外骨痂和中间骨痂会合后,又经过不断钙化,其强度足以抵抗肌肉的收缩、成角、剪力和旋转力时,则骨折已达临床愈合,一般需 4~8 周。此时,骨折处无压痛,沿患肢纵轴叩击时亦无疼痛,自动或被动活动患肢时,骨折处也无异常活动。如 X 线摄片显示骨折线模糊、周围有梭形的连续性骨痂(内骨痂往往较薄,且被骨皮质和外骨痂覆盖,常常不易显影)则可解除外固定,加强患肢的活动锻炼。若此时发现骨位不良,则手法整复已相当困难,调整外固定亦难以改善骨位。

(三)骨痂改造期

骨折部的原始骨痂进一步改造,成骨细胞增加,新生骨小梁也逐渐增加,且逐渐排列规则和致密,而骨折端无菌坏死部分经过血管和成骨细胞、破骨细胞的侵入,进行坏死骨的清除和形成新骨的爬行替代的过程,骨折部位形成了骨性连接(图 1-7d),一般需要 8~12 周才能完成。此时,内服药物应以补肝肾、养气血、坚骨壮筋为主。

以后,骨痂之骨小梁根据负重力线的需要,通过破骨细胞和成骨细胞的相互作用,进行重新排列,吸收不需要的骨痂,不足部位则生长出新的骨质,骨髓腔重新开放。最后,骨折痕迹在组织学或放射学上可完全或接近完全消失。成人所需时间一般要 2~4 年,儿童则在 2 年内。如骨折部破坏严重或复位不良,即使经过充分塑形,骨折的痕迹也不能完全消失。

第五节 骨折临床愈合标准和骨性愈合标准

骨伤和骨病在其发生、发展过程中各有不同主诉和体征，书中所述仅是某一时期的典型症状和体征。因此，在思考症状和体征的意义时，要结合病理学做解释。举例说明：新鲜骨折的主要症状为局部的严重疼痛和压痛，主要体征为骨折处的自由反常活动。兹以"痛""动"二字作代表，叙述其各期的主要症状和体征如下：

有痛有动——新鲜的完全骨折；

有痛无动——新鲜的不完全骨折，或深部骨折；

轻痛轻动——骨折在愈合中；

轻痛有动——延缓连接；

无痛无动——骨折已连接；

无痛有动——骨折不连接，假关节形成。

由此可见，在诊断和鉴别过程中，抓住主要症状和体征给予辨证思考，是极为重要的步骤。同时，在临床上不断总结经验，是从自由王国步入必然王国的必经之道。

掌握骨折的临床愈合和骨性愈合的标准，有利于确定外固定的时间、活动或负重程度、练功计划和辨证用药。其愈合标准，应根据临床上的各种迹象和 X 线片的表现加以判断，尤其是应通过连续不断地观察来进行判断。

一、骨折的临床愈合标准

1. 局部无压痛，无纵向叩击痛。
2. 局部无异常活动。
3. X 线片显示整个外骨痂呈梭形连续，密度一致，并通过骨折线，但不如皮质骨致密。内骨痂较薄，且被骨皮质及外骨痂覆盖，常不易显影。骨折端由于骨坏死，骨质被吸收，骨折线或隐约可见，或者模糊。
4. 功能测定。在解除外固定情况下，上肢能平举 1kg 达 1min，下肢能连续徒手步行 3min，并不少于 30 步。
5. 连续观察 2 周，骨折处不变形，则观察的第 1d 即为临床愈合日期。

以上 2、4 两项的测定必须慎重，以不发生变形或再骨折为原则。

二、骨折的骨性愈合标准

1. 具备临床愈合标准的条件。
2. X 线摄片外骨痂与内骨痂的密度已与皮质骨无差别，骨折端已相互连接，有骨小梁通过。

表 1-1　成人常见骨折临床愈合时间

骨折名称	临床愈合时间(周)	骨折名称	临床愈合时间(周)
锁骨骨折	4~6	股骨颈骨折	12~24
肱骨外科颈骨折	4~6	股骨转子间骨折	8~10
肱骨干骨折	4~8	股骨干骨折	8~12
肱骨髁上骨折	3~6	髌骨骨折	4~6
尺、桡骨干骨折	6~8	胫腓骨干骨折	8~10
桡骨远端骨折	4~6	踝部骨折	4~6
掌、指骨骨折	3~4	跖骨骨折	4~6

第六节　影响骨折愈合的因素

影响骨折愈合的因素较多，有全身因素和局部因素，有有利因素也有不利因素，我们必须正确认识它，以便利用对愈合有利的因素和避免对愈合不利的因素，争取在最短的时间内治愈骨折。

一、全身因素

(一)患者的年龄

骨折愈合速度与年龄关系密切，小儿生机蓬勃，发育迅速，尤如旭日初升、草木方萌，组织的再生和塑形能力强，骨折愈合速度快。老年人则气血衰弱、肝肾亏虚，故骨折后滋生骨骼的速度较慢。如股骨干骨折的临床愈合时间，小儿需要1个月，成人往往需要3个月左右，老年人则更慢。

(二)全身健康情况

身体总是动员体内一切力量促进骨折愈合。身体强壮，气血旺盛，筋骨得以气血温煦，对骨折愈合有利；反之，慢性消耗性疾病、气血虚弱、肝肾不足之患者，如糖尿病、重度营养不良、钙代谢障碍、骨软化症、恶性肿瘤或骨折后有严重并发症等，均可使骨折愈合迟缓。

二、局部因素

(一)断面的接触

在骨折端存在接触的基本条件下，断面接触大者，则愈合容易；断面接触小者，则愈合较难。整复后对位良好者骨折愈合快，对位不良者，愈合慢；斜形、螺旋形骨折比横断骨折愈合快。因为骨折端面积大，开放的髓腔面积也较大，就会有较大范围的血管区来供应骨痂生长的需要，以利于骨折的愈合。此外，当骨折端形成纤维骨痂以后，接触面大的骨折，其骨折端之间骨痂较多，所受到的移位应力相对较小，故对骨折愈合有利。

骨折断面接触的紧密程度也与愈合速度有关，如嵌入骨折比骨折端有间隙或明显分离的容易愈合。

（二）骨折段的血液供应

血液供应好坏，是决定骨折愈合快慢的一个重要因素。正常骨骼的血运，除依靠骨的营养血管外，骨干的干骺端、关节囊、韧带和肌腱在骨骼上的附着处都有许多血管孔，故有充足的血液供应。除去特殊部位（如腕舟骨）以外，其他部位的松质骨骨折，以及长骨干两端的松质骨骨折，由于血运十分丰富，故骨折后容易愈合，如胫骨髁骨折、桡骨远端骨折等。

在某些骨干部位骨折后，缺乏滋养血管的一端，只保留来自邻近关节部位的血液供应，因此愈合能力差。如胫骨干的血液供应，主要靠骨髓腔内的滋养动脉，该动脉在胫骨上、中 1/3 交界处后侧面的血管孔进入髓腔，自上而下承担整个骨干的大部分血液供应。若在胫骨干中、下 1/3 内发生骨折，滋养动脉断裂后，远侧骨折段即丧失其大部分血液供应，仅保留来自骨膜下小血管网之血液供应（1-8），故骨折愈合缓慢。

若一骨折段完全丧失血液供应时，则可发生缺血性坏死。如股骨头的血液供应主要来自关节囊和圆韧带的血管，故头下部骨折后，血液供应较差，则可发生缺血性骨坏死（图1-9）。腕舟骨的营养血管由掌侧结节处和背侧中央部进入，腰部骨折后，近段的血液供应就较差，容易产生缺血性骨坏死(1-10)。

自上而下的滋养动脉断裂后，远侧骨折段丧失了大部分血液供应，仅保有来自骨外膜下小血管网的血液供应

图1-8　胫骨干中、下 1/3 骨折后，骨折处的血液供应情况

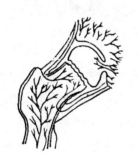

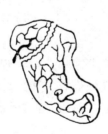

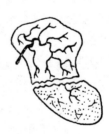

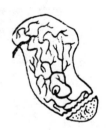

图1-9　肱骨颈头下骨折后血液供应情况　　　　图1-10　腕舟骨骨折对血运的影响

当一骨折段发生缺血性坏死后，如果复位正确和固定足够，另一血液供应正常的骨折段内的毛细血管连同破骨细胞及成骨细胞即可长入坏死骨内，进行爬行替代，清除坏死骨，重建新生骨组织，故骨折愈合所需的时间很长。

一骨有数段骨折时，由于血液供应破坏严重，故骨折愈合速度也慢，往往有正常血液供应的一端先愈合，而缺乏血液供应的另一端后愈合。

(三)软组织损伤的程度

严重暴力引起的骨折,或枪弹、弹片等穿入体内的骨折,可同时损伤肌肉、血管、骨外膜等。由于软组织损伤严重,断端的血肿也较大,该种骨折多有明显移位,使骨膜遭到不同程度的损伤。血肿大时,机化速度减慢,成骨细胞相互接近会合的过程也变的缓慢,因而影响骨折的愈合。骨痂的形成,主要来自外骨膜和内骨膜,若骨膜损伤严重,则使骨外膜的血供减弱,可间接影响骨痂生长,使骨折愈合变慢;反之,软组织损伤较轻而血肿较小,或骨折移位小而骨膜损伤较轻者,骨折愈合则较快。

(四)软组织嵌入

两骨折端之间若有肌肉、肌腱等软组织嵌入,则愈合很困难,甚至可不愈合。

(五)感染

感染可引起局部长期充血、脱钙,使骨折愈合延迟。在延迟愈合的过程中,若固定不妥,骨折端吸收明显而形成断端间的缺损,则骨折愈合过程可能停止,导致不愈合。

(六)治疗措施的影响

1. 粗暴或是反复多次的手法整复

手法整复应争取在一次完成,有时虽未达到解剖复位,但已达到功能复位时,也应认为合乎要求,千万不可强求解剖复位而进行多次的手法整复。多次的手法整复,或者是粗暴的手法,可增加创伤的机会,不但损伤软组织和骨外膜,不利于骨折的愈合,还可能使骨失去稳定性,使已经形成的肉芽组织或骨痂重新损伤或断裂,在一定程度上延长了骨折愈合的时间。

2. 手术操作的干扰

不必要和粗糙地进行切开复位内固定,可以造成骨膜的广泛剥离,并进一步损伤软组织。这样,破坏了骨折的局部血液供应,使骨折较难愈合,甚至不愈合。由于开放复位,也有感染的可能,可影响骨折的愈合。

3. 过度牵引

骨折在牵引治疗中若发生过度牵引,则使肢体变长,引起血管痉挛,造成慢性血液循环障碍,使整个肢体血供不良,导致骨折迟缓愈合或不愈合。同时,过度牵引可使机化血肿内的毛细血管受到绞窄,或使血肿机化过程中产生的细胞层被撕开,造成迟缓愈合。过度牵引造成骨折端分离,失去接触,这也是影响愈合的一个原因。

4. 固定效果不确实

骨折整复后,有效的固定可维持骨折端的对位对线,防止发生不利于骨折愈合的旋转或成角活动,使骨折愈合顺利进行。若固定范围不够,固定位置不当或固定时间过短,都会在不同阶段增加骨折端的剪力或旋转力,干扰骨痂的生长,或破坏愈合中的骨痂,使骨折迟缓愈合或不愈合。

5. 练功活动不当

正确的练功活动,可以促进患肢的气血循行,使血肿加快吸收,促进骨折端更加稳定和骨痂生长。若违反练功活动的原则进行活动，如伸直型的肱骨髁上骨折早期进行屈伸肘关节的活动，桡、尺骨干双骨折早期进行前臂的旋转活动，股骨颈骨折尚未愈合患肢进行负重活动等，可以使骨折端之间产生剪力、成角及扭转应力，不但会影响骨折的愈合，还可能使骨折端再骨折或再移位。

6. 清创方法错误

开放性骨折清创时，若摘除过多的骨碎片，可以造成骨缺损，因而影响骨折的愈合。

7. 药物

骨折的治疗，一般分三期辨证、内外用药，即初期活血祛瘀、消肿止痛；中期接骨续筋、和营生新；后期补肝肾、养气血、强筋壮骨。通过内外用药，可纠正因损伤而引起的脏腑、经络、气血功能的紊乱，增加骨折局部的血液循环，促进血肿的吸收和机化，对促进骨折愈合有良好的作用，若误治则影响骨折的愈合。

第七节 骨折的治疗

《灵枢·经脉篇》说："骨为干，脉为营，筋为刚，肉为墙。"人体以骨骼为支架和杆臂、关节为支点及枢纽、肌肉肌腱为动力进行活动。骨折后丧失了支架的稳定和肌肉动力的平衡，不能保持正常的活动。因此，治疗骨折的目的在于恢复其正常的解剖关系，要求在继承中医传统丰富的理论和经验基础上，结合现代自然科学（如生物力学和放射学）的成就，贯彻正确的复位、良好的固定、积极的功能锻炼和内外辨证用药的四大原则。自20世纪50年代以来，我国医务工作者贯彻了中西医结合的方针，广泛采用中西医疗法有效地治疗骨折，并总结了动静结合、内外兼治、筋骨并重和医患合作四个基本观点，丰富和发展了中医治疗骨折的理论和方法。

一、复位

复位是将移位的骨折段恢复正常或近乎正常的解剖关系，重建骨骼的支架作用。

复位方法有闭合复位、经皮针拨复位和切开复位。闭合复位又可分为手法复位和持续牵引。持续牵引既有复位作用，又有固定作用。

（一）手法复位

骨折后通过手法使骨折端重新获得相对原状的措施，称为手法复位。《医宗金鉴·正骨心法要旨·手法总论》说："夫手法者，谓以两手安置所伤之筋骨，使仍复于旧也。但伤有轻重，而手法各有所宜。其痊可之迟速，及遗留残疾与否，皆关乎手法之所施得宜，或失其宜，或未尽其法也。盖一身之骨体，既非一致，而十二经筋之罗列序属，又各不同，故必素知其体相，识其部位，一旦临证，机触于外，巧生于内，手随心转，法从手出。或拽之离而复合，或推之就而复位，或正其斜，或完其阙，则骨之截断、碎断、斜断，筋之驰、纵、卷、挛、翻、转、离、合，虽在肉里，以手扪之，自悉其情，法之所施，使患者不知其苦，方称为手法也。况所伤之处，多有关乎性命者，如七窍上通脑髓，膈近心君，四末受伤，痛苦入心者。即或其人元气素壮，败血易于流散，可以克期而愈，手法亦不可乱施；若元气素弱，一旦被伤，势已难支，设手法再误，则万难挽回矣。此所以尤当审慎者也。盖正骨者，须心明手巧，既知其病情，复善用夫手法，然后治自多效。诚以手本血肉之体，其宛转运用之妙，可以一己之卷舒，高下疾徐，轻重开合，能达病者之血气凝滞，皮肉肿痛，筋骨挛折，与情志之苦欲也。较之以器具从事于拘制者，相去甚远矣。是则手法者，诚正骨之首务哉。"此对手法的定义、适应证、注意事项等做了详细叙述。目前，绝大多数骨折，包括关节内骨折、近关节骨折以及部分陈旧性骨折畸形愈合都可用手法复位，并可取得满意的效果。

1. 手法复位的要求

手法复位要求及早、稳妥、准确、轻巧、不增加损伤，把移位的骨折段重新对位，以恢复骨骼的支架作用。手法复位以术者的两手操作为主，根据不同的情况，辅以用身体的其他部位(如前臂、下肢)，对较小的骨折可用两手的手指复位，较大的骨折，可加用两手掌和两前臂进行整复(如股骨干骨折的侧移位，用两手掌或两前臂的对向挤压进行复位)，可根据具体情况而采用。施行手法复位时，可采用综合复位，也可采用分解复位，复位时应争取一次完成。

2. 手法复位时间

复位的时间原则上越早越好。伤后1~4h，局部瘀肿较轻，肌肉未发生明显痉挛，复位操作容易，最适宜复位。伤后4~6h，瘀血未凝固变硬，复位效果亦佳。若伤后1~2d内，或更迟一些，软组织肿胀不严重，又无其他并发症，仍可用手法整复，也能获得良效。

患者有休克、昏迷、内脏及中枢神经系统损伤时，不宜立即整复，应先抢救患者的生命，等待全身情况稳定后再进行复位。

开放性骨折，若骨折端外露或畸形时，除非断端压迫主要血管神经，否则不宜立即整复，应在清创后才进行。

对伤肢肿胀严重者，可暂时不整复，先做临时固定或皮肤牵引，同时抬高伤肢，内服外敷活血祛瘀、消肿止痛药物，待肿胀减轻后尽早整复。儿童骨折愈合快，更应强调早期整复，不应等待肿胀全消。否则，时间一久，将有新生骨产生，不但会造成复位的困难，而且破坏新生骨造成骨折迟缓愈合。

当伤肢有张力性水泡和血泡时，可在无菌条件下抽吸干水泡和血泡，外敷生肌玉红膏、四黄膏等，或用消毒纱布覆盖，待水泡、血泡好转后再进行复位。手法复位时，着力点应尽可能避开水泡位置。

3. 手法复位标准

(1)解剖复位：骨折之畸形和移位完全纠正，恢复了骨的正常解剖关系，对位(指两骨折端的接触面)和对线(指两骨折段在纵轴上的关系)完全良好时，称解剖复位。正如《医宗金鉴·正骨心法要旨》指出，骨折复位必须达到"使断者复续，陷者复起，碎者复完，突者复平"的要求。解剖复位是最理想的复位，它可使断端稳定，便于早期练功；断端接触面最大，骨折愈合快；愈合后符合生理要求，功能好。对每个骨折都应争取达到解剖复位。

（2）功能复位：骨折复位虽尽了最大努力，某种移位仍未完全纠正，但骨折在此位置愈合后，对肢体功能无明显妨碍者，称为功能复位。对不能达到解剖复位者，应力争达到功能复位。单纯为了追求解剖复位而反复进行多次的手法复位，滥用粗暴办法或轻易采用切开复位等，可增加软组织的损伤、影响骨折愈合、引起感染等并发症。功能复位的要求按患者的年龄、职业和骨折部位的不同而有所区别。例如，治疗老年人骨折，首要任务是保存生命，对骨折复位的要求比成人低；年轻的舞蹈演员、体育运动员，骨折后复位的要求比一般的成人要求高；桡尺骨骨折比锁骨骨折的复位要求要高，桡尺骨若有成角、旋转等畸形愈合，将影响前臂的功能，而锁骨骨折即使复位稍差，骨折畸形愈合，也不致影响上肢功能。因此，功能复位的标准不尽一致，一般认为：①对线标准：骨折部的旋转移位、分离移位必须完全纠正。成角移位若与关节活动方向一致，日后可在骨痂改造塑形期有一定的矫正和适应。但在成人的下肢，与关节活动方向一致地向前或向后成角不宜超过 $10°$，而儿童则不宜超过 $15°$。向侧方成角与关节活动方向垂直，日后不能自行矫正，故必须完全复位。例如股骨干骨折或胫骨干骨折，若有侧方成角畸形，则可引起膝、踝关节内、外两侧在负重时所受压力不均，日后可以继发损伤性关节炎、引起疼痛及关节畸形。上肢骨折对不同部位，要求亦不同，肱骨干骨折一定程度的成角对功能影响不大；前臂双骨折若有成角畸形将影响前臂旋转功能。②对位标准：长骨干骨折，对位至少应达 1/3 左右。干骺端骨折至少应达 3/4 左右。③长度标准：儿童处于生长发育时期，下肢骨折若缩短在 2cm 之内，如无骨骺损伤，可在生长发育过程中自行矫正，成人则要求缩短移位不超过 1cm。否则，可造成跛行。

4. 手法复位前的准备

（1）术者和助手的准备。术者和助手应先对患者的全身和局部情况有充分的了解，结合病史、受伤机理、临床检查结果以及 X 线摄片等，做出诊断，明确骨折的部位、类型、移位方向、分析归纳后制定手法复位的方法、步骤和防止患者发生意外的措施，明确工作人员的职责，准备好外固定器具，如夹板、压力垫、牵引装置等，以免临时仓促、手忙脚乱、影响手法复位的效果。

（2）麻醉。骨折复位一般应采用麻醉止痛，使肌肉松弛，便于复位，也可避免因疼痛而引起病人晕厥、休克。《三国志·魏书方技传》记载了汉代华佗用麻沸散内服麻醉而施行外科手术。晋代葛洪用羊踯躅（即闹羊花）、草乌等作麻醉药物。唐代蔺道人在《仙授理伤续断秘方》中认为，凡正骨都要先服麻醉药，并用温酒调服大草乌细末半钱作为骨折复位的麻醉药。元代危亦林在《世医得效方·正骨金镞科》中指出："草乌散治损伤骨节不归窠者，用此麻之，然后用手整顿。""跌仆损伤，骨肉疼痛，整顿不得，先用麻药服，待其不识痛处，方可下手。"说明了麻醉整复骨折、脱位的方法。近代随着科学的发展，临床中可选用针刺麻醉、中药麻醉、局部麻醉、神经阻滞麻醉、硬膜外麻醉等。还可配合应用肌肉松弛剂，对儿童必要时可采用氯胺酮麻醉或全身麻醉。但对简单骨折、手法熟练而完全有把握在短时间内获得满意复位者，也可以不用麻醉。如《伤科汇纂·上髎歌诀》中指出："宜轻宜重为高手，兼吓兼骗是上工，法使骤然人不觉，患者知痛骨已拢。"

麻醉特别是全麻前，对全身情况应有足够估计。一般骨折的复位均可采用局部麻醉或神经阻滞麻醉。对不合作的小儿，可用氯胺酮麻醉或全身麻醉。局部麻醉安全实用，多用于新鲜闭合性骨折的复位前麻醉。在局部麻醉时，无菌操作必须严格，以防骨折部感染。麻醉前必须先做皮试，若无过敏，可用2%普鲁卡因溶液10~20ml，先在骨折处皮下少量注入，再将注射针头逐步刺入深处，当注射针进入骨折部的血肿后，可抽出暗红色的陈旧血液，然后缓慢注入麻醉药，麻醉药即可均匀地分布在骨折端周围，10min后，即起麻醉作用。若骨折时间较久，瘀血凝结，麻醉药不能扩散分布时，可在骨折端周围分点注射，亦能起到局部麻醉作用。如骨折较久，估计复位的时间比较长，或软组织痉挛较严重时，可用神经阻滞麻醉，上肢用臂丛神经阻滞麻醉，下肢用坐骨神经与股神经阻滞麻醉，亦可用腰麻或硬膜外麻。除局部麻醉外，其他类型的麻醉一般由麻醉医师决定。

（3）伤肢置于适当位置。麻醉后，将伤肢置于适当的位置，使肢体的屈伸两组拮抗肌群处于相对松弛的状态，以减少肌群对骨折段的拉力。如上肢骨干骨折，一般肩关节外展90°、前屈30°，肘关节屈曲90°，前臂中立位，腕关节0°；下肢骨干骨折，一般髋关节前屈45°、外展20°~30°，膝关节屈曲40°，踝关节屈曲90°。但不尽一致，如髌骨骨折复位时，膝关节应0°，股骨髁上骨折时，膝关节宜屈曲90°~135°。总之，其目的是能放松肌肉，减少肌群的牵拉力为原则。

（4）仔细摸认。在手法复位前，虽然已制订了治疗计划，但在搬动患者的过程中，或者患者自己移动了体位，使骨折端的移位方向改变，故麻醉后一定要仔细摸认骨折处，正如《医宗金鉴·正骨心法要旨·手法释义》说："摸者，用手细细摸其所伤之处，或骨断、骨碎、骨歪、骨整、骨软、骨硬、筋强、筋柔、筋歪、筋正、筋断、筋走、筋粗、筋翻、筋寒、筋热，以及表里虚实，并所患之新旧也。先摸其或为跌仆，或为错闪，或为打撞，然后依法治之。"摸认时先用手细摸其骨折部，手法宜先轻后重，从上到下，从近端到远端，以了解骨折移位的情况，做到心中有数，胸有成竹，以便进行准确的复位。

5. 复位基本手法

骨折复位的基本手法又称正骨手法。唐·蔺道人《仙授理伤续断秘方》已总结出"揣摸""拔伸""捺正""搏平""旋转""屈伸"等手法。宋元两代，也有发展。清·吴谦《医宗金鉴·正骨心法要旨》吸取了历代的经验，归纳为"摸法""端法""提法""按摩法（即按法、摩法）""推拿法（即推法、拿法）"等8种手法，后世又称为"正骨八法"。随着对人体结构、生理解剖学和放射学的认识和运用，全国各地在近世纪来对正骨手法都有发展，尽管流派不同，手法名称不一，但其原理和目的是一致的。根据各种手法的术式和对骨折所产生的作用，可归纳为手摸心会、拔伸牵引、旋转屈伸、提按端挤、摇摆叩击、夹挤分骨、折顶回旋、按摩推拿。

骨折复位必须掌握"以子求母",即以远端对近端的复位原则。于复位时移动远断端(子骨),去凑合近断端(母骨)为顺,反之为逆,逆则难以达到复位的目的。

(二)针拨复位

针拨复位是采用钢针直接穿过皮肤,对手法不易整复的关节内骨折、关节邻近骨折和脱位进行复位或配合固定的方法。如:①骨折线位于关节面或通过关节面的胫骨平台塌陷骨折、波及跟距关节面的跟骨骨折、胫骨下端关节面骨折、胫骨棘撕脱骨折。②骨折块位置较深,而无韧带和较坚强的关节囊附着,手法对骨块很难起作用的肱骨小头冠状面纵行骨折等。③骨折块位置较表浅,手指可触及,但手法不易整复的跟骨内外侧骨突骨折、嵌入结节部松质骨的骨折。④骨折块的一侧位于关节面中部和另一侧位于关节周围部,手法不易整复旋转的肱骨髁间骨折、股骨髁骨折、腕掌关节脱位。⑤关节脱位呈交锁的腕部腕舟骨、月骨周围脱位、腕掌关节脱位。⑥骨折块受肌肉或韧带附着牵拉,不易保持复位的尺骨鹰嘴骨折、髌骨骨折、肱骨内上髁撕脱骨折等。⑦伤者全身情况差,不宜做较复杂的切开复位内固定手术者。⑧局部皮肤挫伤或发生水泡、血泡,不宜做手术切开,或难于施行手法复位、夹板固定,但部分皮肤仍完好,可供进针者。

针拨复位前,应根据患者的受伤史、临床检查和X线摄片的结果等资料,估计骨折块移位的情况,定出进针位置、方向和深度。有些骨折尚需配合基本手法,效果更好。针拨时,应避免损伤重要血管神经,皮肤针孔尽可能远离骨折间隙,以避免感染的可能。操作时,一般在X线透视下进行;复位后,拔出钢针,针口用消毒纱块覆盖。若需配合内固定者,固定妥后宜截除多余钢针,将残端埋入皮下。复位或钢针固定后,宜用夹板或石膏托做外固定,并尽早进行练功活动。

(三)切开复位

切开复位是切开骨折部的软组织,暴露骨折段,在直视下将骨折复位。《疮疡全书》称之为"开刀手法"。

切开复位在中医骨伤科中已有悠久的历史,《仙授理伤续断秘方》说:"凡皮破骨出差交,拔伸不入,搏捺相近,争一二分,用快刀切割捺入骨。""凡损伤,其初痹而不痛,应拔伸捺正,复用刀取开皮。"《世医得效方》《诸病源候论》亦有切开复位治疗骨折的记载。随着中西医结合的深入发展,切开复位也成为一种重要的复位方法。例如开放性骨折、多段骨折其中间游离骨段移位较多的骨折、有移位的股骨颈骨折,以及一些难以整复固定的关节内骨折(如严重分离的髌骨骨折、鹰嘴骨折、股骨髁间骨折、胫骨平台骨折、儿童肱骨外髁和肱骨内上髁翻转骨折)、治疗和护理不便的多发骨折、陈旧性骨折畸形愈合等,手法整复难以奏效时,仍须采用切开复位。

二、固定

固定的目的在于维持骨折整复后位置，减轻疼痛，有利于骨折愈合。唐·蔺道人《仙授理伤续断秘方》说："凡夹缚用杉木皮数片，周回紧夹缚，留开皆一缝，夹缚必三度，缚必要紧。"清·吴谦《医宗金鉴·正骨心法要旨》详细记载了通木、腰柱、裹帘、杉篱、竹帘、披肩、振挺和抱膝等固定器具和方法。目前常用的骨折固定方法有内固定和外固定两种。常用的外固定有夹板固定、石膏固定、持续牵引及复位固定支架等；常用的内固定有骨圆针、接骨板、螺丝钉、髓内针（钉）等。

三、练功活动

练功活动是骨折治疗的重要组成部分，骨折经固定后，必须尽早进行练功活动，使伤肢及全身在解除疼痛的情况下，做全面的主动活动，把固定（静）与运动（动）对骨折有利的作用发挥出来，既对骨折部位保持住固定，又为伤肢及全身活动创造了条件。练功活动必须有关节的活动和肌肉的主动收缩，这样能加速局部和全身的气血循环，促进骨折愈合，尽快恢复伤肢肌肉、关节等的功能，防止肌肉萎缩、骨质疏松、肌腱挛缩、关节僵硬等并发症。早在《仙授理伤续断秘方》中已主张骨折固定后关节必须转动，"时时为之方可"。因此，应该重视练功活动，根据骨折的不同部位、类型、骨折的稳定程度，选择适当的练功姿势，在医务人员指导下进行练功活动。练功活动要早，从骨折整复固定后即开始，随着骨折的愈合而循序渐进，逐步加大活动量，并贯穿于整个治疗过程中。同时，练功活动必须充分发挥伤员的主观能动性，做到"医患合作"，这也是贯彻动静结合的重要环节。

（一）骨折早期

伤后1~2周内，伤肢局部肿胀、疼痛，骨折容易发生再移位，筋骨正处于修复阶段，此期练功的目的是消瘀退肿，加强气血循环，方法是使伤肢肌肉做舒缩活动，但骨折部上下关节则不活动或轻微活动。例如前臂骨折时，可做轻微的握拳及手指伸屈活动，上臂仅做肌肉舒缩活动，而腕、肘关节不活动。下肢骨折时可做股四头肌舒缩及踝部屈伸活动等。健肢及身体其他各部关节也应进行练功活动，卧床者并须加强深呼吸练习并结合自我按摩等。练功时以健肢带动伤肢，次数由少到多，时间由短到长，活动幅度由小到大，以患部不痛为原则，切忌任何粗暴的被动活动。

（二）骨折中期

2周以后，伤肢肿胀基本消退，局部疼痛逐渐消失，瘀未尽去，新骨始生，骨折部日趋稳定。此期练功的目的是加强去瘀生新、和营续骨能力，防止局部筋肉萎缩、关节僵硬以及全身的并发症。练功活动的形式除继续进行伤肢肌肉的舒缩活动外，并在医务人员的帮助下逐步活动骨折部的上下关节。动作应缓慢、活动范围应由小到大，至接近临床愈合时应增加活动次数，加大运动幅度和力量。例如股骨干骨折，在夹板固定及持续牵引的情况下，可进行撑臂抬臀、伸屈髋、膝等活动；胸腰椎骨折，可做飞燕点水、五点支撑、三点支撑等活动。

（三）骨折后期

骨折已临床愈合，夹缚固定已解除，但筋骨未坚，肢体功能未完全恢复。此期练功的目的是尽快恢复伤肢关节功能和肌力，达到筋骨强劲、关节滑利。练功时常取坐位、站位，以加强伤肢各关节的活动为重点，对上肢着重各种动作的练习，如肩关节回旋、前屈、后伸，肘关节的伸屈，前臂的旋转等活动，下肢重于行走负重训练。在练功期间可同时进行热熨、熏洗等。部分伤病员的功能恢复有困难时，或已有关节僵硬者可配合按摩推拿手法，以协助达到舒筋活络之功。

四、药物治疗

内服与外用药物是治疗骨折的重要方法，中医骨伤科在很早以前已确立了内、外治疗相结合的原则，如《素问·至真要大论》说："从内之外者调其内；从外之内者治其外；从内之外而盛于外者，先调其内而后治其外；从外之内而盛于内者，先治其外而后治其内。"因此，对骨折的药物治疗，也和其他疾病一样，要有整体观念，既重视内治，也不能忽略外治，应按病情需要内外结合，灵活运用。历代的骨伤科专家积累了不少秘方、验方，都各有所长。清·陈士铎《辨证录·接骨门》指出："人有跌伤骨折，……内治之法，必须以活血去瘀为先，血不活则瘀不能去，瘀不去则骨不能接也。"因此，近代把"瘀去、新生、骨合"作为理论指导进行内外用药，对纠正因损伤而引起的脏腑、经络、气血功能紊乱，调动体内一切有利因素，促进骨折愈合均有良好的作用。

（一）骨折初期

损伤后1~2周内。由于筋、骨和脉络的损伤，血离经脉，凝聚成瘀，瘀积不散，经络受阻，气血之道不得宣通，肿痛即作。若瘀不去，则经脉不通，气机阻滞，筋骨不能得到气血的濡养，将影响骨折愈合连接。故治宜活血化瘀、消肿止痛为主。内服可选用活血止痛汤、和营止痛汤、新伤续断汤、复元活血汤、夺命丹、八厘散、一盘珠方、肢伤一方等。如损伤较重，瘀血较多，应防其瘀血流注脏腑而出现昏沉不醒等症，可用大成汤之类通利之。如伤者有伤口，可吞服玉真散。

外用药物以药膏为主，如消瘀止痛药膏、清营退肿膏、双柏散、定痛膏、紫荆皮散等。

（二）骨折中期

损伤后3周到骨折接近临床愈合的时间。此期肿胀逐渐消退，疼痛明显减轻，但瘀肿虽消而未尽，骨折尚未连接，故治宜接骨续筋为主，兼调理各脏腑的机能。内服可选用正骨紫金丹、接骨紫金丹、新伤续断汤、续骨活血汤、桃红四物汤、肢伤二方、补骨方等。常用接骨药有自然铜、骨碎补、土鳖、杜仲、续断等。

外用药物以接骨续筋类药膏为主，如接骨续筋药膏、接骨膏、驳骨散、碎骨丹等。

(三)骨折后期

骨折接近临床愈合至骨折已坚固愈合、功能已基本恢复的时间。此期骨折已有骨痂生长，但不够坚固，肢体功能未恢复，伤肢部分软组织粘连，若兼受风寒湿外邪，遇天气变化时则有微肿、麻痛、冷热等不适证候，且由于骨折后损伤气血，元气虚弱，肝肾虚亏，故治宜壮筋骨、养气血、补肝肾为主，兼温经通络。补气血可选用四君子汤、四物汤、八珍汤、十全大补汤、归脾汤等；补脾胃可选用参苓白术散、补中益气汤等；补肝肾可选用六味地黄汤、左归丸、右归丸、补肾壮筋汤、壮筋养血汤、生血补髓汤、健步虎潜丸等。温经通络可选用小活络丹、大活络丹、独活寄生汤、麻桂温经汤、蠲痹汤等。

外用药物除用膏类药如万应膏、损伤风湿膏、坚骨壮筋膏、金不换膏、跌打膏外，为防止关节强直，筋脉拘挛，还可用熏洗、熨药及伤药水揉擦，配合练功活动，达到活血散瘀、舒筋活络和迅速恢复功能的目的。一般常用的熏洗及熨药方有海桐皮汤、八仙逍遥汤、骨科外洗一方、骨科外洗二方、舒筋活血洗方、上肢损伤洗方、下肢损伤洗方等。常用的伤药水有伤筋药水、活血酒、舒活酒等。

(四)西药治疗

直至目前，尚无特效药物可促进骨、软骨、肌腱、韧带等组织的修复以及可使肌肉肥大坚实、可使松弛的韧带恢复正常张力、可使强直的关节恢复活动等。但有一些药物对治疗骨伤骨病有肯定作用，例如抗生素对骨与关节感染的预防和治疗。由于有抗生素的发明，才有可能使早期急性化脓性骨髓炎和关节炎流产；才可能进行骨与关节结核病灶清除；才有可能扩大手术适应证，进行很多大手术。这里，回忆一些半个世纪以前的历史事实，对青年医师大有裨益。20世纪40年代中期以前，骨科手术最怕的是术后感染，因此术前皮肤准备3d，洗手时间双倍，铺巾双层，术者戴两副手套、两只口罩，穿两件手术衣等等。至40年代末，由于抗生素的广泛使用，已无必要继续执行这些常规。但警惕一再松懈，以致目前术后感染又日见增多，可见抗生素的使用，并不能代替无菌术。时至今日，一些骨科手术如人工关节置换术尚需在密闭的空气消毒手术室中施行，以确保不发生术后感染。目前，抗生素的另一问题在于滥用，对一般病人大剂量使用高级抗生素，以致产生抗药性。

骨伤、骨病中有一大类是无菌性炎症，尤其常见于职业性慢性损伤，而肾上腺皮质激素能抑制炎症反应，从而消肿、止痛、改善功能，因此对类风湿性关节炎和运动系慢性损伤等无菌性炎症可有良好的抗炎镇痛作用。激素可全身使用，也可局部注射。局部注射者剂量较小，可集中于患部而有长期疗效。同样使用激素也有滥用问题，凭着经治医师的主观想法长期大剂量使用。激素是人体所产生，长期大量使用，必然引起生理紊乱。皮质类固醇所引起的并发症有早期和晚期两种。早期的肾上腺皮质机能减退症状是众所周知的，而晚期的无菌性骨坏死为一般人所不知。后者可出现在服药几年以后，而此时的经治医师是骨科医师，不是原先给药的医师。局部注射类固醇，多次大剂量注射者，也同样可以引起局部并发症。因此，使用类固醇者要慎之又慎。激素不像抗生素，并无抗药性。使用激素时要找出最低有效剂量,以利人体自身产生激素。

非甾体消炎镇痛药是一类非激素的药物,对运动系的轻度炎症有良好的消炎镇痛作用。这类药物,市售者很多,如萘普生、酮基布洛芬等。其消炎作用和副作用的程度不一,可选而用之。老的制剂如水杨酸盐、阿司匹林等,在一些医院仍乐于使用。为了镇痛,必须谨慎使用麻醉药,以免成瘾。

化学疗法对某些恶性骨肿瘤有明显疗效,但所用药物都是细胞毒性药物,可以杀灭肿瘤细胞或抑制肿瘤细胞的生长,但对正常细胞,特别是幼稚细胞也将发生毒害作用,因此必须谨慎使用并须有必要的支持疗法配合。

其他如维生素C对坏血病、维生素D对佝偻病、秋水仙碱对痛风等都是专用药物。

第八节 骨折畸形愈合、迟缓愈合和不愈合

一、骨折畸形愈合

骨折畸形愈合是指骨折的远近端之间发生重叠、旋转、成角连接而引起肢体功能障碍者。本病多由于骨折后未得到整复和固定,或整复位置不良,或固定效果不好,或过早拆除固定,或不恰当的活动、负重等而发生。

某些严重的骨折畸形愈合可以引起肢体功能障碍:①骨折段因成角、旋转畸形而影响正常的平衡或步态;②骨折段因互相重叠,引起肢体显著缩短;③骨折段因成角、旋转、缩短后,由于体重的不均匀传导或关节负重面不平衡而引起创伤性关节炎;④突出的骨折端可以引起邻近关节活动受限。

对畸形较轻,年龄在12~13岁以下的患者,除旋转及严重成角畸形外,常能在发育过程中自行矫正,不必进行处理。如畸形严重、影响肢体功能者,不论年龄大小,均应进行及早治疗。治疗可根据骨折畸形大小、部位及愈合的坚固程度采用手法折骨、手术折骨术、切开复位内固定植骨术等方法治疗。

若伤后2~3个月的患者,骨干骨折虽已愈合,但还不坚固,可以应用手法折骨,将骨折处重新折断,把陈旧性骨折变成新鲜骨折,然后按新鲜骨折处理。

手法折骨时,患者平卧,上肢用臂丛神经阻滞麻醉,下肢用腰椎麻醉。一助手用双手固定骨折近端,医者用双手紧抱骨折远段,在对抗牵拉下,慢慢地旋转骨折远段,在远近骨折段之间产生一种扭转作用力,首先将骨折断端间的桥梁骨痂折断。在扭转过程中,常可听到或感到桥梁骨痂断裂的响声。如此反复扭转多次,直到断端已显松动。然后再按照骨折原来成角方向来回反折,将包围骨痂完全折断,直至远近骨折断端完全松动。若骨折愈合比较紧固,采用上述手法不能折断时,可用一块楔形的木墩,上缘用棉花包裹,作为

折骨的支点，医者两手分别握紧骨折远近段，并尽量靠近骨折端，将骨折最突出处放在木墩上，利用体力、手力逐渐将肢体向下压而使骨折畸形连接处重新折断。折骨时，一般先将凸侧骨痂折断，然后再反方向折断凹侧骨痂。折骨时用力必须稳准，并注意保护皮肤不受损伤，切忌使用暴力，以免发生邻近处新骨折。

手法折骨后，再行复位（牵引、手法）、固定、功能锻炼、药物治疗。但陈旧性骨折折断后，其愈合速度较新鲜骨折慢，所以牵引和固定的时间亦须适当延长。

对邻近关节与小儿骨骺附近的畸形愈合，在手法折骨时，常可损伤关节周围的韧带和骨骺，宜慎重使用。

若受伤时间超过3个月，骨折已坚固地骨性愈合，不可能用手法折断者，最好通过手术方法，将骨性愈合的上、下骨折断端凿开，但注意不要将骨折断端凿碎，让新生骨痂留在骨干部，使骨折断端游离，切口按层缝合，然后按新鲜骨折处理。或切开后加以整复，选用适当的内、外固定。

对关节附近成角畸形愈合骨折、陈旧性尺桡骨双骨折，同时有旋转、重叠畸形者，关节内骨折畸形愈合者，多采用手术治疗。

二、骨折迟缓愈合

骨折经治疗后，已超过同类骨折正常愈合的最长期限，骨折处局部仍肿胀、压痛、纵轴叩击痛、异常活动、功能障碍，X线摄片显示骨痂生长缓慢、没有连接，骨折断端无硬化现象，有轻度脱钙、骨髓腔仍通者，则称为骨折迟缓愈合，或称骨折延迟愈合。本病多由于过度牵引、粗暴或多次手法整复、复位不良、内外固定不良、骨折端有软组织嵌入、骨折段血供不良、局部筋肉、骨损伤严重，或邪毒感染、体质虚弱等原因所引起。

骨折迟缓愈合，若经过正确的处理，其临床表现可以转变，最终骨折仍可达到愈合。因此，在治疗时宜针对病因进行治疗，去除妨碍愈合的因素。如过度牵引造成骨折断端分离者，宜立即减轻牵引重量，使骨折端回缩；如固定不当者，宜改善固定方法，加强固定效能；由感染引起者，只要保持伤口的引流通畅和良好的制动，经过有效抗生素或中药的应用，控制感染后还是可以愈合的。如感染伤口中有死骨形成或其他异物存留，应给予清除；对骨折端血供不良所致者，在有效的外固定下，可用坎离砂热熨或用八仙逍遥汤、骨科外洗二方等熏洗，每日1次；若骨折端对位较稳定者，可以配合纵轴冲击，使断端紧密接触；对体质亏虚者，多为气血耗伤、肝肾亏损、筋骨不强，宜补气血、养肝肾、壮筋骨，可选用六味地黄丸、健步虎潜丸等内服；对骨折断端牵开的距离过大，或骨缺损较多，骨折难以愈合者，可考虑植骨手术。

三、骨折不愈合

骨折不愈合是骨折端在某些条件影响下，骨折愈合功能停止，骨折端已形成假关节。X线摄片显示骨折端互相分离，间隙较大，骨端硬化、萎缩疏松、髓腔封闭。若经确诊，不论如何长久的固定也无法使它连接。

引起骨不愈合的原因是由于骨折端嵌夹有较多的软组织；或开放性骨折扩创中过多地去除骨碎片，造成骨缺损；或多次的切开手术破坏了骨折部的血液循环等。对造成骨折迟缓愈合的因素没有及时去除，发展下去也可造成骨折不愈合。

迄今为止，治疗已经肯定为不愈合的骨折，植骨术仍然是公认的较为可靠的、并且是经常选用的方法。

(一)移植骨的作用

骨移植后，由于丧失了血液供给，大部分组织细胞死亡，但并不是所有骨细胞均死亡。在移植骨的表面，边缘周围的细胞，直接从体液中吸取营养，不仅可以生存，而且还显著增殖。同时移植部位的宿主骨产生肉芽组织，肉芽组织伴随新生血管自周围长入移植骨片的死骨细胞陷窝，和已经扩大的哈弗氏管、死骨被巨细胞逐渐吸收，成骨细胞开始沉积新骨，即出现"爬行替代"的过程。因此，移植骨主要是起"架桥"作用，引导新生的细胞通过骨折部而达到愈合效果；此外，移植骨还可以提供成骨细胞和钙质，对宿主骨也可能起到刺激成骨机能的作用。移植骨的爬行替代过程，主要依靠宿主骨的成骨细胞的活动，因此，移植骨必须与富有血运的宿主骨接触，才能完成爬行替代过程。

移植骨成骨的活动，与体液直接接触的面积有关，移植骨的表面细胞未坏死，与宿主骨之间可以直接成骨。松质骨较皮质骨修复快，皮质骨的爬行替代过程较慢是因为在修复过程中，排除死骨的过程比较长，因此，一般认为移植松质骨容易成活。

(二)植骨术成功的条件

1. 植骨术前的准备

(1)控制感染。首先应该控制局部的感染。在感染的条件下进行植骨，不仅植骨不易成活，还有使感染扩散的可能，一般应在感染控制和伤口闭合3~6月以后再行植骨术。

对深部感染是否得以控制，除去观察局部情况、体温变化、血象和血沉以外，可以通过肢体的使用进一步判断炎症是否复发。在进行植骨时，术中可以进行创面的细菌培养及抗生素敏感试验，以便在植骨术后，疑有感染复发时，得以及时发现感染的细菌种类，选用有效的抗生素。对于开放性骨折继发感染而不愈合的病例，在行植骨术前，应注射破伤风抗毒素，以防止因手术而使潜伏之破伤风菌得以扩散。

(2)改善局部软组织的血运。皮肤如果存在有严重的瘢痕，血运供应条件不良，不仅不利于植骨的成活，而且术后也容易发生皮肤的坏死，甚至继发感染导致植骨术的失败。必要时在植骨术前或植骨术同时更换皮肤，包括交叉皮瓣、皮管转移、游离皮瓣等方法的应用，局部理疗和按摩是促进皮肤血运的有益措施。

(3)改善邻近关节的功能。在植骨前，应尽可能使用肢体并进行邻近关节的功能锻炼，不仅可以改进全身的营养状况，而且可以减轻骨萎缩的程度，增加局部肌肉的血运。邻近关节功能受限小，可以减少植骨术后骨折端间的应力，有利于骨折的愈合。此外，术前关节功能的恢复，不仅减少了植骨术后应用外固定而发生关节僵硬的可能性，也为术后进行关节功能锻炼，进一步恢复关节功能创造了条件。

骨折不愈合的患者，由于长期未进行功能锻炼，肢体或多或少存在一定的功能障碍，如肌肉萎缩、骨质疏松、关节活动受限甚至僵硬，这些条件不但对需要进行的植骨术极为不利，而且经过植骨手术和术后的外固定，障碍有可能更加严重，有的甚至不能恢复。如此，即使骨折达到了愈合，但关节功能可能很不满意。因此，术前的准备阶段是必要的，而且应该是积极的，不应消极等待。有时术前准备的时间可能要长些，其目的仍然是为了最终的功能恢复。急于采取手术治疗，反而可能达不到满意的结果。

2. 骨折端的处理

在不愈合的骨折中，骨折端之间及其周围往往为瘢痕组织所充填或包围，骨折端可以硬化、髓腔闭锁，甚至形成假关节。在植骨术时，骨折端处理是否得当也是植骨术能否成功的一个重要条件。大多数人认为，应将骨折端硬化部分和纤维瘢痕切除，将闭锁的髓腔开放，以利于骨折端骨质和髓腔的血运重新建立，从而给骨折愈合创造了必要的条件。但是近年来，Müller（1970）提出，硬化的骨折端不是"死骨"，而可能是有丰富血运而过度产生新骨所形成的。如果施以坚固的内固定，骨折端间的软骨和纤维组织可以迅速骨化，因此不必重新修整骨折端也不必植骨，而仅以加压钢板或髓内针（扩大髓腔后置入）固定即可以获得愈合。

在处理骨折端的同时，应尽可能恢复骨折端的对线和对位，并保持骨折端的稳定，在条件许可的情况下，可以选用不同的内固定方法，包括钢板、髓内钉和加压钢板等，如果骨折部位不允许进行内固定，则需依靠牵引或外固定来达到骨折端的稳定。

3. 增加足够的成骨因素，保证移植骨的质和量

切除硬化骨折端时，可能造成骨折端间骨质的部分或完全缺损，常以嵌入植骨来保持骨折端的连续和弥补因切除骨质而造成的肢体短缩。移植骨以自体新鲜骨最理想，因其有直接成骨的可能，而同种异体骨在移植后2周内，由于免疫反应不发生成骨活动。一般情况下移植骨多选用松质骨，根据骨质缺损的情况、骨萎缩的程度以及骨折的部位是否可行内固定等条件，选用移植骨时，可考虑是否加用皮质骨；为增加植骨的支持力量时，也可选用适当的皮质骨。自体骨与异体骨可以同时应用，移植骨的量应以能满足在骨折端间确实起到"架桥"作用为宜，移植骨的质量不好或量过少都可以导致植骨术的失败。

近年来已经开展了带血管蒂的游离植骨术，进一步保证了移植骨的良好血运，为骨愈合提供了更好的条件。

(三)植骨术的方法(略)

在骨折不愈合的治疗中，除去植骨术以外，尚有其他治疗方法，如在局部外固定保护下，对骨折端施以持续纵向嵌压应力的刺激，可以使骨折不愈合转变为愈合。近年来，以单纯坚固的内固定（如采用加压钢板，加压髓内钉等）治疗骨折不愈合。这种方法的倡议

者和支持者认为：坚固的内固定仍然是保证骨折不愈合的重要条件。对股骨颈骨折不愈合可单纯以三翼钉内固定，行三翼钉加腓骨植骨术或选用截骨术而获得愈合。此外，电刺激法治疗骨折不愈合在临床上也取得了一定的效果。

第二章 骨骼系统损伤

骨折，不论发生于骨、骺板或关节，都是指结构连续性的中断。这包括明显的皮质骨断裂，也包括骨小梁的中断，即微骨折（Microfracture）。骨折一般均伴有软组织——骨周围的骨膜、韧带、肌腱、肌肉、血管、神经、关节囊等的损伤。在治疗时，可以利用完整的软组织作为整复和固定的支点，对已破坏的软组织，应在治疗骨折的同时，治疗软组织损伤。

骨折治疗的一项重要法则是固定，使骨有一个良好的生长恢复条件。但为了恢复骨骼系统的功能，以及促进骨折的愈合，运动也是不可缺少的重要环节。如何协调固定与活动之间的矛盾，并将这矛盾转化为有利因素，是近代骨伤科中的一个重大课题。局部的严格固定是为了提高患肢的运动，而肌肉的舒缩活动也可促进局部的血液循环，在骨端增加有利于骨折愈合的条件，因此矛盾可转化为促进愈合的因素，这已为大量的临床资料和基础研究证实。目前治疗骨折的方法很多，但它追求的目标和原则的应用则是一致的。

第一节 骨折愈合的生物学

骨折愈合是组织修复程序极为独特的过程。它与其他组织的修复不同：其他组织修复的结局是瘢痕形成，骨的修复则不是瘢痕形成，而是非常类似骨的原有模式。因此，严格地说，骨折修复不能说是骨愈合，而是骨再生。这个概念是通过几十年来研究后的新认识。所以控制这个程序的机能属细胞性环境平衡稳定（cellular homeostasis）的范畴。为了适应旧的习惯，目前仍沿用骨折愈合这名称。

不论是骨折愈合或骨再生，其程序仍不太清楚。传统描述只是一种描述性理解，如组织学、组织化学、生物化学、生物力学等，只能答复什么是愈合、何时愈合、何处愈合，但不能正确回答怎样愈合、如何运转再生系统、什么细胞分化成为骨细胞或软骨细胞、什么因素保证再生程序。这些问题正是目前科学界探索的课题。Brighton 曾对这些问题做了较系统而详尽的阐述，说明骨折再生仍是一个重要研究课题。

一、骨折的组织学和组织化学

传统叙述将骨折愈合的组织学分为4个阶段：①炎性阶段；②软骨痂阶段；③硬骨痂阶段；④再塑形阶段（图1-11）。此外，在炎性阶段前，还有一个冲击阶段；在骨再生期间，有骨诱导阶段；后两者不完全基于组织学。这6个阶段不能截然分开，而是相互交叉。

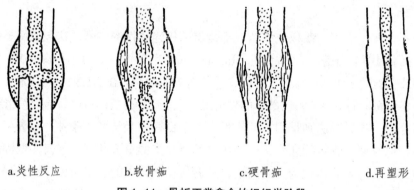

a.炎性反应　　b.软骨痂　　c.硬骨痂　　d.再塑形

图1-11　骨折正常愈合的组织学阶段

（一）冲击阶段

这个阶段从撞击导致骨折断的一刹那起至能量完全消散为止，能量全被骨所吸收。能量的吸收取决于三个因素：①骨的体积，体积越大，吸收的能量也越大。②能量的吸收与硬度模量成反比，即硬度模量越大，能吸收的能量越小。③能量的吸收与力的速度直接有联系，即力的速度越快，吸收的能量也越大。

（二）炎性阶段

这是骨折后的立即反应。骨折后，骨端与邻近软组织有血肿出现，很快在两断端间产生血凝块，而周围的软组织迅速发生急性炎性反应，表现为血管扩张、血浆与白细胞渗出。此后局部很快出现多形核白细胞、组织细胞和肥大细胞，同时开始残渣的清除工作。伤后8h，可发现细胞分裂加剧，至24h达到高峰，最初见于骨膜和周围软组织，然后扩散至患骨的整个长度。数天后，这种弥散性活动逐渐下降，局限于骨折附近，持续数周之久（图1-11a）。

组织化学研究发现在骨折区的骨外膜细胞在骨折后24h内出现碱性磷酸酶阳性。在48h内，生长骨痂内出现黏多糖，长入的毛细血管显示有强烈的三磷腺苷酶（ATPase）活性，同样也可见于骨外膜细胞内。骨外膜细胞和纤维母细胞阻止胺肽酶的阳性染色，并显示高乳酸脱氢酶的活性和低琥珀酸脱氢酶活性。破骨细胞则出现酸性磷酸酶强阳性，这说明冲击阶段后，在骨折处很快出现细胞内酶的活动，立即进行清扫和修复工作。由于血管被破坏，骨折处处于低氧状态，而修复乃由酶活动开始。所以骨折的修复是从冲击后立即开始的。

由于血供应遭受伤力的破坏，骨折断端开始骨坏死。细胞死亡释放溶酶体酶及细胞死亡的副产品，立即有血管形成成分长入，导致大量的细胞繁殖。除一般炎性细胞外，在48h后出现肥大细胞，它可改变局部的血管性，并将细胞移至骨折处。同时在血肿内出现纤维蛋白、网状原纤维和陈旧性胶原纤维的松散网络，很快血肿被肉芽组织所替代。这时就出现骨诱导。

(三) 骨诱导

见本章第三节。

(四) 软骨痂阶段

是自肿痛消失，至骨断端有纤维或软骨组织连接的阶段，相当于临床的初步愈合，约3周。其特征是血管大量增加，骨痂内有毛细血管长入，细胞极丰富。血肿已机化，破骨细胞正在清除死骨残留，骨膜下骨开始形成。断端间有软骨母细胞出现(图 1-11b)。其组织化学与第二阶段相似。此外在软骨细胞胞浆内出现糖原。

(五) 硬骨痂阶段

这阶段是从骨端有软骨痂黏着至新骨形成。此阶段相当于临床的 X 线表现的骨折愈合。一般需 3~4 个月。骨痂从纤维软骨性组织变为纤维骨(图 1-11c)。在骨端间出现膜性骨形成。破骨细胞仍活跃。所有骨细胞均有丰富的碱性磷酸酶(ATPsea)，但琥珀酸脱氢酶减少，唯独骨母细胞仍有较高的琥珀酸脱氢酶量，同时骨痂内的骨细胞均有丰富的乳酸脱氢酶活性和较高的胺肽酶量，只有破骨细胞除外。整个骨痂内的黏多糖量降低。这说明骨愈合程序基本完成。

(六) 再塑形阶段

骨折端被新成骨跨越后，新骨将逐渐适应新的功能。①替代与修复是正常骨持续进行的功能，骨折愈合也不例外。②皮质骨的再塑形与松质骨是不同的。虽两者都通过骨移除和骨替代，即通过破骨细胞和成骨细胞(骨母细胞)的作用同时并进，并伴有血管长入，但在松质骨内，细胞活动不超越血管的范围，整个骨沉积过程均发生于骨小梁表面，一般称"爬行性替代"(图 1-11d)；而在皮质骨内，细胞需通过哈佛系统来更替。所以它有一定的顺序进程，即先是破骨细胞随着血管进入，在死骨内钻成隧道，带入骨母细胞，沉积新骨单元的板层骨。在加压接骨板坚实固定后，骨愈合以另一种连接形式出现，骨母细胞性"钻头"直接穿入对侧断端，形成"原发性骨连接"，即所谓一期愈合。

死骨的转归不一定是被吸收，然后再沉积新骨。这主要取决于机械因素。若骨断端保持正常对位，死骨将成为主要的机械铰链，以恢复其连续性，所以不可轻易移除死骨段。Ham 曾认为死骨是新骨小梁的重要被动固定点。通过死骨的溃蚀，可能变为活的松质骨。此外，新的哈佛系统的穿入，可使之再存活。如果对线不良，断端就失去固定作用，必将完全被吸收(图 1-11d)。

二、骨折的生物化学

在炎性与软骨痂阶段，糖醛、氨基己糖、葡糖胺聚糖（GAG）、氨基己糖/羟脯氨酸均逐渐增加。到硬骨痂阶段，逐步降低。在整个愈合阶段中，RNA/DNA、钙、磷和镁均逐步上升。DNA 在炎性与软骨痂阶段也上升，直至硬骨痂阶段。在软骨痂时出现的无机焦磷酸盐高峰也逐步下降。钠、钾、锌和碳水化合物代谢中所需的媒介酶，如苹果酸脱氢酶、己糖激酶、乳酸脱氢酶、葡萄糖-6-磷酸脱氢酶和异柠檬酸脱氢酶等在整个骨愈合阶段均保持常数。在软骨痂阶段，以及骨痂组织不需氧代谢过程中，氧消耗量下降时，乳酸量将升高，钙、酸性磷脂和磷酸盐复合体（Ca-PL-PO_4）也逐渐升高，至硬骨痂时，恢复正常。

在软骨痂阶段，肥大性软骨细胞含有较多的碱性磷酸酶、细胞色素氧化酶、柠檬酸合成酶、过氧化氢酶、组织蛋白酶-D、β-葡糖苷酸酶、N-乙酰-β-O-氨基葡糖苷酶、谷氨酸天冬氨酸转氨酶（glutamate aspirate transaminase）和葡萄糖-6-磷酸脱氢酶，而纤维母细胞则含有更多的糖原合成酶、UDPG 焦磷酸化酶和磷酸果糖激酶。所有肥大性软骨细胞、繁殖性软骨细胞和纤维母细胞均有等量的己糖激酶和 6-磷酸葡萄糖酸脱氢酶。

Lane 曾从生物化学角度进行骨折愈合的分类：①间充质阶段：主要细胞组成为纤维母细胞、软骨母细胞。这阶段合成Ⅰ、Ⅱ和Ⅲ型胶原。脂肪和水的含量最高。②软骨样阶段：主要组成为软骨，以Ⅱ型胶原为主，氨基己糖和羟脯氨酸达到高峰，然后下降。③软骨类骨阶段：主要有钙化杆和原发性海绵质，以Ⅰ和Ⅱ型为主。④成骨阶段：从原发性海绵质演变为继发性海绵质，以Ⅰ型胶原为主。如此可从生化角度来测定骨折愈合的程度和现象。

三、骨折的生理现象

主要涉及血管增多、血管容量增加和体温升高。从动物实验来看，骨折愈合需要有充分营养，血管必然增多，才能有细胞繁殖和蛋白合成。此外，骨折处应有充分细胞，不论是血管旁、内皮或其他细胞，将变为前软骨母细胞和前骨母细胞。最主要的是骨外膜血管，其次是滋养血管和干骺端血管。

用 ^{85}Sr 测量，血流量自骨折后第 1d 起即升高，至第 2d 达高峰，为正常流量的 6 倍；至第 3 周，减至正常流量的 3.5 倍；至第 12 周，恢复正常。用 ^{125}I 标志 4-碘安替比林洗清（^{125}I-labeled 4-iodoantipyrine wash-out）术，血流量至第 10d 达高峰，然后下降。故骨折的血管反应可分为三相：①0~1 周，局部血流率减少；②1~4 周：血流率上升；③5~8 周：血流率下降至正常。

用氧微电极测量骨痂的氧张力，显示骨折血肿内张力极低，平均 0.84kPa（6.3mmHg）；新形成的软骨与骨也较低，平均为 2.94~5.28kPa（22.1~39.6mmHg）。纤维组织内最高，平均为 8.56~9.42kPa（64.2~70.9mmHg）。骨痂纤维骨内的氧张力始终很低，直至骨折愈合和髓管开始再形成。用张力计系统测量，不但在愈合骨痂内的氧分压（PO_2）低，在新骨形成时也低，所以低氧分压和高血流率不一致，这说明在外围虽有较高的氧分压，但骨痂形成始终处于低氧状态，是不需氧糖酵解过程。超微结构检查显示线粒体坏死和钙释放，说明骨折愈合与生长板演变是一致的。

四、骨折的生物物理学

是指作用于活细胞内的物理力量，特别是电性能和机械性能，后者将于生物力学节内叙述。

骨的电现象包括起于骨的内生信号和因此信号而产生的成骨反应。它可有两种内生信号：①应力发生的电位差。骨挤压产生阳性电荷；骨拉张产生阴性电荷。这不是来自细胞活力而是来自骨的有机成分，起于压电和/或流电。②生物电位差。在活跃骨生长和修复区为负电性，在活跃差的区域为正电性。这种生物电位差取决于细胞活力，而不在于机械应力。在骨上施加正确电流量和电压，不论是直电流、诱导电偶或容量电偶（capacitive coupling），其反应来自骨母细胞性新骨形成。

骨痂表面有强大的生物电位差，表明正处于愈合阶段。应力所产生的电位差幅度随愈合时间的延长而增加。所以正确使用电流和电压可使骨折不连接愈合，其速度与植骨术的效应一样，但对新鲜骨折是否能用电流来加速，尚未能证实。

五、骨折的生物力学

骨痂早期呈橡皮样性能，即低强度、低硬度和广伸延度。以后出现硬组织时，强度增加，伸延减小。White 从生物力学角度将骨折愈合分为 4 期：①Ⅰ期：愈合处可由低硬度而易折断；②Ⅱ期：愈合处可由高硬度而折断；③Ⅲ期：部分愈合处与部分完整骨可由高硬度而折断；④Ⅳ期：完整骨可由高硬度而折断。这说明骨痂比原骨还要硬。

（一）长骨损伤

骨折是外来暴力施加于长骨或关节而形成结构上的破坏结果。这种外来的应力超过骨所能承担的应变，使骨断裂。骨是一种带有黏弹性（viscoelastic）和脆性的结构，当应力从弹性相进入塑性相时，骨很少发生形变而衰竭。从生物力学观点来看，骨折可受 5 个因素的影响，3 个属负荷特性，2 个属骨本身的特性。通过 X 线片的系统分析，考虑负荷的类型、能量大小、完整软组织与骨膜铰链的部位，以及伴有软组织损伤的程度，可以更充分地了解骨折的全貌。

1. 负荷类别引起的骨折类型

按力学原则，负荷有 4 种方式：拉张、挤压、弯曲和扭曲。拉张本身很少会引起骨折；挤压、弯曲和扭曲的孤立性应力或综合可产生 6 种骨折类型：即骨干嵌插型、横形、短斜形（包括蝴蝶形）、长斜形、螺旋形和粉碎形。

（1）骨干嵌插型骨折：任何圆柱体承受挤压负荷后，骨折线将与中心线成45°角，这是最大应力能产生的角度。事实上挤压负荷均伴有不同程度的弯曲力。常见的如股骨髁上骨折、胫骨平台骨折（图1-12）。

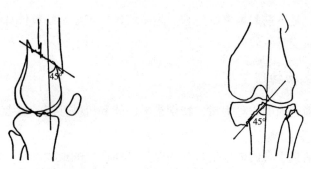

图 1-12　挤压荷载引起的嵌插骨折，骨折线往往与中心线成 45°角

（2）横形骨折：弯曲负荷加于长骨时，凹面将承受挤压力，凸侧承受拉张力。拉张侧的骨皮质首先破裂，然后凹侧承受挤压力，裂隙与纵轴成直角，中和轴也向凹侧移动，裂隙也随之向凹侧扩散（图 1-13）。

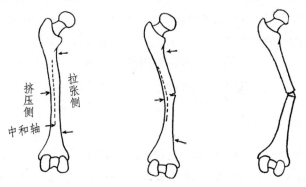

先在拉张侧发生裂隙，中和轴逐渐向挤压侧移动。随着弯曲荷载的持续，拉张侧裂隙向挤压侧伸延，直至造成横形骨折

图 1-13　弯曲荷载引起的横形骨折

（3）短斜形骨折和蝴蝶形骨折：主要由挤压和弯曲两伤力所引起。若挤压力大于弯曲力，将造成斜形骨折；若弯曲力大于挤压力，则造成横形骨折；若这两股伤力均存在，则呈斜形中带横形。若骨折端持续成角，斜面节段与另一节段相撞，将突出端撞开，则造成蝴蝶形骨折（图 1-14），所以它是斜撞形骨折的一种。

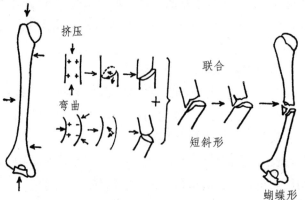

图 1-14　挤压与弯曲的联合荷载是造成斜形和蝴蝶形骨折的力学因素

(4)长斜形骨折：主要由挤压、弯曲和扭曲三股伤力所引起，属高能量损伤。其X线特征是断端短而钝，没有垂直节段。它可以类似螺旋骨折，但不同点是长斜形断片只有斜面，犹如园丁用的泥铲，而螺旋形断片尚有垂直面，犹如钢笔尖。长斜形骨折往往伴有严重的软组织损伤，所以容易发生骨不连接（图1-15）。

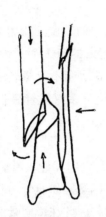 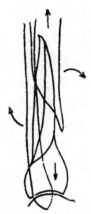

挤压、弯曲和扭曲荷载造成长斜形骨折　　　　拉张和扭曲荷载造成螺旋骨折

　　图1-15　长斜形骨折　　　　　　　　图1-16　螺旋骨折

(5)螺旋骨折：主要由扭曲和拉张力所引起，其骨折线沿螺旋方向散开，与骨纵轴成40°角，在与中和轴平行和垂直的面上，承受最大的扭曲力，即剪切应力。与中和轴成对角的面上，一个面承受挤压力，另一个面承受拉张力。因此螺旋骨折实质是挤压、拉张和剪切三股应力所造成的（图1-16）。

(6)粉碎骨折：这是通过快的高能量冲击，使应力不按规律扩散，产生许多继发性骨折，伤骨发生"爆炸"，形成粉碎骨折（图1-17）。

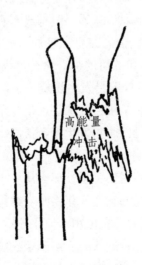

高能量冲击引起"爆炸"粉碎骨折，必伴有严重软组织破坏，后者的严重程度远胜于骨破坏

图1-17　粉碎骨折

2. 负荷量与骨折类型的关系

骨折伤力以不同的方式消散，有时在骨形变（应变）时消失，有时在骨内产生分子间折裂，伤力在骨周围的软组织内消失，所以负荷力越大，能量也越大，组织破坏也越严重，骨折类型也越趋复杂。

3. 负荷速度的影响

近年来骨折生物力学的研究认识到，在测试生物材料时，施加应力的速度对骨折类型有密切关系。骨属于黏弹性材料，所以其机械性能随力的速度而改变。例如长骨干在50ms 内骨折所需的扭曲量要比 150ms 内折断多 43%。这表明不仅与能量大小有关，更主要的是由于能量在短时间内不能有规律散开，从而发生许多继发性骨折线，造成粉碎骨折。摩托车引起的车祸、子弹伤害均属此类。

4. 骨的材料性能

从工程观点来看，成人骨的皮质骨是一种非同质、各向异性、有黏弹性和脆性的物质。在拉张负荷时，皮质骨最薄弱。其非同质性有许多因素，如股骨与胫骨就不相同，外侧皮质骨与内侧皮质骨也不同，交织骨与板层骨也不同，因此在说明骨的机械性能时，必须说明骨的异型部位。各向异性表明骨的性能随测试时的定向不同而异。例如在加拉张负荷于皮质骨时，与骨纵轴平行时骨皮质的刚度 2 倍于垂直时的数字。骨的黏弹性可使不同负荷速度造成不同类型的骨折。骨的脆性表明在软组织破坏前，骨先折断。由于骨的脆性，在折断前，能弯性极微，吸收能力很差。这与骨含有较多的矿物质有关。

5. 骨的结构性能

骨折类型与骨的形状有密切关系。骨的强度与慢性力矩和应力集中有关。惯性力矩有两种，一是面惯性力矩，一是极惯性力矩。前者体现对弯曲的刚度，后者体现对扭曲的刚度。从材料形状的力学来考虑，I 形杆对单方向弯曲负荷的抗力最强，在中和轴上物质越多，抗弯力也越强。同样，从旋转轴心来看，物体越对称，抗扭力也越强。骨是圆柱空心状物体，其抗弯力虽不如 I 形杆，但它在中和轴周围比较对称，它的抗扭力比 I 形杆强，正因为骨是圆柱状，所以对抗弯和抗扭的综合负荷最强。此外，骨折部位与惯性力矩有关。例如胫骨中 1/3 与下 1/3 交接处容易发生螺旋骨折。从胫骨的横切面来看，该处的皮质骨最厚，但骨的外径在此部位又最细，其横切面呈三角形，根据 Frankel 等的力学计算，此部位的惯性力矩最小，因而该处的骨折发生率也最高。所以惯性力矩常作为一种物理参数提示几何形态对长骨硬度的影响。

骨的机械性能既然与其形状有密切关系，那么从一个形状变成另一个形状的转折部位是机械强度最弱的部位。任何形状的突然变化将改变结构内应力的分配，也即出现应力集中或应力升高。应力是负荷的结果，它可用水流来比喻，骨上应力线的密集代表应力集中，犹如水流密集代表水的流速。骨形状的突然改变或骨上的钻孔犹如在水流中放上一块石头，这样应力必将绕过阻碍物，使应力线更加密集，应力必将更为集中，犹如水流线碰上石块时更加密集，增加水的流速一样。如果局部的应力集中超过骨的折断参数，骨将折断。由骨肿瘤引起的病理性骨折，骨痂附近的再骨折，内固定物端的骨折，经螺孔的骨折等都说明应力集中而引起骨折的实例。实验证明，骨干上的钻孔将丧失 70% 的弯曲强度和 12% 的扭曲强度。如果螺孔是在挤压侧，一般不会减弱骨的强度。

(二)关节损伤

关节骨折的特性是关节的密合性(congruity)遭到破坏，同时也损伤滑膜、关节软骨、韧带、关节囊和关节周围的肌腱与肌肉。因此对关节骨折整复的要求也比较高，应尽量完善恢复关节的活动功能。它涉及的力学问题有杠杆作用、弯矩与转矩和应力与应力集中。

1. 杠杆作用

支点与力点的距离越长，提起重物越省力，也即机械效应越大。杠杆作用可分为三类，人体的关节多属第一类，即支点介于力与体重之间，如髋关节、膝关节等。踝关节则属第二类杠杆，即体重介于力与支点之间。肘关节属第三类杠杆，即力介于支点与体重之间(图 1-18)。这种杠杆系统对机械效益起重要作用。

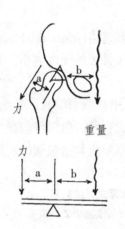
第一类：髋关节为支点，平衡外展肌力和体重，机械效能取决于 a 与 b 杠杆臂的比例

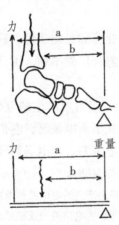
第二类：第一跖趾关节为支点，体重在支点和跟腱拉力之间

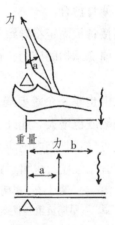
第三类：肘关节为支点，但肱二头肌拉力处于支点和体重之间，故机械效能最小

图 1-18 三类杠杆

2. 弯矩与转矩

当一个物体受力时，它有两个反应，一是物体随力的方向移动，即平移；另一是转动或旋转。例如髋关节属第一类杠杆系统，体重在髋部产生转矩作用，为了保持平衡，以髋关节为支点，外展肌形成一个相等但相反的拉力。弯矩则是力至旋转中心的垂直距离。

3. 应力与应力集中

应力是每个单位承受的力，它可表现为挤压、拉张或剪切。承受力的面积决定应力的大小或应力集中。平整的关节有一个较大的负重接触面，其应力集中较低。如果关节不平整，则应力将集中于几个点上。此外，应力集中与接触面的材料性能有关；例如软骨有塑性，能变形，那么负重面的面积增大，必将减少应力集中。应力与弯矩有密切关系，当股骨头受力时，股骨有弯曲倾向，内侧皮质处于挤压状态，而外侧皮质则处于拉张状态，这就造成内侧皮质比外侧皮质厚。

第二节 骨折愈合的控制因素

骨折愈合除受全身性影响外，也可受局部影响。妨碍骨折愈合的局部影响有：①大面积创伤；②局部血供应障碍；③软组织嵌夹；④整复错误；⑤固定不当；⑥局部感染或恶性变；⑦因放射、灼伤、化学伤、缺血性和感染而引起的骨死亡。机械因素有有利的一面，也有不利的一面。若挤压力过大，将发生细胞死亡而影响骨折愈合；正常稳定压力，对愈合没有不利；周期性挤压可使愈合加快，所以功能性负荷，如负重石膏、石膏支架等，可促使骨愈合。

坚实接骨板固定将导致骨皮质变薄和骨质疏松，这种应力遮挡（stress shielding）将改变骨皮质上原应承担的应力，这对骨愈合反而不利。因此固定接骨板的硬度越小，骨痂的强度就越大。

生物电也是一个重要局部效能。应力所产生的电位差可用骨痂来阐明；骨痂越成熟，电位差的幅度也增大。此外，胶原处于弱电场时，它们相互成直角，所以可假设早期的保护性负重可导致骨痂内的应力产生电位差。弱电场可导致胶原形成紧密包捆的胶原束，不仅能增加骨痂强度，也可通过分子的空间排列，加强矿化（表 1-2）。

表 1-2　早期负重、应力产生的电位差和增加骨痂强度之间的关系

早期负重→骨痂内的应力发生电位差→胶原纤维定位而形成密切紧捆束

　　　　　　　　　↓　　　　　↓

　　　　　　　骨痂强度↑　有利于矿化

促使骨折愈合的局部因素有：①外敷氟化物；②骨痂内注射硫酸软骨素；③在近侧施加静脉止血带。其临床效果尚未能肯定。

妨碍或影响骨折愈合的全身性因素有：①药物，如皮质类固醇、消炎痛、雌激素、氨基乙酰腈和β氨基丙酸腈等；②血容量减少性贫血、慢性全身性缺铁性贫血、超重、缺氧和高压氧化；③疾病，如四氧嘧啶性糖尿病、佝偻病和维生素 A、D 过多症；④其他，如抗凝（双香豆素）治疗、妊娠、空回肠分流术等。

促进骨折愈合的全身性因素有：生长激素、左旋多巴、单磷酸腺苷、核糖酸、苯妥英钠和羟胆骨化醇、纤维蛋白稳定因子（XⅢ因子）、三碘甲状腺氨酸、甲状腺、促甲状腺激素、降钙素、胰岛素、维生素 A 和 D、合成代谢类固醇、透明质酸酶等。

绝大多数的学者认为，如降钙素、磷酸盐、钙、锌、雌激素及生长激素等对骨折愈合没有促进作用。

上述举例中是相互有矛盾的，这主要是标准不同。有一点比较明确，所有标准应取决于骨痂的机械性能。

一旦骨桥形成，断骨就有了比较牢固的机械性保护。以后的程序是骨桥肥大和接着再塑形。有 3 个机能控制初期的架桥过程。

一、骨外膜骨痂

骨痂的生长不是向任何方向无控制地扩张，也不是无限制地繁殖，而是从一端向另一端伸展。此外，骨膜被血肿掀起，也是外骨痂形成的一个因素。外骨痂生长的量取决于断端间的活动幅度。如果骨折用非常强固的内固定治疗，可以没有外骨痂生长。

二、髓性骨痂

它与外骨痂的产生基本相似，只是时间较慢，软骨形成不显著。如果说外骨痂起到"箍"的作用，髓性骨痂则是骨内的"支柱"。两者的机械稳定性是不同的。外骨痂将受到应力的影响，而髓性骨痂的生长和繁殖很少受应力和活动的影响。Pritchard 提出的成骨性芽基主要是在髓内，并且日益强固，它不像外骨痂随着时间的推移而逐渐消失。髓性骨痂的形成不是快而活跃的，而是慢而持续的，甚至达数月之久方才完成。究竟是什么刺激因素使之能保持长期持续活动尚不清楚，但有些学者认为另一断端的存在和非机械性发生的电现象以及生化或神经作用可能是一个重要因素。

三、原发性骨痂

这是继强固加压接骨板使用后提出的一种骨折愈合形式。它不是依靠外骨痂的架桥作用。两断端直接紧密接触，皮质骨死骨端不被吸收，而由哈佛系统的通道再形成，从一端长入另一端。在残余的空隙内，可以自哈佛系统的骨内膜上产生新骨。所以它以另一个形式连接骨折。很明显，过大过多的活动不利于骨折愈合，所以实质上它很类似正常骨的骨转换（bone turnover）。强大的固定将使正常的应力作用消失，过多的破骨细胞活动将导致骨萎缩，但断端间没有死骨，并从邻近的活骨侵入新骨单元。由于所需血管再形成的范围较广，所以整个过程很慢，所有的血管必须来自髓腔，这样就拖延了空隙内填塞新骨的时间。病人将在较长时间内依赖植入物的强度来维持骨的完整，所以加压本身是否有直接生物学作用，仍存在争论。

第三节 骨折愈合中的骨诱导

在骨折愈合或骨再生过程中，有些细胞具有成骨潜能或能力，经刺激后，可形成骨组织。例如骨细胞、骨外膜细胞和骨内膜细胞都能成骨，但在骨折时，成骨作用不够活跃，一定要有一些因素来刺激其成骨作用。这程序称为调节（modulation）。还有骨痂内一些细胞本来就无成骨能力，这些原始细胞可通过诱导而形成骨母细胞。因此诱导（induction）是指一些组织、细胞或物体能使原来没有成骨作用的细胞变的活跃。例如原始间充质细胞通过骨折而诱导成为骨母细胞，这个过程称为诱导。促使诱导的因素或物质称为诱导体（inductor）。

骨痂内存在的诱导体有：①氧梯度（oxygen gradiant）；②电位差；③骨形态生成蛋白（bone morphogenic protein，BMP）和其他非胶原蛋白；④细胞死亡后的各种产物，如乳酸、酸性代谢物、溶酶体酶、激肽和其他蛋白分解产物，但它们的成骨潜力极微，无成骨意义。

一、低氧梯度

在骨折骨痂内，有很低的氧梯度（图 1-19）。在骨折血肿内，PO_2 是极低的，但远离骨痂数毫米，PO_2 可高达 8.0kPa（60mmHg）以上。骨形成就是在这缺氧环境中产生，它是否有诱导作用，尚待进一步证实，但这种陡峭氧梯度可成为诱导体。

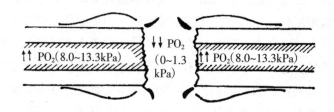

骨折骨痂显示血肿内（0~1.3kPa）和髓腔内（8.0~13.3kPa）的氧梯度有很大差异，说明骨痂是在不需氧的环境中生长。血管丰富不是为了提高氧，而是提供需要转换的细胞

图 1-19 低氧梯度

二、生物电性能和应力发生的电位差

不同形式的电可刺激骨形成，但是否有诱导作用尚待证实。Pollock 等证明它有诱导性能。骨板在拉张和压缩时，用微电极记录其电位差，发现微电极接近哈佛管时，在拉张状态下，正电增加；在挤压状态下，负电增加。由于骨形成是在负性电极的正常电流和电压环境中产生，又由于骨形成是在哈佛管边缘，可以充分证明应力发生的电位差与诱导骨形

成有密切联系。至于它是通过什么方式，还是通过调节，尚需进一步探索。

三、骨形态生存蛋白

20世纪70年代Urist等从牛的骨基质内提炼出一种蛋白，称骨形态生成蛋白，即BMP。这种BMP分子可诱导血管外围的间充质细胞分化为骨组织。用柱层电泳分析，可显示18.5kDa(分子量=18500)带上的蛋白有较大的成骨活性。动物实验证明，用这种方法分离出来的BMP可以较快地使骨缺损内有新骨填充，7d后可有软骨形成，14d后可有板层骨形成，21d后可有髓腔形成。临床也证实将异体骨和自体骨研磨成1mm³大小的碎骨，经0.6mol/L盐酸脱钙后，填于骨缺损处，可以成为活力很高的骨形成诱导体。Tuli等的实验证明植入12周后，可有81%的动物显示空隙有新骨填塞。目前此理论已进入初步临床阶段。从少量临床工作来看，BMP有明显效果。

第四节 骨折的治疗原则

每一个骨折均有其特点，应当按病人的年龄、性别、损伤方式、骨折类型、伴有的软组织损伤、开放抑或闭合等，采用合适的治疗方法；甚至病人的精神状态、社会因素也应予以考虑。总的来说，骨折治疗有三大原则：①整复至稳定状态；②保持整复，直至骨折部连接；③恢复功能。

一、骨折的整复

一般有四种方式，根据不同骨折、不同部位而异。

1. 手法整复

这是最基本的方法，特别是闭合骨折，应是首选的治疗方法。利用完整的骨膜起"铰链"作用，达到整复和保持整复的目的(图1-20)。

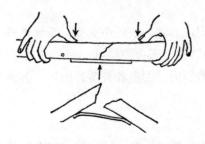

利用完整骨膜侧作为支点，向伤力相反方向弯曲，使完整的骨膜拉张，借以整复和固定骨折端

图1-20 骨折整复的三点固定原则

整复时间应在伤后数小时内完成，即尚无反应性肿胀时。应避免反复多次整复，要求一次完成。如局部已有水肿，则应尽快消除肿胀，最好能在一周内完成整复。反复整复将破坏骨折愈合的程序，是迟缓愈合甚至不愈合的重要原因。一旦整复完成，就应予以确实的固定。

手法整复的方法很多。中医有一套完整的手法，总结为下面一些方法，可以单独使用，也可以结合使用。它们是：①手摸心会；②拔伸牵引；③旋转屈伸；④提按端挤；⑤摇摆触碰；⑥夹挤分骨；⑦折顶回旋；⑧按摩推拿。

2. 牵引整复

早在公元前350年，Hippocrates就提出伸展与抗伸展的治疗骨折方法。直至今日，牵引仍不失为一个重要的整复步骤。通过牵引，可使骨周围的肌肉拉张，将导致形变的因素变成整复后断端的固定因素。不论是固定牵引或平衡牵引、皮牵引或骨牵引、持续牵引或暂时牵引，都应防止断端的持久分离。断端间的分离也是骨折迟缓愈合或不愈合的一个重要原因。通过牵引，有时骨折可自行整复，或辅以简单的手法，就能达到整复目的。

3. 机械整复

这方法虽已有悠久的历史，但近年来，由于机械结构的改进，生物力学的应用和材料的研制，机械整复和骨骼外固定已成为骨折治疗中的一个重要方法。例如，通过骨折上下段的多针垂直插针，在针尾用机械夹具杆连接，经过调节，可达到牵开、纠正成角；再通过挤压，可保持局部固定。应当注意此方法有其局限性，对单纯的长骨骨折没有使用这种方法的必要，它仅适用于一些粉碎骨折、开放或感染骨折、面部骨折等。

4. 切开整复

这是治疗骨折较常用的方法，但应严格掌握其指征。指征正确，操作正规，才能收效，否则将会造成更严重的危害，给病人带来更大的痛苦。切开整复有四个重要指征：①估计手法整复可能失败或已做过手法而失败者，例如骨断端间有软组织嵌插，骨断端被肌肉严重回缩，如髌骨、尺骨鹰嘴骨折等。②手法虽成功，但估计不能保持稳定或手法后已出现移位者，如Monteggia骨折、前臂骨折等。③估计骨折将发生迟缓愈合者，如股骨颈囊内骨折等。④骨折不能用外固定者，如开放骨折，伴有严重血管或神经损伤者。

二、固定

骨折整复后，可有很多固定方法，如用小夹板、石膏做外固定，也可用单纯的螺丝钉固定、钢丝环扎、Parham带结扎、张力带结扎、钢针贯穿、正统接骨板固定、加压接骨板固定，直至各种不同类型的髓内针固定和骨骼外固定。各种方法有其特殊指征。

三、药物

到目前为止，尚无明显能促使骨折愈合的药物。中医有许多中草药如丹参、红花、骨碎补、续断、接骨木等，可以调节和促进局部的血液供应，有利于骨折愈合。中草药中的一些金属元素如铁、铜、锌、锰等很可能对胶原形成有一定的作用。国外学者也正在探索加速骨折愈合的物质。Urist 等的研究提供骨形态生成蛋白（BMP）有可能促进骨折早期愈合的线索，目前正在少量使用于临床。

四、功能锻炼

由于确实固定得到改善，患者有时在骨折后数天内就能使用患肢。这样就大大缩短功能锻炼时间，节省住院时间，早期恢复工作。在早期，患者应在指导下进行从小到大范围，从被动到主动，从无阻力到抗阻力，按顺序地进行功能锻炼。患者与理疗师、体疗师和医师之间应密切配合。

第五节 关节脱位

关节是两骨之间的结构联接，外有关节囊包裹。关节囊的内衬为滑膜，外层为纤维组织，与韧带相连。结构的安排主要是使关节获得活动和稳定。关节可有 5 种不稳定程度：①脱位倾向，即关节处于不稳定状态，只要关节处于一定压力下，就会发生位移；②半脱位，即关节面失去正常关系，但仍有一定接触；③完全脱位，即关节面完全脱离接触；④骨折脱位，这是最严重的脱位，它可以是闭合性的，也可以是开放性的；⑤复发性或习惯性脱位，由于骨折而引起的关节面破坏或凹陷，关节韧带松弛，可以不经过严重应力，就发生再脱位。

一、病理

关节脱位不仅是两骨之间的关系失常，同时还有关节软骨、滑膜、关节囊、韧带、肌肉等组织的损伤或破裂。这就影响关节的稳定。脱位后，关节内发生血肿。如整复不及时，血肿将机化，关节内粘连，使关节整复增加困难。

二、治疗

所有脱位应立即用手法整复。不同的关节应按其特征进行适当的手法。完全脱位一般均有严重的周围软组织损伤，而这些组织的修复是日后功能恢复的关键。所以应有较长时间的休息，软组织才能修复，以后开始功能锻炼。脱位关节的过早活动将增加复发性脱位的机会。但伤肢的其他关节应加强活动。

如果手法整复失败，很可能是由于关节囊裂孔扣住骨端，阻碍整复，这就需要即刻手术，探查阻碍整复的原因，并加以解除。如伴有骨折，除个别情况外，应先进行脱位的整复，再处理骨折。如股骨干上 1/3 骨折合并髋关节脱位时，则应先做手术固定股骨干骨折，才能进行脱位的整复。一般来说，脱位整复后，撕脱的骨折块会自行整复，但固定时间要适当延长。遇有血管、神经损伤时，应做出相应处理。

第六节　软组织损伤

　　软组织损伤包括的范围很广，有韧带、肌肉、肌腱、血管、神经等组织。它可以并发骨折或脱位，但也可单独损伤。它可以是完全断裂，也可以是部分或不完全断裂。在关节附近的软组织损伤，可伴有关节软骨的破损。一般的软组织损伤，如扭伤，主要是局部血肿，在 24h 内可用冷敷，24h 后可交替使用冷敷与热敷。中草药外敷可有助于血肿与水肿提前吸收，便于早期功能锻炼。待组织修复后，一般在 2 周左右，即可开始主动性功能锻炼。

　　韧带只有拉张，没有回缩能力。它对拉张的抗力很强，可是对扭曲的抗力则很差，所以关节韧带在拉张状态下，再加上扭力，很容易发生断裂，造成关节的不稳定。常见的有膝关节的侧副韧带、十字韧带、踝关节的内外侧韧带。如果部分或不完全断裂，可用早期功能锻炼促使其愈合。如果完全断裂，应及时修补。

　　肌腱和肌肉断裂也是常见的损伤，都因暴力而造成断裂。断裂部位一般在肌肉与肌腱交接处呈不整齐的撕裂损伤，末端参差不齐，因此很难做对端缝合。常见的有冈上肌、三角肌、肱二头肌、股四头肌、跟腱断裂。这种肌肉—肌腱断裂均应在一定的张力条件下缝合。

第三章 骨骺损伤

骨骺是骨骼系统生长发育的特殊结构，它的损伤相当多见。由于它的解剖生理、生物力学性能、致伤因素以及病理生理诸方面均与成人的骨骼损伤有所不同，故其诊断、治疗和预后也与成人有所不同，需另立专章，叙述其特点，以便获得正确的诊断和治疗。

第一节 骨骺的解剖、生理

一、解剖和生理

人体骨骼有两种骨化类型：膜内骨化（颅骨、面骨）和软骨内骨化（四肢和躯干骨）；锁骨和下颌骨是先膜内、后软骨内骨化；四肢长骨的长度生长由软骨内骨化所司，而宽度生长由膜内骨化所司。

在胚胎期，长管状骨由软骨原基的中心部分，通过软骨内骨化而形成原发性骨化中心。以后，骨向两端生长，在两端分化为软骨骺，又通过软骨内骨化，形成继发性骨化中心，称骨骺或骨核，取代原发性骨化中心的成骨作用。在继发性骨化中心和干骺端之间有一层由生长中的软骨组成的生长板，或称骺板，主司增加骨的长度；同时，骨干、干骺端和骨骺周围的骨外膜与软骨外膜通过膜内骨化，将新骨贴附于骨干周围，使骨干增粗。至于骨干中心的原始骨质，则不断为骨内膜所吸收、再塑，形成髓腔，由于骨外膜的不断膜内骨化，使骨干增粗；由于骨内膜不断吸收、再塑，使髓腔不断扩大；由于二者的调节，使骨干的皮质骨维持一定的厚度。骺板在组织学上有一定特点，此结构类型从胎儿期起至成年期，一直永恒不变。一般将骺板人为地划分为三个区，即生长区、成熟区、转变区（图1-21）。①生长区：静止的软骨细胞增生，胶原纤维以纵的方面进行排列。②成熟区：软骨细胞肥大、成熟；有的通过退变，有的通过形成骨母细胞，准备转化。细胞间基质也发生生化改变，以适合骨化。③转变区：或称软骨转化区，软骨基质被骨基质所代替。骨母细胞在钙化的软骨中分化，使骨样组织形成骨组织，称原发性松质骨，通过再塑，形成更为成熟的继发性松质骨。

骨骼的生长功能，年龄愈小生长潜能愈大。从儿童到成年，骨骺生长的速度并不均匀，有两个快速生长期：一在出生到 3 岁之间；一在青春期，女孩为 11~13 岁、男孩在 12~14 岁。当全身发育停止时，骺板软骨被骨代替，称骨骺融合。在放射诊断学上，每个骨骺都有它出现的年龄和融合的年龄，称为骨龄，这对诊断一个青少年的年龄极为有用。

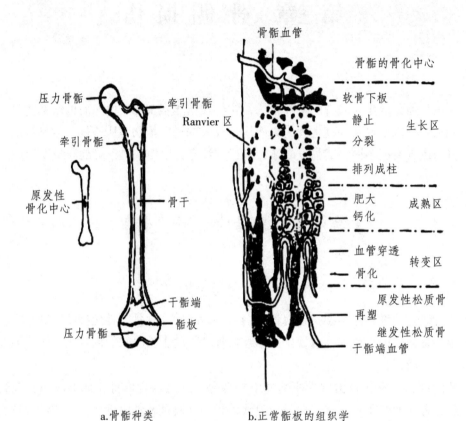

a.骨骺种类　　b.正常骺板的组织学

图 1-21　骨骺的宏观和微观

骨骺的关节软骨，其营养可从关节液而来。骺板有三个血供来源。①骨骺循环：由骨骺血管（E-血管）在关节囊和软骨外膜交接处进入骨骺内的软骨隧道而通过整个骨骺软骨，到达骨骼各部位。它有分支供应骺板的静止层细胞，又有分支与干骺端循环有吻合（图 1-22），因此，E-血管主要负责增殖细胞的营养。②干骺端循环（M-血管）：主要由骨干的滋养动脉组成，但尚有软骨周围循环的小分支进入干骺端的边周部分（图 1-23）。动脉的末端形成一系列小动脉袢，穿过原发性松质骨，到达肥大软骨细胞区。在静脉一侧，形成静脉窦。因此，M-血管主要负责供应与软骨内骨化有关的细胞的营养。③软骨周围循环：除供应干骺端骺板的边周以外，还供应骺板的 Ranvier 区（见图 1-21），主要负责供应骺板横向生长中的细胞的营养。

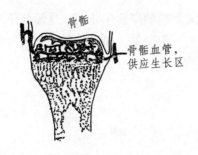
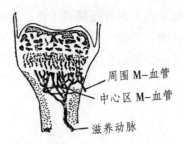

血管穿过软骨下骨板，给生长板血供　　　血管来自滋养血管和软骨外膜循环
图 1-22　骺循环　　　　　　　　　图 1-23　干骺端循环

骨骺血管(E-血管)以两种形式进入骨骺：①骨骺周围有骨外膜包绕者，E-血管在远离骺板的部位直接进入骨骺(图 1-24a)。此型较为常见，如胫骨上端骨骺。②全部骨骺在关节内，有关节软骨覆盖在外者，E-血管必须先横过骺板边缘，然后进入骨骺，如股骨上端骨骺(图 1-24b)。此型虽较少，但在骨骺分离中，较易伤及此血管。

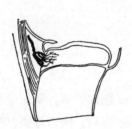
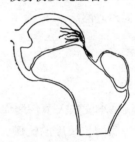

a.直接进入　　　　　　　b.血管须横越骺板，间接进入关节软骨
图 1-24　血管进入骨骺的两种方式

二、骨骺的生物力学

1. 骺板的强度决定于基质的性质和数量

骺板的基质是由纵行排列的胶原纤维组成，其作用犹如钢筋水泥中的钢筋，起加强水泥的作用。在骺板的生长区和成熟区中，除肥大细胞层以外，都有丰富的基质因而很坚固。但肥大细胞层的基质很少，强度很低，前者与本层之间的强度有明显差异。又在肥大细胞层靠干骺端一侧的变形区，其基质已钙化，这又与前二区由软骨细胞组成的非钙化基质的强度有明显差异。因此，这一肥大细胞层永远是一个强度最低的分裂层，骨骺分离均发生于此。但生长区的细胞并未受损，只要复位正确，并不影响该骨骺的正常生长，除非血供受到损伤。

2. 与周围结构的比较强度

骺板与骨相比，前者较弱。但在儿童时期，骨折明显多于骨骺分离。唯一解释是骨骺分离的致伤力是剪应力和撕脱应力，而这两项应力较其他应力为少。骨骺与肌腱或韧带相比，前者又较弱，因此，足以使成人韧带撕裂的暴力在儿童则形成骨骺分离，例如儿童膝关节外展损伤常使股骨下端发生骨骺分离，而非内侧副韧带断裂；又如肘关节的外展损伤，常发生肱骨内上髁骨骺撕脱骨折，而非肘关节内侧副韧带断裂。骨骺与纤维关节囊相比，前者又较弱。因此，肩、髋、膝脱位在儿童较为少见，而以骨骺分离较为常见，例如可以导致肩关节脱位的暴力常形成肱骨上端骨骺分离。

第二节 急性骨骺损伤

一般所谓骨骺损伤是指急性创伤性骨骺损伤，而常忘却慢性损伤所致的骨骺损伤。虽急性骨骺损伤相当常见，约占儿童骨折的15%，并有严重后果的可能，但慢性损伤，如胫骨结节骨骺的骨软骨病（Osgood-Schlatter病）和跖骨头骨软骨病（Freiberg病）等也并不罕见，其危害也不太轻，只是名之以"炎"或"病"，故常被归类于骨病，使学者不能有一个整体的创伤概念，实为遗憾。

一、骨骺种类

（一）压力骨骺

位于长骨两端，承受由关节传递而来的压力，故也称关节骨骺。此骨骺主司长骨长度的增长，但各骨各骺增长长度的比例，各不相同（表1-3）。压力骨骺，按其滋养血管是直接还是间接进入骨骺，又可分为两种骨骺，在损伤中各有不同预后（见前）。

表1-3　主要骨各骺供给长度生长的百分率(%)

肱骨		股骨	
近端	80	近端	30
远端	20	远端	70
桡骨		胫骨	
近端	25	近端	55
远端	75	远端	45
尺骨		腓骨	
近端	20	近端	60
远端	80	远端	40

（二）牵引骨骺

它们是专供肌肉附着的特殊结构，因此不进入关节，不参加骨的增长（见图1-21）。

二、骺板损伤的病因

主要伤力有4种：①剪力；②撕脱；③劈裂；④压榨。开放伤较为少见，如有发生，则有干扰骨骺生长的可能。某些疾病，如坏血病、佝偻病、骨髓炎和内分泌失调等，可使骺板易受损伤，成为前置因素。骺板的医源性损伤，例如胫骨植骨、干骺端骨囊肿的刮术、通过骺板的内固定等，是应予避免的。

三、损伤分类

分类法很多，兹以 Salter-Harris 分类法叙述于下。这是一种按照损伤机理、骨折线与骺板生长细胞的关系，以及治疗方法与预后等因素而分类。

Ⅰ型：这是骨骺的完全分离，无任何骨折；生长细胞留在骨骺一侧（图 1-25），因此不影响骨骺的生长。此型损伤由剪力引起，多见于新生儿和幼儿，因骺板较厚。由于四周骨外膜大部完好，故闭合复位并无困难。只要骨骺的血供完整，也即是除了股骨和桡骨近端的骨骺分离以外，骺板生长的预后，极为良好。

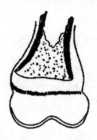

骨骺分离，粗黑线为生长细胞层

图 1-25 Ⅰ型骺板损伤

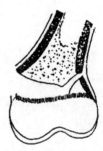

骨折—分离

图 1-26 Ⅱ型骺板损伤

Ⅱ型：这是最常见的一型，称骨折—分离。分离线先在骺板中行进，至一段距离后，转为斜骨折，因此骨骺段带着一小块三角形骨折片，称 Thurston Holland 征（图 1-26）。由于骨骺和生长细胞均未受损，故骨骺生长不受影响。此损伤常由剪力和扭折力引起，多见于 10 岁以上的较大儿童，因其骺板较薄。骨外膜在凸侧已被撕破，而凹侧仍完整未破。闭合复位既容易成功，又容易维持。完整的凹侧骨外膜和干骺端的骨折碎片可防止过度复位。由于这类损伤的 E-血管几乎都是直接进入骨骺，故预后良好。

Ⅲ型：这是关节内的骨折，骨折线从关节开始，向骺板深层延伸，然后沿着骺板分离，到达边周（图 1-27）。这一不常见的损伤是由关节内剪力所致，常发生在胫骨下端骨骺，常需切开复位，以恢复正常关节面。如果分离的骨骺的血供未受阻断，生长预后良好。

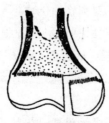

骨骺部分骨折

图 1-27 Ⅲ型骺板损伤

Ⅳ型：这也是关节内骨折。骨折线从骨骺的关节面开始，通过骺板，继续使干骺端发生骨折（图1-28）。常见的例子是肱骨外髁骨骺骨折。为了恢复正常的关节面和骺板的准确对合，必须切开复位与内固定，否则骺板断面将发生骨性愈合，使压榨部位的骨生长早期停止。用细的光滑的克氏针做内固定，虽然通过骺板固定数周，但对骨生长并无多大影响。

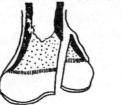 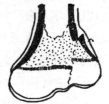

a.骨骺和骺板骨折　　b.骨折愈合但骺板早期融合

图1-28　Ⅳ型骺板损伤

Ⅴ型：这是比较少见的损伤，是骺板某部的严重压榨伤。它发生在只有一个平面活动的关节，例如膝和踝关节。严重的外展或内收损伤，使一侧骺板发生压榨（图1-29）。由于骨骺并无移位，故X线摄片常不能表达损伤的严重性而被误为扭伤。对有这类损伤史的患者，必须怀疑及此。须避免负重3周，以期避免骺板生长的早期停顿，但预后仍不乐观。

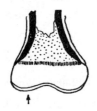 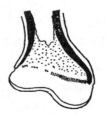

a.箭头所指为压榨部位　　b.早期融合

图1-29　Ⅴ型骺板损伤

四、诊断特点

儿童骨骺损伤的症状和体征与儿童骨折有所不同，必须了解其特点，才能避免误诊。

1. 儿童和其家长常难于申述清楚损伤史，年龄愈小愈不清楚。经治医师必须利用损伤的特征，顺藤摸瓜，做出诊断。幼儿对损伤后的疼痛与压痛的反应是哭，可以利用哭的程度来诊断损伤的部位和严重程度。然后利用局部肿胀和活动的体征，诊断骨骺分离的部位。但骨折有骨擦音和骨擦感的体征，而骨骺分离则有局部活动，而无骨擦感。检查时，手法要轻柔，不可增加骨骺的损伤和疼痛。总之，在耐心细致的检查下，最少可以获得检查部位是否有骨伤。

2. X线摄片检查对诊断骨骺损伤极为重要。摄片须包括正、侧位和上、下关节。位置要正确，摄片要清晰。没有良好的X线摄片，就不能做出骨骺损伤及其种类的诊断。

3. 儿童骨骺位于长骨两端，组成关节。有的主司骨的增长，有的主司形成骨的特殊结构，各有特殊形态，有时对初学者不易辨认。骨骺是由不透 X 线的骨化中心，以及能透 X 线的关节软骨和骺板组成。它们的 X 线征象与成人骨端的影像不同，不易被初学者认识；更由于继发骨骺各有出现和融合年龄，并有个别差异，增加了认识骨骺影像的困难和复杂性。初学者常误认正常骺线为骨折线。实际二者有明显差别：骺线的透光间隙均匀而基本相等，其边缘光滑，而骨折线的间隙不相等，边缘锐利，容易鉴别。以上所述主要是平时如何掌握骨骺和骨骺损伤的基本知识和 X 线征象的问题。

4. 由于儿童骨骺具有韧性，急性骨骺损伤很少为粉碎性。但在慢性损伤，如胫骨结节骨骺炎，骨化中心常碎裂而呈粉碎状。

5. 儿童的干骺端常有条条平行于骺板的、密度增高的横线。它们是骨骺生长速度暂时受到抑制的标记，称 Park 横线或 Harris 线。

6. 对 X 线摄片如有怀疑，或疑有深部骨骺损伤，可做关节造影、核素扫描检查或 CT 扫描检查等，以进一步检查。

五、骨骺损伤的生长预后

骨骺损伤的预后问题关系到骨生长的纷扰。幸而大多骺板损伤并不伴随此不良后果。骨骺分离后，常能见到一个短期的、一过性的骨生长加速，但无明显畸形发生。

骨生长的早期停止是骨骺损伤的严重后果，其影响大小决定于下列因素：①何骨骨骺受伤？②骺板损伤有多大范围？③估计受伤的骺板尚有多少骨生长？

如果整块骺板停止生长，其结果是伤肢不能以健肢相同的速度增长长度，从而逐渐发生缩短畸形，但无成角畸形。但若发生于有两根骨并列存在的部位(如前臂和小腿)，则两骨的骨生长速度不同，将引起该段肢体的逐渐成角。如果该段肢体由一根骨组成(如上臂和大腿)，则骺板一侧的生长停止，而另侧继续生长，则该段肢体也将逐渐发生成角畸形。

骺板损伤后，不一定骨生长立即停止，而可延迟数月或更长时间才出现，并可在生长停顿前，有一生长缓慢时期。骺板损伤后，有明显骨生长干扰者的有 10%，而小的干扰的发生率则更高。以下是可以帮助预测预后的几个因素：

（一）骺板损伤的类型

本节所述的Ⅰ、Ⅱ、Ⅲ型损伤，如血供未受损伤，预后优良。血供损害特别易发于股骨头和桡骨头。在Ⅳ型，除非复位完善，预后也不好。至于Ⅴ型损伤，由于骺板已被压榨，预后最差。

（二）受伤时的年龄

这表明受伤的骨骺尚有多少年的骨生长，受伤时的年龄愈小，则将发生的畸形愈严重(如果将发生畸形的话)。反之，受伤时的年龄愈接近骨骺融合的年龄，则虽受严重损伤，也只发生很少一点畸形。

(三)骨骺的血供

在解剖一节中，已经述及 E-血管进入骨骺有两种形式：直接和间接。如果 E-血管以间接形式进入骨骺(如股骨头和桡骨头)，则血供损伤是常见的并发症，从而导致骺板的退变和骨生长的停止。

(四)复位的方法

粗暴的复位手法，尤其在损伤 10d 后的手法复位，很容易损伤骺板。在切开复位中，手术器械的粗暴撬拨也可损伤骺板。用来作内固定的螺钉和克氏针如若贯穿骺板，也可增加早期停止生长的可能。

(五)开放伤与闭合伤

开放伤虽较少见，但较闭合伤的预后不佳，因为如果发生感染，将使骺板软骨严重破坏，影响骨生长。

六、治疗原则

(一)复位时间

骺板损伤的最佳复位时间是损伤当天，因为如果延迟复位，其困难将与日俱增。对Ⅰ、Ⅱ型损伤，如将复位时间延至伤后 10d，则非用较大的复位暴力不可，必将增加骺板损伤。如不能完整复位，则宁可让其轻度移位，而不愿用暴力复位或切开复位。以后如有必要，可做切骨矫形。对Ⅲ、Ⅳ型损伤，虽不希望做延迟复位，但总比不复位好。

(二)轻柔的复位手法

由于Ⅰ、Ⅱ、Ⅲ型的骺侧碎段的骨折面是由脆弱易损的骺板生长区组成，故必须避免暴力复位，以免损伤这层骺板。切开复位时，也须避免使用粗硬的手术器械撬拨，伤及此层细胞。

(三)闭合或切开复位

多数Ⅰ、Ⅱ型早期损伤都很容易用闭合法整复和维持复位。Ⅲ型常需切开复位，而Ⅳ型几乎都需切开复位，以恢复光滑的关节面。当需要做内固定时，最好把内固定物置于骺端处，而非置于骨骺部。螺钉和粗钢针不可贯穿骺板，但细的、光滑的克氏针是安全的，一旦愈合须立即拔除，要特别注意不损伤骨骺的血供。

(四)复位要求

Ⅰ、Ⅱ型损伤的完整复位是可能的。如复位有困难，而有中等度的移位者（前后、内外），则不必强做重复复位，因为残余的移位可由骨外膜的再塑而矫正。骨折发生在多方向活动的部位者（如肩），其复位要求比发生在单方向活动的部位（如肘、膝等)松。Ⅲ、Ⅳ型损伤的复位要求很严，需要完整复位。

(五)固定时间

Ⅰ、Ⅱ、Ⅲ型损伤的愈合时间约为同龄干骺端骨折愈合时间的一半，而Ⅳ型的愈合时间则与干骺端的愈合时间相等。

(六)对家长的病情交代和随访

须将预后的真实情况向家长交代,一方面不使他们焦虑,另一方面要使他们知道长期随访的重要性。患儿需定期随访,一般每6个月摄X线片1次,直至肯定伤肢没有生长干扰为止。

(七)进行性成角畸形

如果骺板的一侧因损伤而停止或延迟骨生长,则在以后继续生长中,该骨将逐渐发生成角畸形,偏向患侧。不久,骺板未受损伤的部分也将发生早期停止生长,最后发生肢体的缩短和成角双重畸形。因此最好施行张开式的切骨矫形术,矫正成角,以维持骺板未伤部分的骨生长。对年轻儿童,此进行性成角畸形需做多次切骨矫形。诚然,成角畸形也可用骑缝钉使骺板的未伤部分停止骨生长,从而矫正畸形,但将使患肢更加缩短,缺陷更大。

(八)患肢的进行性缩短

如果肢体是由成对长骨组成的部位(前臂和小腿),其中一根长骨发生骨骺早期停止生长,则患肢将发生进行性成角畸形。此时,须做手术将短骨延长或将长骨缩短,同时须停止健骨的骨骺生长。如由单骨组成(上臂和大腿),则将发生肢体不等长,因而需做等长手术。

第四章 骨折愈合

第一节 骨折迟缓愈合

骨折延迟连接的原因虽然很多，但人为因素(医源性)大于成骨细胞缺陷的作用(thomas)。因此骨折局部因素是造成骨延迟连接和骨不连的主要原因。局部因素不外固定不完善或治疗不当造成骨折端存在间隙，或因损伤严重使骨折周围软组织损伤较重，以及感染、手术等导致骨折局部的血运障碍。现认为骨折局部血液循环不良，断端局部多种骨生长因子缺乏或活性不足等是骨折延迟连接、骨不连的重要原因。一切影响骨折局部血液供给的因素都会直接影响骨折愈合的全过程。治疗上在排除固定不完善的因素外，运用中草药治疗骨折延迟连接的重要途径是增加骨折局部的血液供应。

祖国医学认为，人体是一个有机的整体，骨折愈合有赖于营血滋养和肾阳蒸化。营血可提供骨愈合所需的各种物质，通过阳气蒸化使这些物质转变为骨痂达到骨折愈合。如果由于种种原因，使营血亏虚时，就会发生骨的愈合障碍。营血亏虚，寒邪乘隙侵入，留滞于骨折端，痹阻血脉，聚而成痰，寒痰凝结化生为苍白无华、没有光泽、质地坚韧、缺乏血运的软骨组织、肉芽组织及其他结缔组织，使骨痂所需的生长因子、活化因子无法通过血运进入骨折处，从而导致骨的延迟愈合和不愈合。肾主骨生髓，为元阴元阳之本，长期阳虚血亏，使阳气尤其肾阳温化无力，加之又缺乏充足的营血及阴精，不能将精血蒸化为细微物质滋润骨质，从而导致脱钙、骨质疏松、肌肉萎缩。营血虚亏，寒痰凝滞于筋骨，则必然出现畏寒怕风、关节屈伸不利、疼痛固定不移等症。

阳和汤出自于《外科全生集》，凡以血虚寒凝为主要病机的病证均可用之，如骨结核、慢性骨髓炎、类风湿性关节炎、慢性关节炎、脉管炎等。通过局部辨病和全身辨证后，笔者认为骨延迟愈合的主要病机就是阳气不足、血虚寒凝，其治疗就应该温阳补血、散寒通滞，而该治法的代表方剂就是阳和汤。方中熟地以温补营血为主；鹿角胶性温，为血肉有情之品，生精补髓，养阴助阳，强壮筋骨为辅；姜炭、肉桂破阴和阳，温经通脉；麻黄、白芥子通阳散滞而消痰结，合用能使血气宣通，且又使熟地、鹿角胶补而不腻，于补阴之中，寓有温通之义，均为佐药；甘草生用者以调诸药。合方具有温阳补血、宣通血脉、散寒祛痰之功。

现代药理研究发现，熟地黄所含地黄素有强心、利尿、降血糖、抗炎及护肝作用，中等量地黄流浸膏对蛙心有显著的强心作用，对衰弱的心脏更为显著；鹿角胶能加速体内红细胞和血红蛋白生长，改善动物体内钙平衡，增加体内钙的吸收及在体内储留，有防治进行性肌营养障碍症的作用；肉桂有中枢性及末梢性扩张血管的作用，能增加血液循环，因而能起到通血脉的作用；麻黄可兴奋中枢神经，对大脑、中脑及延脑呼吸与循环中枢均有兴奋作用，并有促进汗腺分泌、抗过敏、抗毒素作用；姜炭对麻醉猫血管运动中枢及呼吸中枢有兴奋作用，对心脏也有兴奋作用，同时有促进消化、增加胃肠蠕动的作用；甘草有抗炎及抗变态反应的肾上腺皮质样作用，并有促进消化及镇痛作用，小白鼠扭体反应实验证明，甘草根的甲醇提取成分 FM100 有明显的镇痛作用。

运用中药治疗骨折迟缓愈合与骨不连是中医骨伤科临床的重要课题。我们认为骨折延迟连接的主要病机为肾虚血亏、寒痰凝滞，因此治疗当采用温阳补血、散寒化痰的方法。治疗实验表明骨折周围有大量的毛细血管增生，骨折端有毛细血管伸入，髓腔内的血管呈扩张充血状态，骨折处的碱性磷酸酶分布丰富，骨小梁活跃，结构排列整齐。说明该方法可改善骨折局部的血液循环，激活骨生长因子和活化因子，促使骨小梁增生，骨痂形成，从而促进骨的愈合。

第二节　治疗骨不连经验

骨不连是骨折治疗不当所致的常见并发症，一旦出现，不仅给患者带来巨大的痛苦和经济负担，而且治疗麻烦、难度大。笔者临床治疗骨不连效果良好，治愈率达 91%，介绍如下。

一、病因病机

1. 血瘀气滞

伤瘀阻经，气滞不行，瘀滞相长，则新不生。

2. 气虚血瘀

伤损耗气或素体气虚，不能推动血行、输布精微，则筋骨失养而不生新。

3. 肝肾不足

肝肾不足，精血亏损，筋骨失养而不生新。

4. 固定不当

异动剪力不断损伤骨痂致骨不连接。

二、辨证分型

1. 血瘀气滞型

患肢青紫肿胀，局部有明显压痛，骨软明显；纳呆；舌质黯紫或有瘀斑，苔黄厚，脉沉迟；X 线摄片表现骨折线清晰，无连续骨痂形成。

2. 气虚血瘀型

患肢肿胀明显；下垂时可有红紫现象，局部有压痛，骨软明显，面色㿠白，精神较差；舌体胖大，舌质淡，苔薄白或微黄，脉沉细；X 线摄片表现骨折线清晰，无连续骨痂形成。

3. 肝肾不足型

此型多见于老年人，典型表现为患肢发凉或有灼热感，局部无明显肿胀，有轻度压痛，骨软明显；头晕乏力，纳差；舌体瘦，质红或淡，苔少或无苔，脉沉细或细数；X 线摄片表现骨质疏松明显，骨折线清晰，无连续骨痂形成。

4. 固定不当型

多因固定时间不足或固定不良所致。患肢轻度肿胀，局部有轻度压痛或无压痛，骨软明显，常出现骨端碰击声；舌质偏红或稍黯，苔薄白或稍厚；X 线摄片表现骨端常有较多团状骨痂生长，但无连续骨痂，骨折线清晰，折端有不同程度的硬化。

三、辨证施治

（一）药物治疗

1. 血瘀气滞型

伤瘀阻经，气滞不行，瘀滞相长，则新不生。治宜理气祛瘀，益精续断。方用通经续断汤加减：当归、川芎、续断、羌活、桂枝、红花、桃仁、枳壳、骨碎补、白术、茯苓、桑寄生、郁金、芡实、甘草等。每日 1 剂，水煎服。

2. 气虚血瘀型

伤损耗气或素体气虚，不能推动血行、输布精微，则筋骨失养而不生新。治宜益气通经，接骨续断。方用益气接骨汤加减：黄芪、党参、当归、续断、羌活、独活、升麻、柴胡、龙骨、牡蛎、何首乌、淫羊藿等。每日 1 剂，水煎服。

3. 肝肾不足型

肝肾不足，精血亏损，筋骨失养而不生新。治宜培补肝肾，益气养血。方用乙癸并荣汤加减：黄精、黄芪、何首乌、当归、芡实、白芍、巴戟天、龙骨、牡蛎、鳖甲、龟板、枳壳、续断、枸杞子、香附等。每日 1 剂，水煎服。

4. 固定不当型

外因固定不良，内因久病气虚肾亏而骨不生。治宜加强固定，补肾接骨。先要采用有效外固定，一般应超近端关节固定 2~3 个月，根据情况适当延长。固定期间，注意适当做可产生生理压应力的活动，以刺激成骨。方用加减补肾接骨汤：熟地、黄芪、当归、丹参、枸杞子、龙骨、牡蛎、淫羊藿、狗脊、白芍、续断、杜仲、独活、桑寄生、甘草等。每日1剂，水煎服。或三七接骨丸合加味益气丸口服。

(二)功能疗法

功能疗法要在有效固定前提下进行。

1. 肌肉舒缩

原则：①顺骨折骨干纵轴的肌肉等张等长舒缩；②舒缓、稳健、持恒；③树立信心，不可半途而废。作用：①生理压应力刺激促进骨折愈合；②促进气血循行，濡养筋骨，促进骨折愈合；③解除肌肉肌腱粘连，促进功能恢复。

2. 关节活动

原则：①在不影响固定的基础上尽可能大的活动；②以主动活动为主，切忌粗暴被动活动；③循序渐进，持之以恒。作用同上。

3. 手法理筋

如股骨骨折的髌骨推移，目的在于分离粘连，促进肌及关节活动及功能恢复，促进气血循行，筋骨得养，则愈合加速。原则：①在不影响固定前提下进行；②循序渐进，切忌粗暴。

按：

笔者认为造成骨不连的原因较为复杂，临床应审因辨证治疗，方能取得较好效果。根据患者临床证候和病机的不同，认为血瘀气滞、气虚血瘀、肝肾不足和固定不当是造成骨不连的主要因素。气血虚瘀是其本，瘀不去则新不生，气虚则血虚血瘀，肝肾不足同样导致气血虚弱、筋骨失养而影响骨折愈合。

气虚气滞是导致骨不连的主要原因。气为血之帅，气行则血行、经通，精得以充，骨得以养，断得以续。若因气滞或气虚而造成血瘀不行，则首先导致骨折局部气血停滞，精微不布，精亏髓乏，无以生骨；其次导致脏腑失养，脾胃纳滞，运化无力，水谷精微不能输布营养四肢百骸，筋骨失养而骨不能生、断不能续。所以笔者在治疗骨不连时，非常注重理气益气，多重用理气药。

肝肾不足是骨不连的内在因素。肾主骨，藏精，生髓。肾虚则精亏髓乏，骨的生长发育受到影响，出现骨质疏松、新骨不生；肝主疏泄，主藏血，调畅气机，肝虚则血虚、气机失调，精微输布受阻，出现纳差、头晕乏力。肝肾同源，精血互生，二脏不足常同时存在。肝肾不足型骨不连多见于老年人，采取补益肝肾之法，可取得良好效果。

固定不当是导致骨不连的常见原因。动静结合是邓氏正骨治疗骨折的法则之一。动与静是辨证关系，应在有效克服折端剪力的情况下，给关节一个较为充分的活动范围，以产生生理压应力来刺激成骨，改善折端血液循环，促进骨折愈合，维护关节功能。其中有效的固定是前提，否则，新生的骨组织不断被剪力所伤，最终必然导致生长疲劳，形成骨不连。久病及肾，故加以补肾接骨之品，标本兼治，局部与整体兼顾，方能收到良好疗效。

综上所述，笔者在骨不连的治疗中，审证求因，辨证施治，根据不同证型，施以针对性药物治疗，重视气血作用，以理气为纲，以祛瘀、养血、培补肝肾为目，纲举目张，每收佳效。同时，应注重局部处理，有效地固定是骨折愈合的前提条件，切不可偏废或忽视。

第三节　骨折愈合基础研究新进展

骨折愈合是一个极其复杂的生物学修复过程，受到许多因素的影响。如何促进骨折愈合一直是骨伤科领域的研究热点，随着研究的深入，传统的骨折愈合理论也不断受到冲击，近年来，随着细胞生物学和分子生物学的发展，已可以从细胞和分子水平解释骨折愈合的调控机理。本节就近年来国内外对这一领域的研究做一综述。

一、骨基质蛋白

在整个骨折愈合过程中，不断有新的细胞外基质蛋白合成，这些蛋白被认为对骨折愈合具有重要的调控作用。

(一)胶原

骨折愈合的过程是由膜内化骨和软骨内化骨共同完成的。因而，Ⅰ型和Ⅱ型胶原在期间占有同样重要的地位。一般认为，在骨折愈合的成骨阶段，Ⅰ型胶原是主要胶原，由成骨细胞分泌；在软骨形成期，Ⅱ型胶原是主要胶原，由成软骨细胞分泌。新的研究表明，在软骨骨痂中，Ⅰ型胶原第9d可测得其表达，在第13d达高峰；Ⅱ型胶原在第7d可测得其表达，至第9d达高峰。它们这种此消彼长的变化表明，软骨细胞在静止、增殖和肥大的过程中，其基因的表达也发生了变化。Hughes等的研究显示，在SD大鼠骨折后第8d，具有软骨细胞形态的细胞中有Ⅰ型胶原和骨钙蛋白基因表达，说明在成骨细胞与软骨细胞之间，此时存在着共有或重叠的表型表达，因为传统上以细胞形态识别细胞，其实此时能表达Ⅰ型胶原的肥大软骨细胞可能已走向成骨细胞的一面，即反分化。但这种分化究竟存在与否、成骨细胞的最终归宿及其调控机制如何等，均有待于进一步研究。

(二)骨连接蛋白(ON)

ON是骨基质中含量较多的非胶原性基质蛋白，在启动和矿化过程中以及促使矿物质在胶原上沉积有重要作用。ON被认为是成骨细胞的表型之一，以往的研究表明处于活动期的成骨细胞能合成ON。王立平等发现新生成的编织骨中成骨细胞及骨细胞的ON mRNA表达为强阳性，推测ON可能与编织骨的形成有关，且参与了骨基质的钙化。Hirakawa等的原位杂交显示，术后第1d大鼠股骨骨折处增殖的骨膜就有此mRNA的表达，第3d出现于编织骨中，第5d出现于软骨细胞中，第7d出现于成骨细胞中。这些研究结果表明，ON 在骨折愈合过程中，除可调节骨与软骨形成、矿化外，对成骨细胞和软骨细胞的分化、增殖及成熟可能也有调节作用。

(三)骨钙蛋白(BGP)

由成骨细胞合成、分泌，是准确反映成骨细胞活动的指标。Hirakawa 等发现，其表达最早定位于膜内化骨的编织骨中，第 7d 与 ON 一起表达于骨内膜新形成的小梁骨中的成骨细胞中。BGP 在早期膜内化骨时无显著表达，在矿化与再塑时出现高峰，提高 BGP 在骨折愈合过程中的较早表达对骨折愈合是有利的。

(四)骨桥蛋白(OPN)

王立平等采用原位杂交法检测了 OPN mRNA，结果显示编织骨中的成骨细胞及骨细胞呈强表达，而板层骨中不表达，说明 OPN 主要在骨组织形成的早朝产生。成骨细胞产生的 OPN 储存于骨基质中，一方面将自身同骨基质连接在一起；另一方面，在编织骨向板层骨转化过程中也可能有作用。它可在骨吸收时从骨基质中暴露出来，继而对周围的成骨细胞又产生黏附作用。但对 OPN 在这些过程中的准确作用还有待于更深入的研究。

二、骨形成的调节因子

骨的形成是一项极为复杂的过程，由许多来自全身和局部产生的因子来控制和调节细胞的增殖、分化及基质合成作用。一些骨源性生长因子可从骨基质浸出液和骨细胞成骨器官培养基中分离获得，目前发现的已有骨形态发生蛋白、转化生长因子、骨源性生长因子、骨生长因子、成纤维生长因子、表皮生长因子、造血因子、白细胞介素 I 等，它们具有不同的生物活性，主要功能是刺激原始细胞向成骨细胞转化，促进细胞增殖、分化，促进血管增生，促进 DNA 合成及骨基质形成，同时对细胞外基质蛋白的形成起趋化、增殖及分化作用。

(一)骨形态发生蛋白(BMP)

BMP 具有的独特诱导成骨活性决定了它在修复骨质缺损和促进骨折愈合等方面发挥重要作用。目前实验和临床所用 BMP 主要从牛等动物的骨基质中提取。从动物骨基质中提取 BMP 步骤繁杂，提取物活性常不稳定，且量也有限，这些都限制了它在临床上的广泛应用。因此近年来人们积极探索利用基因工程技术生产人 rhBMPs，并获得成功。

1. hBMP-2 的基因表达

目前已经克隆出了 16 种人 BMP cDNA(即 hBMP-1~hBMP-13，hBMP-1B，hBMP-3B，hBMP-7)。现有的研究认为 BMP-2、BMP-4、BMP-7 在骨的发育和修复中起重要作用，其中研究最多的是 hBMP-2，hBMP-2 的 cDNA 全长 1587bp，开放读框 1188bp，编码有 396 个氨基酸的蛋白，包括 N 端的信号肽、中间的前肽以及 C 端的成熟肽三部分。人们采用 COS 细胞和 CHO 细胞等真核细胞进行 hBMP-2 的基因表达的技术已趋成熟，其表达产物的纯度可高达 90%。但真核细胞表达系统的培养条件苛刻，其表达产物多为分泌型，表达水平低、成本高，不利于大规模生产。赵明等在国内外率先完成了 hBMP-2 成熟肽的基因克隆在大肠杆菌中的表达。蒲勤等克隆了 hBMP-2 完整成熟肽的编码基因并在温度诱导启动子的控制下，在大肠杆菌中表达并获得了有良好诱骨活性的 hBMP-2 的完整成熟肽，表达量已达菌体总蛋白的 45%，今后寻找 hBMP-2 的 cDNA 编码的蛋白质序列中哪些节段是其发挥诱骨活性所必需，将是解决用大肠杆菌系统表达高质量的 hBMP-2 的前提。

2. rhBMP-2 的生物学活性

为了研究其诱导成骨机理，Thies 等用 rhBMP-2 作用于体外培养的成骨细胞前体，结果显示被 rhBMP-2 作用后 12h，前体细胞碱性磷酸酶活性明显增加，4d 细胞合成骨钙素，8d 细胞的甲状旁腺素敏感性明显增强，因此在 rhBMP-2 作用下，成骨细胞前体可向成骨细胞表型分化。赵明等的小鼠肌肉植入实验也得到了相似结果。因此可以认为，rhBMP-2 与骨组织提取的 BMP 在诱导成骨过程中发挥的作用类似。

3. rhBMP-2 的复合人工骨

rhBMP-2 具有较强的诱导成骨作用，但在活体中单独植入其骨诱导活性并不理想，因 rhBMP-2 在组织中被迅速吸收而失去局部持续刺激和诱导成骨作用以及缺乏骨细胞生长支架。因此理想的 rhBMP-2 缓释载体将是骨科领域努力探索的课题之一。目前被作为载体而进行研究的材料有羟基磷灰石、硫酸钙、α-聚酯、脱矿骨基质、胶原、纤维蛋白黏合剂和 β-磷酸三钙等，但它们都在不同程度上存在不足：羟基磷灰石具良好生物相容性和骨引导活性，但无生物降解性，在骨组织中长期存在会妨碍骨的改建和正常骨功能的发挥；硫酸钙在体内的产热会影响 BMP 活性，在体内的快速降解吸收会影响血清钙水平；聚乙醇酸等 α-聚酯在体内降解太慢，并有可能引发局部迟发性炎症反应；脱矿骨基质可能传染乙肝病毒和人免疫缺陷病毒，或引发机体免疫反应；胶原和纤维蛋白黏合剂存在着机械性能差的缺陷；β-磷酸三钙具有生物降解性，但降解速度太慢，不利于骨缺损的快速修复和早期骨的改建。因此，如何获得良好的生物相容性、生物降解性、骨引导活性和低免疫原性的缓释载体，仍需研究和探讨。

（二）β-转化生长因子（TGF-β）

TGF-β 是一类能促进细胞生长、分化及形态发生的超家族因子中的代表性成员。它在骨中的含量较高，并认为同骨的形成密切相关。因此对其研究有助于揭示其在骨生理过程中的作用，为骨愈合的治疗提供新的手段。

1. TGF-β 的基因表达

TGF-β 是一种由 2 条相同肽链组成的多肽，分子量为 25kDa，已发现了 5 种异构体，现已纯化并克隆出了 TGF-$β_1$ 和 TGF-$β_2$，其基因编码的前体分别含有 390 个和 412 个氨基酸，在 N 端二者均有 20~23 个氨基酸组成的信号肽，经过加工后具有生物学活性的 TGF-β 来自其前体的羧基端，其每条肽链中含有 112 个氨基酸，其中包括 9 个保守的半胱氨酸残基。

2. TGF-β 在骨折愈合中的调节作用

在骨折修复的不同阶段，TGF-β 的表达情况是不同的，在血肿机化期，免疫组化染色可见骨折后 1d 细胞外 TGF-β 在血肿内出现染色范围与膜内成骨范围一致，增生的骨膜细胞中可见细胞内 TGF-β 染色，用印迹杂交法未能检出 TGF-β 基因表达，这说明骨折早期 TGF-β 主要来源于血小板；膜内骨形成期免疫组化染色可见成骨细胞内有 TGF-β 染色，印迹杂交显示 TGF-β 的 mRNA 表达量低，说明此期来源于血小板的 TGF-β 仍起主要作用，修复细胞本身也开始产生 TGF-β；软骨形成期免疫组化染色显示间充质细胞和未分化的软骨细胞内有 TGF-β 染色，其周围基质中有细胞外 TGF-β 显色，成熟软骨细胞内 TGF-β 染色深，周围基质中无 TGF-β 显色，印迹杂交显示此期 TGF-β 基因表达量最高，这说明软骨形成阶段修复细胞自身产生的 TGF-β 起主要作用；在软骨内成骨期，免疫组化染色可见基质中含大量细胞外 TGF-β，成骨细胞内有 TGF-β 显色，印迹杂交显示此期内 TGF-β 基因表达量也较多，这说明软骨细胞合成的 TGF-β 释放到钙化的基质中，破骨细胞在进行吸收时可激活基质中的 TGF-β，参与修复的成骨细胞在 TGF-β 作用下产生骨基质的同时也产生 TGF-β，整个修复过程始终有 TGF-β 参与调节。由此可见，TGF-β 在骨折愈合的不同时期表达量不同，组织学定位也不同，随组织学变化而变化。姬洪全等的研究也证明了这一点。因此，TGF-β 是参与调节骨折愈合过程的重要因子。

3. 应用 TGF-β 促进骨愈合的实验研究

由于 TGF-β 有诱导成骨的作用，所以它的应用价值日益为骨科医生所关注。孙玉鹏等在小鼠股骨干骨膜下注射 TGF-β，14d 后出现软骨内化骨现象，停止注射后 10d 出现板层骨。在假体表面涂上重组的 TGF-β 能促进骨组织长入，加强骨与假体的结合，为预防假体松动提供了新的方法，近年来国内已从牛血小板中分离出高纯度 TGF-β，具有修复大块骨缺损的能力。

三、小结

机体对骨折愈合过程的调控是复杂的，单一因子不能解释其全部内容，关于骨折愈合过程中其他相关因子的表达，以及生长因子局部应用促进骨折愈合等问题尚待进一步研究。另外，这些因子与基质蛋白的相关性研究，有助于深刻揭示骨折愈合乃至骨、软骨形态发生的确切机制，为骨折治疗提供理论依据。

卷二 邓氏正骨术

"年寿有时而尽，荣乐止乎其身，
二者必至之常期，未若大法之无穷。"

药碾子捣药杵，切药刀亮堂堂。
老君炉子炼过丹，药童药女挽着采药筐。

骨折之症，脉宜洪大。筋伤之脉，洪大难握。蓄血在中，牢大却宜。沉涩而微，速愈者稀。失血诸症，脉必现芤。缓小可喜，数大甚忧。浮芤缓涩，失血者宜。内伤蓄血，或沉或伏。沉滑而紧，痰瘀之作。浮滑且数，风痰之恶。和缓有神，虽危不惊。重伤痛极，何妨代脉。

邓氏正骨诸多法，摸捏按提推拉挂，再加扳摇端送顶，理通一法变多法。摸时先轻后深重，分筋摸骨指下察，其他部位全摸到，防止漏诊第一法。重叠移位方可拉，成角移位用按法，折端分离推送顶，断端嵌插骨愈佳。断面不合背对背，逆向推转路线明，折面相对方牵引，按捏平正不费神。前后移位可提按，左右移位推拉明。脱臼拉推送摇挂，配合各法巧用力。上骱不与接骨同，全凭手法与身功，宜轻宜重为高手，兼吓兼骗是上工，法施骤然人不觉，伤者知痛骨已拢。

第一章 手 法

第一节 传统手法

手法是中医骨伤科外治法的一种方法，它可单独施行，也可配合其他方法。骨折或脱位损伤，必须用手法进行整复，方能恢复其正常的解剖位置（骨折一般要求断端对位，对线良好，脱位要求关节复位），然后再进行捆绑固定、功能锻炼、药物治疗，争取达到预期的效果，即使扭、挫而引起的筋伤疾患，适当地运用手法，使其筋骨复旧，气血调和，也可取得佳效。所以，手法是正骨科四个基本治疗方法（手法、固定、功能锻炼、药物治疗）之一。故《医宗金鉴·正骨心法要旨》中说："夫手法者，诚正骨之首务哉。"

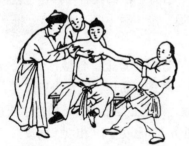

图 2-1 上肩髃用手两边拉法图

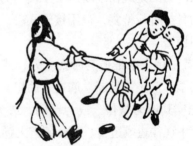

图 2-2 上大腿髀用手拽法图

所谓手法，就是把脱位的关节进行复位，断裂的骨骼使其复完，筋位不合的使其合顺，总之，使骨与关节、筋位恢复其正常的解剖位置和生理功能，这些具体的操作方法统称为手法。

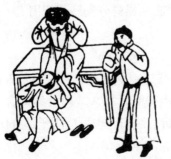

图 2-3 治颈骨缩进用汗巾提图

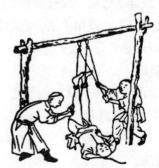

图 2-4 上大腿髀用绳倒吊法图

手法的运用是以正确的诊断为基础的。在手法操作过程中，要做到心中有数，就必须对病情有足够的了解，即熟知人体的正常结构，又对具体病变有充分的了解，才能根据不同性质的损伤，选择适宜的手法。所以说："盖正骨者，须心明手巧，即知其病情、复善用夫手法，然后治自多效。"

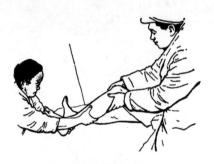 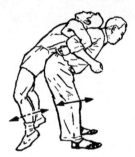

图 2-5　小腿骨折复位　　　　图 2-6　稳定性单纯胸腰段椎体压缩性骨折背晃整复

一、正骨手法

或称整骨手法、接骨手法。是运用手法将断骨接正的手法总称，广义的包括骨折脱臼的复位手法，狭义的仅指骨折的正骨手法。

手法的目的是理伤续断，由于损伤的不同，各种手法的配合与操作也就因之而异，对有移位的骨折进行整复，运用接骨八法，即：摸、接、端、提、按、摩、推、拿。

(一)摸法

"摸者，用手细细摸其所伤之处，或骨断、骨碎、骨歪、骨整、骨软、骨硬、筋强、筋柔、筋歪、筋正、筋断、筋走、筋粗、筋翻、筋寒、筋热，以及表里虚实，并所患之新旧也。先摸其或为跌仆，或为错闪，或为打撞，然后依法治之。"摸法主要应用于诊断，但在治疗中往往边摸边整。结合蔺道人《仙授理伤续断秘方》中"相度、忖度"、考虑、揣摸、捻捺手法结合在一起，就组成了"手摸心会"的诊断性手法。

(二)接法

"接者，谓使已断之骨，合拢一处，复归于旧也。凡骨之跌伤错落，或断而两分，或折而陷下，或碎而散乱，或歧而傍突，相其形势，徐徐接之，使断者复续，陷者复起，碎者复完，突者复平。或用手法，或用器具，或手法、器具分先后而兼用之，是在医者之通达也。"可以说是正骨手法的总结。

(三)端法

"端者，两手或一手擒定应端之处，酌其轻重，或从下往上端，或从外向内托，或直端、斜端也。盖骨离其位，必以手法端之，则不待旷日持久，而骨缝即合，仍须不偏不倚，庶愈合无长短不齐之患。"本法既适用于骨折、脱臼，也可应用于部分伤筋之病例。

(四)提法

"提者，谓陷下之骨，提出如旧也。其法非一，有用两手提者，有用绳帛系高处提者，有提后用器具辅之不致仍陷者，必量所伤之轻重浅深，然后施治，倘重者轻提，则病莫能愈；轻者重提，则旧患虽去，而又增新患矣。"本法与端法一样，适用于筋骨损伤者。

(五)按摩法

"按者，谓以手往下抑之也。摩者，谓徐徐揉摩之也。"此法盖为皮肤筋肉受伤，但肿硬麻木，而骨未断折者设也。或因跌仆闪失，以致骨缝开错，气血郁滞，为肿为痛，宜用按摩法，按其经络，以通郁闭之气，摩其壅聚，以散瘀结之肿，其患可愈。

(六)推拿法

"推者，谓以手推之，使还旧处也。拿者，或两手一手捏定患处，酌其宜轻宜重，缓缓焉以复其位也。若肿痛已除，伤痕已愈，其中或有筋急而转摇不甚便利，或有筋纵而运用不甚自如，又或有骨节间微有错落不合缝者，是伤虽平，而气血之流行未畅，不宜接、整、端、提等法，惟宜推拿，以通经络气血也。盖人身之经穴，有大经细络之分，一推一拿，视其虚实酌而用之，则有宣通补泻之法，所以患者无不愈也。"

在长期的医疗实践活动中，邓氏中医人认为按摩法是按、摩两类手法的总称，推拿法是推法和拿法的总称，又因其在临床上常综合使用，故合并叙述。有些地区把用手法治病的科称为推拿科，有些则沿用传统的名称叫按摩科。名称虽异，而实际均系应用手法治疗疾病。按摩推拿在骨伤科方面主要治疗各种伤筋，如急慢性扭挫伤、内伤气血瘀阻凝滞及骨折脱位整复后功能恢复期。

二、上髎手法

是运用手法将脱臼之骨复其原位，也属邓氏接骨八法中之接法和端、提法在脱臼方面的具体应用。脱臼亦称脱骱、脱位、失髎、脱髎。脱位的关节必须复位才能恢复其功能，整复脱位的手法谓之"上髎""上髎"。上髎手法虽从总的原则上是正骨手法的一个组成部分，但由于其解剖关系不同，关节脱臼属于骨的位置改变，与骨骼折断性质有区别，故手法亦有其特点。根据各关节的类型不同，所选用的手法亦异。上髎手法是：端法、提法、牵法、压法、抬法、踏法、推法、屈法。

(一)端法

下颌骨脱臼必须使用端法(俗名"端下巴")。肩关节胸前脱臼，以及胯关节脱臼(俗名"端大胯")，医者亦必须使用端法向内端，向外端或直端，总之使其复位为止。

(二)提法

是把变形陷下之骨提起或提出，使其恢复原来位置。鼻骨受到损伤而致凹陷者须用提法。胯关节后方脱臼亦须用提法。提者有牵引之意义，所以骨科在临床时每多用提法。

(三)牵法

即牵引法，不论是骨折、脱臼或挫伤皆以牵引疗法为主。骨折重叠，脱臼错落分离，筋腱肌肉已脱离原来位置，所以必须使用牵引法才能使筋骨拉直和脱出之骨头复原。如人体之八大关节脱臼，离开牵引法均不能复还原位。

（四）压法

对于脱臼之骨头突出，须用压法。如踝关节脱臼变形，医者要双手握住踝关节，一方面牵引，一方面用双手大拇指向回推压突出部分，使其归还原位。

（五）抬法

是用木杠抬。如大关节脱臼日久，单用提法和牵引法，不能达到复位目的时，就得使用抬法。如肩关节下方脱臼，或者胯关节脱臼，延迟日久，脱出之骨头被纤维组织粘连于异位者，必须用杠抬法，方能使移位之骨头复还原位。因杠抬其牵引力最强，它能把粘连之纤维组织撕开。

（六）踏法

即脚踏法。是治疗人体八大关节脱臼，单独使用之手法。端、提、压等法不能达到复位要求时，则须用脚踏法配合牵引拉提等法治疗，才能奏效。如肩关节下方脱臼（指一般体力劳动者，肌肉特别发达），使用一般手法不能复位时，应改用脚踏法。肘关节陈旧性后方脱臼，亦须用脚踏法。此法治疗大关节脱臼有特效。

（七）推法

此法用于脱臼，能使脱离之骨头推送到臼窝内，效果显著。胸锁关节胸前脱臼，须用推法；足关节前方脱臼，亦须用推法把向前方移位之胫腓骨头推回原位。

（八）屈法

屈法是指向回推（向外拉叫伸）。小儿桡骨头半脱臼，须用屈法；膝关节半脱臼，也须用屈法。屈法不但在关节脱臼中要用，而且在四肢关节脱臼复位后也要用。目的是使其关节做伸屈活动，以检查关节活动功能如何。

"骨错则筋挪"，往往因脱位而引起筋肉的损伤，故在进行整复关节脱位之前，先在关节周围用舒筋手法，如捻揉、捋顺等手法轻轻地进行按摩，使筋肉松弛。若对陈旧性脱位进行整复时，整复前2~3d，除进行手法按摩舒筋外，还需要用腾洗药进行腾洗。克服因筋肉的收缩与僵硬而带来的阻力，是整复关节脱位的关键。所以在整复关节脱位时，要依据筋肉的收缩和僵硬的程度，而决定手法所用力的大小，一般讲，新鲜脱位所用的力小，陈旧性脱位所用的力大。

三、理筋手法

主要是运用按摩推拿法对伤筋进行矫治，它包括活节展筋与镇痛舒筋两个方面，是运用手法纠正筋络的扭曲、错位、滑脱及粘连挛缩，使关节筋络舒展顺活。

筋骨的损伤分新鲜性伤筋、陈旧性伤筋以及骨折或脱位后引起的筋位不合等，均可选用适当的治筋手法进行治疗，治筋八法为拔、戳、捻、散、捋、顺、归、合。所谓"按摩舒筋，复其旧位"。陈旧性伤筋手法用力可重些，新鲜性伤筋所施手法用力要轻，骨折与脱位后所引起的筋肉损伤，所施手法更要轻柔。即所谓"筋喜柔不喜刚"。即使是单纯性伤筋疾患，在施用舒筋手法时，也要"轻柔绵软，外柔内刚"。力量由轻逐渐加重，使感觉渐次传入深层，而患者并不感觉皮肉疼痛。

(一)拔戳

戳法与拔法连续运用称为拔法戳按，如腰部伤筋所用的绷吊法即是拔法戳按的一种。戳法与屈法连续运用称为戳法屈转，如治疗肘部伤筋的戳法屈转。此外，又可依据医者施用戳法的部位，分为掌戳法、指戳法等数种。

(二)捻散

捻即揉捻，医者用指腹或整个手掌，或用大小鱼际、掌根等部位，在伤病员身体各个部位上做均匀、和缓的揉捻动作，揉捻时的力量由轻至重，使感觉由皮肤而渐达深部筋肉层。散法实际上是做快速的揉捻动作，其所用的力及作用范围比捻法要大些。

(三)捋顺

由肢体的近端捋向远端称为捋，多用于肢体的外侧；由肢体的远端推向肢体的近端称为顺，多用于肢体的内侧。捋顺两种手法经常连续运用，如在治疗肩、肘、膝等部位的筋肉损伤时，捋、顺两种手法就连续交替地进行，或同时进行。

(四)归合

归是用两手掌(或两手指)相对归挤，而合则是在归挤的同时，两手掌(或两手指)稍向上提，并沿肢体表面滑动做逐渐合拢动作。

四、内伤手法

基本上与理筋手法是相同的，也是运用按摩推拿手法来推动壅滞之气血，通过点穴推拿，使其发挥由外及内的治疗作用，以求调阴阳、顺气血、活络脉，辅助药物治疗，提高疗效。

第二节 正骨八法

手法是以医者临床操作的具体动作来命名的，对某种损伤的处理，往往不只是用一两种方法，而是把几种手法组合起来运用。因为临床上，骨折、脱位、伤筋的损伤往往合并出现。骨折、脱位必有伤筋，骨折、脱位也往往合并出现。接骨八法、上髎八法、舒筋八法是治疗骨折、脱位、伤筋损伤的基本手法，除此之外，还有把、托、续、整、扳、摇、拉、挂、抖、叩击、拍振、点穴等手法，如何有选择地进行组合，也要根据具体病情而定。在漫长的发展演变活动中，邓氏中医人创编出整骨八法。

一、手摸心会

即唐·蔺道人《仙授理伤续断秘方》所谓的"相度损处"。这是施行手法的前提，特别是对骨折、脱位，医者必须在头脑中构成一个伤患内部的立体形象，也就是做到"知其体相，识其部位，一旦临证，机触于外，巧生于内，手随心转，法从手出，……法之所施，患者不知其苦"(《医宗金鉴·正骨心法要旨·手法总论》)。骨折整复前后，必须在伤处仔细触摸，先轻后重，由浅及深，从远到近，两头相对，目的是了解骨折移位情况或整复结果。

二、拔伸牵引

拔伸牵引是正骨手法中的重要步骤，主要是矫正伤肢的短缩移位，恢复肢体长度。按照"欲合先离，离而复合"的原则，开始牵引时，肢体先保持在原来位置，沿肢体纵轴，由远近骨折段做对抗牵引，然后，再按照正骨步骤改变肢体方向，持续牵引。拔伸牵引是骨折整复的基本手法，可为下一步捻正、端提等手法创造条件，且在捻正、端提时仍须维持一定的拔伸牵引力，直至敷贴接骨膏或小夹板夹缚固定妥善后方可松开(图2-7)。在手的力量不足时，可配合软绳布带牵引复位。如股骨干斜形骨折时，因大腿肌肉丰厚、肌力强大，有时用手力牵引结合软绳牵引法仍不能复位，或复位后夹板固定不牢固，因肌肉收缩而重新移位时，可配合用持续骨牵引法，以补手法牵引之不足。

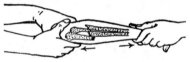
图2-7 拔伸牵引

牵引之所以成为正骨之重要方法，就在于它能克服伤者肌肉的收缩力，但如果牵引不当，可致断端分离，较长时间的断端分离，肌肉失去回缩弹力，骨折愈合将会发生困难，应予警惕。

三、旋转屈伸

应用旋转、屈伸与外展、内收等方法，目的是矫正骨折断端间的旋转及成角移位，接近躯体的近侧骨折段位置不易改变，而远侧骨折段因已失去连续，故可移动。在牵引下将骨折的远段或旋转(图2-8a)或屈伸(图2-8b)，使其与近侧骨折段方向一致，用远端对近端，将骨折的远近两段恢复到正常轴线上，成角畸形才能矫正，重叠移位也易于克服。如伸直型肱骨髁上骨折，须在拔伸牵引手法下屈曲，屈曲型则须伸直。

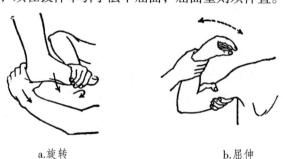

a.旋转　　　　　　b.屈伸

图2-8 旋转屈伸

多轴性关节，如肩、髋关节附近的骨折，一般在三个平面上移位（矢状面、冠状面及水平面），复位时要改变几个方向，才能将骨折复位。如肱骨外科颈内收型骨折复位时，牵引方向是先在内收内旋位，而后外展，再前屈上举过顶，最后内旋叩紧骨折，把上举的肩关节慢慢放下，方能矫正骨折断端的嵌插重叠、向外向前成角及旋转移位。总之，骨折断端最常见的四种移位经常是同时发生的。所以，在拔伸牵引下，为矫正旋转及成角移位而必须应用旋转屈伸，或外展内收手法。

四、提按端挤

又称为端提挤按或端提捺正，用于有侧方移位的骨折，传统称捺正手法。侧方移位可分为前后侧（即上下侧）移位和内外侧（左右侧）移位。重叠、旋转及成角移位矫正后，侧方移位就成为骨折的主要畸形了。对侧方移位应以手指直接用力，作用于骨折断端按捺平正。前后侧移位以提按为主（图2-9a）。内外侧移位用端挤手法（图2-9b）。操作时，术者用一手固定骨折近端，另一手握住骨折远段，或上下提按，或左右端挤。凹陷者予以端提，突起者予以挤按，也就是要求"陷者复起，突者复平"。操作中用力要适当，方向要明确，部位要确实，着力点要在骨折断端，切忌在皮肤上来回摩擦，损伤皮肤。

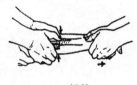 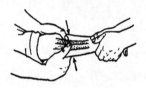

a.提按　　　　　　　　　　b.端挤

图2-9　提按端挤

五、摇摆触碰

摇摆手法用于横断、锯齿型骨折。经过上述三种手法，一般骨折即可基本复位，但横断，或锯齿型骨折的断端间可能仍有裂隙。为使骨折面紧密接触，复位后位置相对更加稳定，术者可用两手固定骨折部，由助手在维持牵引下轻轻左右或上下方向摇摆骨折远段，待断端的骨擦音逐渐变小或消失后则骨折断端已紧密吻合（图2-10）。触碰手法用于须使骨折部紧密嵌插者，横型骨折发生于干骺端时，骨折整复和夹缚固定后，可用一手固定骨折部的夹板，另一手轻轻叩击骨折远端，使骨折部紧密嵌插。一般骨折经以上第二至第五4种手法，正骨复位步骤基本结束（图2-11）。

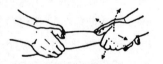

图2-10　摇摆

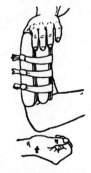

图2-11　叩击

六、夹挤分骨

又称挤捏分骨，用于矫正两骨并列部位的骨折，如尺桡骨双骨折，胫腓骨、掌骨与跖骨骨折等。骨折段因受骨间膜或骨间肌的牵拉而呈相互靠拢的侧方移位。正骨复位时，可用两手拇指及食、中、环三指由骨折部的掌背侧对向挤捏或夹挤两骨间隙，使骨间膜紧张，靠拢的骨折断端便分开，远近骨折段相对稳定，并列的双骨折就能像单骨折一样一起复位（图2-12）。

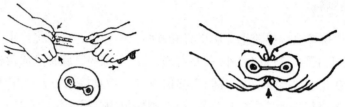

图2-12 夹挤分骨

七、折顶回旋

折顶与回旋实质上是两个手法。

（一）折顶手法

折顶手法又称成角折顶，用于矫正在肌肉较丰富的横断或锯齿型骨折，重叠移位较多，单用拔伸牵引不能达到完全矫正重叠移位时。术者用拇指并列抵压骨折突出的一端，以两手其余四指重叠环抱骨折下陷的一端，在牵引下两拇指用力挤按突出的骨折端，并使骨折处的原有成角加大30°~50°，依靠拇指感觉，估计两骨折端的骨皮质已互相接近后，骤然用环抱的四指将远骨折端的折角伸直，进行反折。手法同时拇指继续推按突出的骨折端，这样较容易矫正重叠移位畸形。用力大小以原来重叠移位多少而定，用力方向可正可斜，单纯前后方重叠移位者，正位成角折顶，同时有侧方移位者，斜向折顶。本法不仅有助于矫正重叠移位，亦可矫正侧方移位，多用于前臂骨折。用此法时应注意折角不宜太大，折角方向应避开重要神经、血管，并注意骨折端勿刺破皮肤（图2-13）。

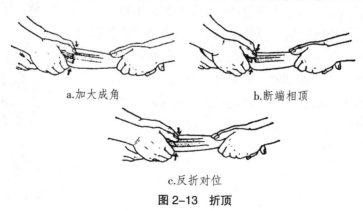

a.加大成角　　b.断端相顶

c.反折对位

图2-13 折顶

(二)回旋手法

本法实际上与旋转手法相同,有人将其合称为旋转回绕法。适用于矫正背向移位的斜形骨折、螺旋骨折,或骨折端有软组织嵌入的骨折。有肌肉组织嵌入的横断骨折须加重牵引,使两骨折段分离,嵌入的肌肉可自行解脱。放松牵引,术者两手分别握住远近骨折段,按原来骨折移位方向逆向回旋,使断端相对,从断端骨擦音来判断嵌入的软组织是否完全解脱。背向移位的斜形骨折,虽大力牵引也不能使断端分离,因此必须根据受伤的力学原理,判断背向移位的径路,以骨折移位的相反方向施行旋转手法。操作时,必须谨慎,两骨折段需互相紧贴,以免软组织损伤,若感觉有软组织阻挡,应改变方向,使背对背的骨折断端变成面对面再整复其他移位(图2-14)。

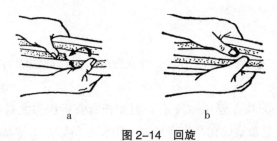

图 2-14 回旋

八、按摩推拿

本法适用于骨折复位后,主要是调理骨折周围的软组织,使扭转曲折的肌肉、肌腱随着骨折复位而舒展通达,尤其对关节附近的骨折更为重要,操作时手法要轻柔,按照肌肉、肌腱的走行方向由上而下顺骨捋筋。

第三节 祖传三法

一、放置法

骨折经手法整复后,要顺乎肌肉自然并与骨折线吻合而放置,以免在骨折经复位后再被肌肉牵扯而移位。例如,胫腓骨中段或下段,斜形折断或横断移位一般在术者进行整复操作时,使伤病员仰卧,足尖向上,虽与助手互相用力牵引,而多不能复位,伤病员痛苦亦多。因小腿有比目鱼肌和腓肠肌之牵引关系,所以复位较难。故术前之放置法应是:使伤病员侧卧、膝关节半屈曲,然后施用手法整复,即能顺乎肌肉自然条件,松缓比目鱼肌和腓肠肌之牵引。根据临床经验,稍用力牵引,骨折就能复位,伤者无大痛苦。

固定后之放置法:仍使伤者采取侧卧位置,膝关节半屈曲方式保养,两边用沙袋挤住。如此放置法其特点有三:①能松缓肌肉的牵引,对位之骨折不致因肌肉紧张牵扯而移位。②伤者感觉舒适，血液循环好，肿胀吸收较快，大小便比较方便。③关节不强直，便于早期床上活动，动静结合，愈合期较快。

二、小夹板固定法

骨折经手法复位后，用固定器材时，必须注意骨折之部位、骨骼之粗细、骨骼生理上之凹度和弯度。固定器材之长短大小，须要合乎骨骼生理上之形状标准。固定方法有两种：①新鲜骨折在7d内为血肿发展期，固定时一定要松些，以防血肿发展，而妨碍血液的循环。②7d后为血肿恢复期，肿胀逐渐消失，固定夹板自然要松，所以必须每隔2~3d把小夹板紧系1次，使接合之骨端不致错位。

三、局部加压法

于骨折复位后如治疗中发现骨有凸出，或者变形时，采用此法颇为有效，不必牵引按压，使伤病员遭受痛苦。

用纱布叠成4~5cm小方块，厚1cm左右。假如长管骨折压迫之布垫就大点，短管骨折布垫要小点。使用时，把布垫放在凸出变形处，用胶布贴好，不使其移动。再用绷带包扎数回，用小夹板或者厚纸片做成瓦形固定器，做局部固定，要稍紧点。在固定当晚，一定有些疼痛，次日疼痛逐渐消失。如此固定1周，凸出畸形之骨即可恢复原位。

除重叠骨折互相搭错用此法无效外，其余不论是长管骨折，或是短管骨折，在3周内，检查有畸形凸出者均可使用此法。但须先向伤病员详细说明治疗方法，讲清治疗效果，使其减少顾虑，消除恐惧。

第四节　接骨续筋概述

正骨一科，不论骨折或者脱臼，在治疗中均需以手法复位为主，器具辅之，药物助之，三者结合并用。

常闻有单纯用药物接骨，而不用手法之说。此说对固定性骨折与劈裂性骨折，或青枝骨折，以及挫伤性肿胀，有一定道理。若对移位骨折、不固定性骨折、重叠骨折和脱臼等症，单纯用药物治疗，则必误人。

骨折搭叠，脱臼错落，或凹或凸，或偏或倚，仅施药物岂有牵引搭叠错落之骨的复位之力、提凹压凸纠偏正倚之能！

如单纯手法接骨，而不用药物辅助，在人身之自然生理条件下愈合，固然可以，但时间要拖长，效果要缓慢。故凡骨折或脱臼，必须先进行手法复位，然后再以器具固定之，继之内服接骨续筋止痛药物，外用消瘀退肿活血之剂。这样，方可使伤者痛苦减少，早日恢复健康。

手法复位，应注意三点：

1. 关于手法复位之时间，不论是骨折或者脱臼，复位时间均为越早越好。骨折或脱臼当时，局部之血肿不多，而伤病员伤处必有暂时性麻木。如在此时手法复位，一方面痛苦减少，另一方面用手摸触更为准确，较易复位。虽然一般骨折或者脱臼，在2周内仍可手法复位，但局部肌肉痉挛收缩，软组织钙化已经开始，在复位时，伤病员难免痛苦，愈期亦较长。

2. 使用手法时，要顺乎肌肉自然，尽量让肌肉松缓，以防肌肉痉挛收缩，障碍复位。如用助手牵引时，不可叫其暴力牵拉和猛力扭转，以免损伤骨折端之锯齿状骨质。

3. 复位手法必须灵活：要视其形而施其术，明其理而用其法。正如《医宗金鉴》所云："至于临证之权衡，一时之巧妙，神而明之，存乎其人矣。……机触于外，巧生于内，手随心转，法从手出。"

第五节　骨折检查方法

检查是骨伤科诊断过程之第一步，只有熟悉骨折情况，才能有正确诊断和治疗。如摸触时察觉有骨摩擦音或骨软、骨碎复杂音，便知是骨折或骨碎。所以中医正骨之检查全凭摸法。

根据临床实践，有以下几种摸触方法。

一、局部按压法

此法适用于股骨骨折、肱骨骨折之移位或者未移位之骨折。但有血肿发生于局部者，则须用"按压法"检查。

在检查时，医者一手托其受伤之上部，一手向下方轻轻按压，以试伤处是骨软还是骨变形，以及有无骨擦音。如按压时局部有颤动力，并骨体稍软，双腿对比长短相等，即足以证明骨折并无移位，不必用手法整复。如按压时骨体硬度很强，并无软和颤动力，即证明未有骨折，只是肌肉受到挫伤。

二、互相推动法

此法适用于胫腓、尺桡骨之固定性骨折或青枝骨折。局部肿胀而有压痛者，着手即可检查出来。在检查时医者一手把握伤肢上端，一手把握下端，用大拇指互相推动。如有骨体发软或有颤动和变形，即证明为骨折。在互相推压时，骨体很硬，并无以上症状，即知骨未折。

三、推压检查法

此法适用于四肢骨折而稍有错位或错位者。在检查时，医者一手把握伤肢，一手大拇指摸准骨脊，徐徐压迫局部，由下轻轻向上推压（有时听到骨音）。如推至骨折凸出部，可触到骨端，骨体不平，即证明骨折已有移位。

四、局部捏动法

此法适用于手指或足趾骨折。在检查时，医者一手托住手掌，一手拇指与食指轻轻捏住伤指，徐徐活动。了解内部是否有骨擦音，是否有折端凸出于外。如儿童的肱骨内髁骨折或外踝骨折，检查时只需轻轻捏住稍加活动，即可听到骨擦音。

五、徐徐摇摆法

此法对四肢骨折检查很准确。在检查时医者一手握着上折端不使其摇动，一手轻轻捏住下折端，徐徐摇摆之，如骨体硬度很强，是无骨折现象；如稍有发软，折端活动或有骨擦音，则是骨折无疑。

第二章 骨 折

第一节 锁骨骨折

锁骨细长，呈"~"形，内侧 2/3 凸向腹侧，外侧 1/3 凸向背侧，内侧 1/3 呈三角形，中 1/3 与外 1/3 交界处则变为类椭圆形，而外 1/3 则又变为扁平状（图 2-15）。

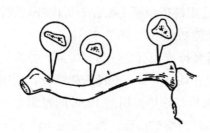

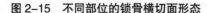
外侧端呈扁平状，中央呈类椭圆形，内侧端呈三角形

图 2-15　不同部位的锁骨横切面形态　　　　　图 2-16　锁骨骨折的典型移位

锁骨骨折，多数是间接暴力引起，常因为跌倒时掌心触地，或肩的外侧着地造成。各种年龄都可发生，以横断形的骨折居多，儿童骨折常见的是青枝型。直接暴力或火器伤引起的锁骨骨折比较少见，而且骨折多数是粉碎性或斜形的（图 2-16）。

锁骨骨折愈合良好，重叠愈合一般也不影响功能。锁骨的位置表浅，全部都在皮下，用手完全可以摸到，骨折后的肿胀、压痛、畸形比较明显，只要认真检查，诊断并不困难，对受伤的幼儿，要向家属仔细问明跌伤的病史，因为幼儿的锁骨部皮下脂肪丰满，局部症状表现不明显，有时会漏诊。检查幼儿锁骨骨折时，用双手托住腋部悬空抱起，啼哭会加剧，并且拒绝触摸锁骨部位。

锁骨骨折的特征性姿势见图 2-17。

用健侧的手托住伤侧的肘部；头偏向伤侧，下颌偏向健侧；伤肩比健侧低。

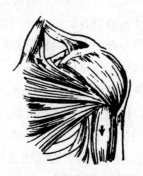

【手法整复】

1. 没有明显移位的幼儿或儿童青枝型骨折，不必整复，　图 2-17　锁骨骨折的特征性姿势

只要用三角巾固定即可。

2. 有轻度移位的儿童锁骨骨折，可用"∞"字形绷带或双圈固定2~3周。

3. 有重叠移位的青壮年锁骨骨折，用手法整复后用"∞"字形绷带或双圈固定（图2-18）。

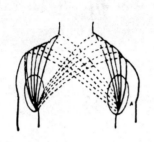 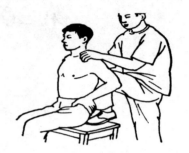

图2-18　锁骨骨折"∞"字绷带固定法图　　　图2-19　锁骨骨折膝顶复位法

扶伤病员双手叉腰，拇指在前，四指抱腰。挺胸，两肩用力外旋，后伸。术者脚踩木凳，以膝部顶在伤病员两肩胛之间，双手抓住伤病员的两肩，缓慢向后拉，使肩部极度后伸、外旋，直到骨折部位畸形消失为止，同时运用提按端挤手法在骨折内外端进行整复。此类骨折不必强求解剖复位，稍有移位对上肢功能妨碍不大（图2-19）。

伤病员保持整复后的姿势，术者将调好接骨膏摊放在折叠好的绷带上，并撒放1号接骨散，放在锁骨骨折处，将高低纸压垫的高部放在锁骨上窝，低部跨越锁骨，紧压近侧的骨折段，再盖上葫芦形小夹板。同时两腋部放入棉花球垫，用宽10cm的布绷带从伤肩经上背部到对侧腋后，绕过肩部，从背后返回伤侧腋后绕过伤肩，如此反复"∞"字形包扎6~7层固定（绷带在两肩胛间交叉），最后将接头用针线或宽胶带固定。

【固定与功能锻炼】

1. 整复固定后，立即检查伤病员的桡动脉搏动和手部感觉情况，固定松紧要适宜。每周换药1次，同时调整固定松紧度。

2. 伤病员睡觉时去枕头，平卧，使双肩后伸，卧硬板床为宜。

3. 鼓励伤病员练功：握拳运动，伸、屈肘关节，双手叉腰向后扩胸运动。切忌双肩前屈，内收活动。

4. 成人4~6周可解除外固定。

第二节　肱骨外科颈骨折

肱骨外科颈位于解剖颈下2~3cm处，为松质骨与坚质骨接壤部，容易发生骨折。这种骨折多数是由间接暴力引起，壮年人和老年人常发生这种骨折。一般肱骨外科颈骨折容易愈合，只要早期开始积极练功，功能的恢复也比较快。

临床上可分为以下四种类型：无移位型骨折（包括裂纹骨折与嵌入型骨折）、外展型骨折、内收型骨折、肱骨外科颈骨折合并肩关节脱位（图2-20）。

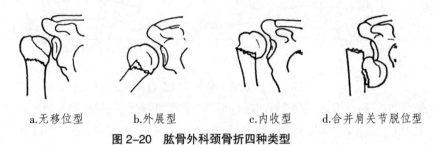

a.无移位型　　　b.外展型　　　c.内收型　　　d.合并肩关节脱位型

图2-20　肱骨外科颈骨折四种类型

【手法整复】

1. 无移位的裂纹骨折或嵌入型骨折不需整复，仅用三角巾悬吊伤肢于胸前1~2周即可。外展型骨折有嵌入，或仅有轻度成角及侧方移位者，特别是老年人，可不复位。骨折嵌入较多，骨折端较稳定者，亦可仅用三角巾将患肢悬吊于胸前3周。如果骨折嵌入不多，稳定性较差者手法整复后可用上臂超肩关节小夹板固定2~3周。以上三类骨折做固定后，即可做早期患肢功能锻炼。移位较大的骨折必须做骨折整复、固定。

2. 外展型。助手使患肢处于外展45°位做拔伸10min左右，用旋转加捻正整复手法，即术者一手置于患肩外侧，固定骨折近段，另一手按于骨折远端内侧，由内向外挤压，同时助手在拔伸下内收上臂，使患肢肘部到达患者胸前，以矫正骨折远段向内的成角移位及向内的侧方移位（图2-21a）。

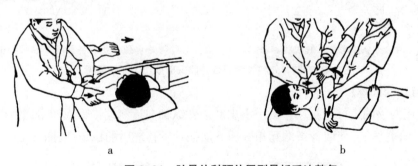

图2-21　肱骨外科颈外展型骨折手法整复

术者再用一手置于肩部前方，将骨折远端向后推挤，另一手置于上臂远端后方肘关节处，由后推向前方，同时助手在牵引下将患肢上臂逐渐前屈、内收，直至肘窝对准患者的鼻尖部，以矫正骨折远段向前成角及向前侧方移位（图2-21b）。

3. 内收型。助手将患肢处于外展70°位置，拔伸10min左右，术者以一手置于骨折远端的外侧，由外向内推按；另一手置于患肢的上臂远端（肘上）内侧，由内向外推按，同时助手使患肢加大外展位至超过90°，以矫正骨折向外的成角移位及骨折远段向外的侧方移位（图2-22a）。接着术者一手置于患肩后部，固定骨折近端，另一手顶住骨折远端前侧并向后推压。助手在拔伸下将患肢上臂逐渐前屈达90°，以矫正向前成角及向前侧方移位（图2-22b）。

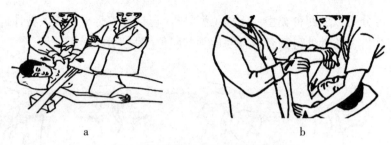

图 2-22 肱骨外科颈内收型骨折手法整复

4. 肱骨外科颈骨折合并肩关节脱位型。助手将患肢置于外展 90°~150° 的位置上,用骨折远段对准骨折近段的纵轴所指的方向,拔伸 10~20min(图 2-23a),用以解除骨折远段对肱骨头的挤夹,为肱骨进入关节盂打开通路。复位时助手做轻力拔伸,术者两拇指从患侧腋部的前、后侧伸向腋窝,向上、向后、向外顶住肱骨头的前、下缘,两手 2~5 指按住近肩峰处以作支点,或由另一助手按压固定肩峰处,术者两拇指用力推顶肱骨头的同时,助手在原外展位上将患肢做顺、逆方向捻转法加摇晃法等活动,并逐渐内收患肢,术者可感觉到有肱骨头进入关节盂的复位感,此名"指压复位法"(图 2-23b)。术者再从腋下摸认骨折对位情况,如有侧方移位,用捺正法整复。

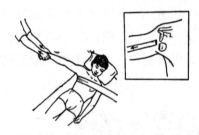
a.肱骨外科颈骨折合并肩关节脱位拔伸法

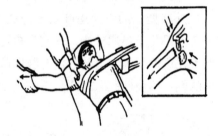
b.肱骨外科颈骨折合并肩关节脱位指压复位法

图 2-23 肱骨外科颈骨折合并肩关节脱位型手法整复

【固定与功能锻炼】

1. 术者用两手固定好骨折端,助手沿患肢上臂纵轴向近侧端推顶或叩击屈肘后之尺骨鹰嘴处,名"合骨法",使两骨折端互相嵌插,加强骨折整复后的稳定性(图 2-24)。

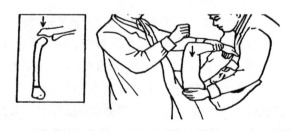

图 2-24 在术者临时手持固定下助手叩击远端,使两骨折端嵌插

2. 上臂超肩关节小夹板固定法。整复后,助手维持牵引,术者将接骨膏摊放在事先准备好的、能包裹住伤臂一周的布块或绷带上撒放 1 号接骨散,包裹在伤臂骨折处,然后用 4 块沙枣树皮小夹板(外侧、前侧、后侧长,内侧短)做超肩关节固定。

外展型骨折在外侧夹板的近端及远端各安放一块压垫，与内侧夹板近端的大头垫形成三点加压固定。以同样方法，在前后侧夹板中加用三点加压固定，用以矫正骨折部的向前成角和向前的侧方移位。

如为内收型，夹板形式同上，仅将内侧夹板的上端大头垫减薄而成薄垫，下端加一较厚的平垫，外侧夹板上段相当于骨折远端处加一平垫，形成和外展型夹板相反的三点加压固定法（图 2-25）。前后侧夹板的压垫安放同外展型骨折。先捆扎中间一条碎带，再捆扎上下两条碎带（图 2-26）。

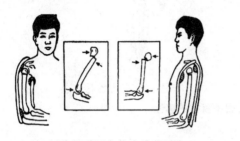 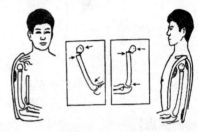

a.外展型固定垫安放位置　　　　　　b.内收型压垫安放位置

图 2-25　肱骨外科颈骨折固定垫安放位置示意图

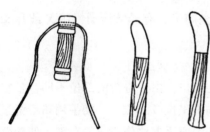 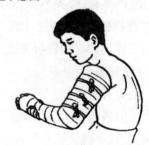

a.内侧夹板　b.前侧夹板　c.外侧夹板　d.后侧夹板
上臂超肩关节夹板

图 2-26　上臂超肩关节小夹板及固定法

肱骨外科颈骨折合并肩关节脱位的压垫安放同内收型骨折。

3. 固定与练功。每周换 1 次药，连续换 2~3 次，早期进行前臂、手腕的伸屈活动，对外展型的骨折，应禁止肩外展活动。对内收型的骨折，应禁止做内收活动。整复后 4~5 周解除外固定，方可进行肩部的外展、内收、前举（蜗牛爬墙）、后伸运动，逐渐恢复肩部功能。

第三节　肱骨干骨折

肱骨干是指肱骨外科颈以下至肱骨内、外上髁以上部位。肱骨干呈长管状，肱骨干骨折临床较为常见，多见于成年人。依解剖结构常分为上、中、下三段。

骨折后，由于肱骨周围附着肌肉的牵拉可发生如下典型移位：

1. 骨折在三角肌止点以上时，骨折近端因胸大肌、背阔肌及大圆肌的牵拉而向前、向内移位；骨折远端因三角肌、喙肱肌、肱二头肌、肱三头肌牵拉而向外、向上移位。

2. 骨折在三角肌止点以下时，骨折近端因受三角肌及喙肱肌的牵拉而向前、向外移位；远端因肱三头肌及肱二头肌的牵拉而向上移位（图2-27）。

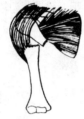 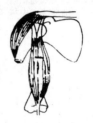

三角肌止点之上　　　　　三角肌止止点之下

图2-27　肱骨干骨折的移位

【诊断要点】

1. 移位不明显或无移位的骨折：①局部有轻度压痛；②由肘部向上冲击有剧痛；③局部有轻度的柔软（假关节）活动。

2. 骨折移位明显者：均有显著上臂短缩或成角畸形，有异常活动，用X线片确定骨折部位、移位情况和骨折类型。

【手法整复】

一般肱骨干骨折，手法整复都能获得较满意的对位。由于骨折的部位不同，整复手法也不同，但拔伸牵引是共同需要采取的步骤。伤病员坐位或卧位，一助手用布带绕过伤病员的腋窝（双手握住肱骨外科颈）向上牵引，另一助手双手握住伤病员的肘部，使前臂中立位，向下牵引，矫正重叠移位和成角畸形，防止过牵。

1. 肱骨干上1/3骨折（骨折线在三角肌止点以上）。

（1）在持续牵引下，术者站在伤肢外侧，两手拇指并齐，顶住骨折远段外侧，其余手指环抱近段骨折端内侧。

（2）在持续牵引下，先托提近段骨折端向外，使它同远段骨折端略向外成角，随后，术者两手拇指由外侧向内侧推挤骨折远近端，骨折即可复位（图2-28）。

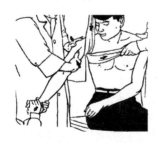 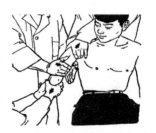

图2-28　肱骨干上1/3骨折的整复手法　　图2-29　肱骨干中1/3骨折的整复手法

2. 肱骨干中 1/3 骨折（骨折线在三角肌止点以下）。

(1) 术者两手拇指顶住骨折近段外侧，其余手指环抱骨折远段内侧。

(2) 在持续牵引下，术者将骨折远段由内向外拉押，使骨折两个断端的内侧互相接触，并微向外成角，这时，两个拇指由外侧向内侧推挤骨折远近端。

(3) 让助手缓慢放松牵引，使骨折断端互相紧密接触，术者两手在同一水平位挤捏骨折部，轻轻摇晃，骨擦音逐渐消失，骨折断端更加稳定，骨折复位（图 2-29）。

3. 肱骨干下 1/3 骨折。

因多数为扭转暴力造成，骨折线常常是螺旋形或斜面。整复牵引力不能太大，可利用前臂的重力来矫正过多的重叠移位和成角畸形。

术者扣挤骨折的两断端，使两骨折端靠拢相对，有少许重叠，不但没有坏处，还可加大骨折接触面，有利于骨折的愈合（图 2-30）。

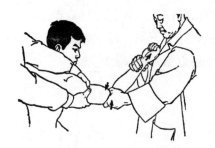

图 2-30　肱骨下 1/3 骨折整复手法

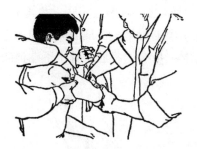

图 2-31　肱骨干粉碎性骨折整复手法

粉碎性骨折，利用前臂重量做自身牵引，术者从两侧或前后挤按收拢骨折部，使骨折面互相接触，切忌用力对抗牵引（图 2-31）。

如复位时有弹性，或在推拉时能够对位，但放手后又移位，可能有软组织夹在骨折的断端中间，可试用回旋手法，解脱断端之间的软组织后，再重新进行复位。

【固定与功能锻炼】

1. 整复后，助手维持牵引，术者将接骨膏撒上 1 号接骨散，包裹在伤臂骨折处。肱骨干上 1/3 骨折用 4 块沙枣树皮小夹板（外侧、前侧、后侧长，内侧短）做超肩关节固定。

肱骨干中 1/3 骨折，外固定不能超过肩、肘关节（2-32）。

肱骨干下 1/3 骨折，超肘关节固定。先捆扎中间两条碎带，再捆扎上下两条碎带。

2. 固定稳妥后术者一手在骨折处捏住夹板，另一手掌由肘部轻轻纵向叩击肱骨数下，使骨折的两断端紧密嵌插稳定。

3. 术后，伤肢前臂中立位，肘关节屈曲 90°，用三角巾悬吊于胸前，每周换药 1 次，如发现断端分离，应及时矫

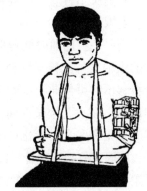

图 2-32　固定外观

正，连续换药 3 次。

4. 整复后可开始进行握拳和肩、肘、腕关节活动。3~4 周后，可主动伸屈肘关节，加大肩、肘关节活动。经过 4~6 周，可解除夹板固定，加大功能锻炼。

第四节　肱骨髁上骨折

肱骨下端扁而宽，形成一扁薄形骨端，前有冠状窝，后有鹰嘴窝，两窝之间，仅隔一层极薄的骨片，影响髁上部位的坚固性，所以容易发生骨折。由于造成骨折暴力的来源和方向不同，肱骨髁上骨折一般分为伸直、屈曲两种类型。

1. 伸直型：临床上常见，尤其是 10 岁以下的儿童较多。跌倒时肘关节处于半屈曲或过伸位，掌心触地，由地面向上的暴力经前臂传达到肱骨下端，将肱骨髁推向后方；由上而下的体重冲力，将肱骨骨干下端推向前方，造成伸直型骨折（图 2-33）。

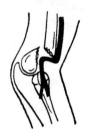 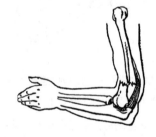

图 2-33　伸直型肱骨髁上骨折机理　　图 2-34　屈曲型肱骨髁上骨折机理

2. 屈曲型：临床上较少见，跌倒时肘关节屈曲着地，暴力由肘后方向前方撞击尺骨鹰嘴，使肱骨髁上骨质脆弱的部分折断，造成屈曲型肱骨髁上骨折（图 2-34）。

3. 肘关节伸直时，前臂与上臂的纵轴线交叉有 5°~15° 外展角，名携带角（图 2-35）。

当肘关节屈曲时此角即消失，从侧面观肱骨下段内、外两髁的纵轴线与肱骨干纵轴线交叉成 30°~50° 前倾角（图 2-36）。骨折移位时可使此角度改变，如不整复矫正，则影响肘关节的伸屈度。在小儿生长期间，肱骨下端有 4 个骨化点，到 16~17 岁时才完全融合。骨化点与骨干之间的骨骺线及附近的骨质均

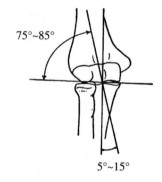

图 2-35　肘关节携带角

比较脆弱，故易发生骨折或骨骺分离。在 X 线片上易将骨骺线误认为骨折线。肱动、静脉及正中神经自上臂下段的内侧转入前侧肘窝，从肱二头肌腱膜下通过，进入前臂。如为伸直型肱骨髁上骨折，肱骨骨折近端向前移位，因前侧有坚韧的肱二头肌腱膜阻拦，致肱

动、静脉及正中神经在两者之间有被刺伤和被挤压的可能，因而引起前臂缺血性肌挛缩或正中神经损伤。尺神经和桡神经深支均接近肱骨内、外髁，当骨折移位严重时，亦可被挫伤。

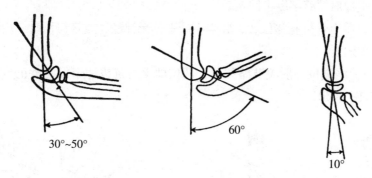

a.正常前倾角　　　　　　b.骨骺屈曲型移位　　　　　c.骨骺伸直型移位

图 2-36　肱骨下端骨骺与肱骨纵轴交叉的前倾角

肱骨髁上骨折为儿童常见骨折之一，多为间接暴力所致，因在儿童时期，该部位为肱骨的薄弱环节。肱骨髁上为松质骨部位，血运较丰富，骨折多能按期愈合，很少发生骨折不愈合者。

【诊断要点】

肘部肿胀疼痛，甚至出现张力性水泡，局部压痛甚剧，肘关节功能丧失，肱骨髁上部位有异常活动和骨擦音，伸直型骨折肘部呈半屈伸位，移位明显时，呈"靴状"畸形，在肘前可扪及突出的骨折近端。屈曲型骨折，肘后呈半圆形，在肘后可扪及突起的骨折近端。

有桡偏移位者，骨折处外侧凹陷，内侧较突起；尺偏移位患肢形态与上述相反。用下述量诊法，可查出骨折的尺偏或桡偏移位：

1. 将肱骨内、外上髁在肘后连成一线，此线与上臂纵轴相交，外上角小于85°者为桡偏移位（图 2-37），大于95°者为尺偏移位（图 2-38）。

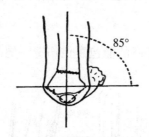
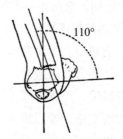

图 2-37　肱骨髁上骨折桡偏移位示意图　　　图 2-38　肱骨髁上骨折尺偏移位示意图

2. 内外两上髁连接线的中点若和上臂纵轴线不相重合，中点外移者为桡偏移位，内移者为尺偏移位。

3. 肘后三角（屈肘 90°时，尺骨鹰嘴突与肱骨内、外上髁三点可连成一等腰三角形）正常（图 2-39），此点可与肘关节脱位做鉴别。

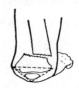

图 2-39　肱骨髁上骨折肘后三角正常

【手法整复】

1. 无移位的青枝骨折、裂纹骨折或有轻度前后成角移位、无侧方移位的骨折不必整复，可用直角夹板加肘"8"字绷带固定。

2. 新鲜的肱骨髁上骨折有移位者，肿胀不严重，无神经、血管损伤时，均可采用手法整复及小夹板绷带固定。

（1）伤病员前臂中立位，肘关节略屈曲，两位助手对抗拔伸牵引，矫正重叠移位，同时矫正旋转移位（图2-40）。

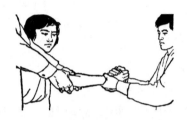
图2-40 拔伸牵引

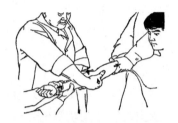
图2-41 矫正远段旋转和尺偏移位

（2）在助手的持续牵引下，右侧尺偏并有骨折远段旋前位的，术者站在伤肢的外侧，左手握住骨折近段，并使它旋后，右手四指握住骨折的远段，向外推移，直到远端的旋转和移位都得到矫正为止（图2-41）。

（3）保持远段旋后位持续牵引。术者改变左手位置，两手各四个指头握住近段，两手拇指顶住鹰嘴部，由肘后方向前推挤，助手在牵引下逐渐屈肘，这时可以感觉到骨折复位时的清脆骨擦音（图2-42）。

（4）随后，术者一手前后固定骨折部，另一手握住前臂，外展及极度外旋前臂挤压外侧骨皮质，使两骨折端外侧嵌插，有防止肘内翻作用。

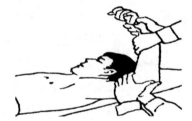
图2-42 矫正骨折前后方向的侧方移位

【固定与功能锻炼】

1. 复位满意后，术者将接骨膏摊放在事先准备好的能包裹住伤臂一周的布块或纱布上，撒放1号接骨散，包裹在伤臂骨折部位，用胶带固定梯形垫和塔型垫，然后放好4块沙枣树皮制作的小夹板（内、外侧羊腰形，前侧短，后侧长），先捆好中间的布带，再依次捆好肘下、腋下布带。做超肘关节固定（图2-43）。

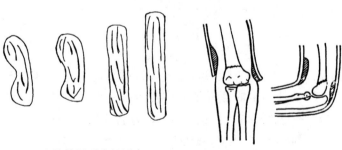

上臂羊腰形夹板固定

图2-43 伸直型固定垫安放示意图

2. 夹板包扎后，密切观察患肢血液循环，特别是桡动脉搏动情况，手部有无疼痛及麻木感，皮肤颜色及温度有无变化等，如发现有上述情况时，应立即调节夹板的松紧度。每周换药1次，连续换3次，期间可做握拳、提肩活动，但忌前臂伸直。3~4周后，根据骨折愈合情况，解除外固定，可练习肘关节活动，但用力不宜过猛(图2-44)。

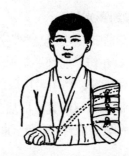

图2-44 肱骨髁上骨折小夹板续增法包扎

第五节 肱骨髁间骨折

肱骨髁间骨折为关节内骨折，又称肱骨髁上"T"字形或"Y"字形骨折，较少见。该处为松质骨，局部血液循环丰富，骨折易愈合，但伤后出血肿胀瘀滞亦较严重，局部皮肤常易产生张力性水泡，加之骨折线纵横交叉，侵犯肘关节面，给复位和固定带来困难，若治疗不当，常可合并损伤性关节炎或遗留肘关节活动障碍。

肱骨髁间骨折在成年人比较多见，常常是由较严重的间接暴力或直接暴力引起，一般分为伸直型和屈曲型两种。

1. 伸直型：跌倒前仆时，肘关节伸直，掌心着地，地面向上的冲击力使肱骨两髁向后方移动，身体前仆的重力将肱骨近端推向前方，并使肱骨下端的两髁间骨折，裂成两大块，向两侧移位(图2-45)。

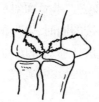 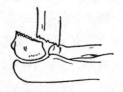

图2-45 伸直型肱骨髁间骨折

2. 屈曲型：跌倒时，屈肘着地，或由尺骨鹰嘴向上、向前的力量而造成。肱骨下端向前移位并且内、外两髁劈成两块，骨折近段向后移位(图2-46)。

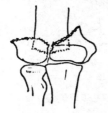 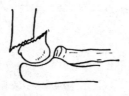

图2-46 屈曲型肱骨髁间骨折

【诊断要点】

两型骨折线均可呈"T"字形或"Y"字形，若骨折远段碎成三块以上者，方可称为粉碎型骨折。外伤后肘部明显肿胀、疼痛，肘窝部广泛的皮下瘀血，肘关节半伸位，鹰嘴后突，前臂旋前，稍用力挤压肘部，可听到骨摩擦音。有倒"八"字旋转分离移位者，触诊内外髁间距离较健侧宽，肘后三角由直角等腰三角形变为钝角等腰三角形（图2-47）。肘关节功能丧失，前臂旋转活动时产生剧痛。

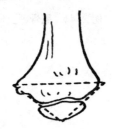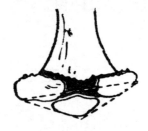

图2-47　肱骨髁间骨折倒"八"字形移位肘后三角有改变

【手法整复】

肱骨髁间骨折的治疗较肱骨髁上骨折难度高，但有相同之处，等于肱骨髁上骨折加髁部纵形骨折，故有人称为肱骨髁上骨折粉碎型，治疗时首先须将髁部的纵形骨折准确地复位，术者用手紧握住髁部临时固定后，即可按肱骨髁上骨折复位法进行整复尺偏或桡偏移位，再整复伸直型或屈曲型的前后移位，此称为"三步复位法"。

采用前述三步复位法，患者仰卧，肩外展70°~80°，屈肘50°（屈曲型）或90°（伸直型），前臂中立位。助手两手分别握住患肢前臂，保持上述肘关节屈曲位置，再沿患肢上臂纵轴方向进行拔伸。

第一步，先整复两髁的倒"八"字形旋转分离移位。术者面对患者，以两手的拇、食、中指分别捏住内、外两上髁部，向中心挤按。在挤按的同时，还须做轻微的摇晃手法，使齿状突起的骨折端相互嵌合，直至两上髁宽度和髁部外形与健侧相同为止。术者亦可采用两手掌相对挤按内、外上髁部，使纵形骨折线嵌合（图2-48a）。如整复已满意，术者可用一手握住两髁部做临时固定，助手仍保持原拔伸位。

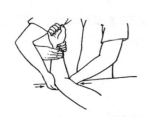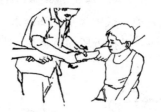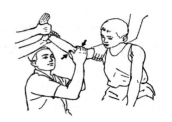

a.两掌相对挤按使髁间纵形骨折线嵌合　　b.整复尺偏或桡偏移位　　c.整复前后移位

图2-48　肱骨髁间骨折三步复位法

第二步，整复尺偏或桡偏移位。术者一手仍需握住内、外髁部做临时固定，另一手握住患肢骨折近端，如为尺偏移位，术者将骨折远段髁部向外推转，将骨折近段向内推按。如为桡偏移位，轻者可不整复；较重者，术者可将骨折远段向内推转，近段向外推按。此步成功后，术者仍需用手握住髁部做临时固定，以便进行第三步操作。若骨折无尺偏或桡偏移位，此步可以省去(图2-48b)。

第三步，整复前后移位。如为伸直型骨折，助手加大牵引力，使缩短、重叠移位改善后，术者用两点捺正法，将髁部向患肢前方端提，将骨折近段向后推按。如为屈曲型者，术者将骨折远端的髁部向患肢后方推按，骨折近段向前端提。复位成功后，术者握住骨折端(不能松手)，以待另一助手进行夹板固定(图2-48c)。

【固定与功能锻炼】

在持续牵引下，将摊在纱布上的接骨膏撒上1号接骨散后，包裹在上臂中部至前臂中部，用绷带"8"字形缠裹数层，然后用沙枣树皮制作的羊腰形小夹板及加压垫做超肘关节固定。夹板的规格、压垫的安放及包扎的方法等，均参见肱骨髁上骨折固定方法。但肱骨髁间骨折有较严重的倒"八"字旋转分离移位者，在内、外上髁部各加一空心垫。如做上臂超肘关节夹板固定时，可将内、外侧夹板下端延长到内、外髁下3~5cm，包扎后在伸出肘下的夹板延长部位再用胶布条横行粘贴一圈，以加强两夹板的远端固定力。固定完毕后，一般用三角巾悬吊(超肘的夹板端露出巾外)，如有远端沿纵轴内旋移位时，亦可加用上臂外旋托架，夹板固定时间4周左右，固定期间须做恰当的功能锻炼。

肱骨髁间骨折为关节内骨折，若能及时做正确的功能锻炼，有整复骨折端残余移位的作用，且对损伤的关节面有模造塑形作用，有利于骨折的愈合和功能恢复。早期：骨折整复固定后，即可开始做手指、腕、肩关节的屈伸活动，一周后在"不惊动损处"（即骨折不痛、不发出骨擦音和不感到有异常活动）的条件下，逐渐活动肘关节。但在2~3周内，不做和骨折类型相一致的关节活动，即伸直型不做用力伸展、屈曲型不做用力屈曲的活动。

第六节　桡、尺骨干双骨折

前臂骨骼由尺、桡两骨所组成，桡骨在外侧、尺骨在内侧，两骨并列。尺骨上端膨大而下端细小，为构成肘关节的重要组成部分。桡骨则上端细小而下端膨大，为构成腕关节的主要组成部分。尺、桡骨均为略呈弧形弯曲的长骨。从正面看，尺骨较直，桡骨干约有9.3°的弧度突向桡侧。从侧面看，尺、桡二骨干均有约6.4°的弧度突向背侧。正常的尺骨是前臂的轴心，通过上、下尺桡关节及骨间膜与桡骨相连。上、下尺桡关节的联合活动，构成了前臂所独有的旋转功能。其旋转轴上自桡骨头中心，向下穿过尺骨茎突。前臂旋转时，桡骨头在尺骨桡切迹里旋转，而桡骨尺切迹则围绕着尺骨小头旋转。肘关节屈曲90°，上臂紧贴胸壁，拇指向上，掌心向内为中立位，掌心朝上为旋后位，掌心朝下为旋前位。前臂自旋后位至旋前位，旋转总幅度可达150°（图2-49）。

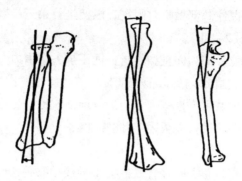

图2-49　桡骨干正面观（有约9.3°突向桡侧的弧度）；尺、桡骨干侧面观（均有约6.4°突向背侧的弧度）

前臂肌肉较多，有屈肌群、伸肌群、旋前肌和旋后肌等。骨折后可出现重叠、成角、旋转及侧方移位，故整复较难。前臂骨间膜是致密的纤维膜，几乎连接桡尺骨的全长，其松紧度是随着前臂的旋转而发生改变。前臂中立位时，两骨干接近平行，骨干间隙最大，骨干中部距离最宽，骨间膜上下松紧一致，对桡尺骨起稳定作用；当旋前或旋后位时，骨干间隙缩小，骨间膜上下松紧不一致，而两骨间的稳定性消失。因此，在处理桡尺骨干双骨折时，为了保持前臂的旋转功能，应使骨间膜上下松紧一致，并预防骨间膜挛缩，故尽可能在骨折复位后将前臂固定在中立位。

桡尺骨干双骨折可由直接暴力、传达暴力或扭转暴力所造成。直接暴力所致者，其骨折线往往在同一平面上，以粉碎、横断骨折较多；传达暴力所致者，桡骨骨折线在上，以横断、短斜形为多；扭转暴力所致者，骨折线向一侧倾斜，且往往由内上斜向外下，尺骨骨折线在上端，以螺旋骨折为多。多见于儿童或青壮年（图2-50）。

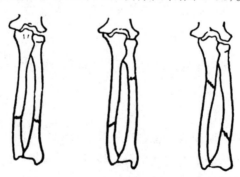

图2-50　不同外力所致的桡尺骨干双骨折

【诊断要点】

伤后局部肿胀、疼痛，压痛明显，前臂功能丧失。完全骨折时多有成角畸形、骨擦音和异常活动，但儿童青枝骨折仅有成角畸形。X线摄片时应包括肘关节和腕关节，除确定骨折类型和移位方向外，还可确定有无桡尺上、下关节脱位。

【治疗原则】

前臂的主要特点是具有旋转功能。因此，桡、尺骨干双骨折的治疗原则主要是恢复前臂的旋转功能。桡、尺骨干双骨折后，在骨折远、近段之间可发生重叠、成角、旋转及侧方移位畸形。复位时，必须将桡、尺二骨远、近段正确对位，四种畸形均获得矫正，恢复二骨的等长及固有生理弧度。

【手法整复】

无移位骨折可仅用夹板固定、外敷药物。有移位的闭合骨折，均可应用手法整复、夹板固定法治疗。旋转、重叠移位不大的陈旧性骨折，可考虑做手法折骨后整复。桡尺骨干双骨折的复位要求较高，要求解剖对位或接近解剖对位。若对位不佳，有旋转、成角畸形，因严重骨间膜损伤或粗暴手术操作，使二骨间血肿相通，日后血肿机化、骨化而形成骨桥（即交叉愈合），将影响前臂的旋转功能。儿童的塑形能力较强，8岁以下的儿童可以预期有明显的塑形，20°以内的畸形一般可通过塑形而获得纠正，但超过12岁的儿童的塑形机会就大大减少，故对骨折必须有良好的复位，不能依赖塑形来矫正畸形。

伤病员平卧或坐位，肩外展90°，肘屈曲90°，中、下1/3骨折取前臂中立位，上1/3骨折取前臂旋后位，由两助手做拔伸牵引，矫正重叠、旋转及成角畸形。桡尺骨干双骨折均为不稳定时，如骨折在上1/3，则先整复尺骨；如骨折在下1/3，则先整复桡骨；骨折在中段时，应根据两骨干骨折的相对稳定性来决定。若前臂肌肉比较发达，加之骨折后出血肿胀，虽经牵引后重叠未完全纠正者，可用折顶手法加以复位。若斜形骨折或锯齿形骨折有背向侧方移位者，应用回旋手法进行复位。若桡尺骨骨折断端互相靠拢时，可用挤捏分骨手法，术者用两手拇指和食、中、环三指分置骨折部的掌、背侧，用力将尺、桡骨间隙分到最大限度，使骨间膜恢复其紧张度，向中间靠拢的桡、尺骨断端向桡、尺侧各自分离（图2-51~53）。

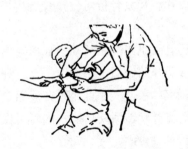
图2-51 夹挤分骨

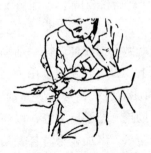
图2-52 扳捏推按

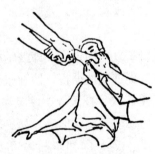
图2-53 反折折顶

经上述手法复位后，若锯齿状横断骨折仍有轻微侧方移位，可采用摇晃捺正法。术者两手拇指及食指分别由掌、背侧紧紧捏住已复位的骨折部。先嘱牵引远侧段的助手轻轻地小幅度旋转，并向桡、尺侧微微摇晃骨折远端。然后术者两手紧捏骨折部，向桡、尺侧及掌、背侧轻微摇晃骨折部，矫正残余的轻微侧方移位。一般在开始摇晃时，可听到极微细的骨擦音，待骨擦音完全消失，而且骨折端无滑动感后，即提示骨折已整复成功。骨折复位后，如属稳定性骨折，可采用纵向触顶合骨法。一助手固定骨折近段，术者两手紧捏骨折部，另一助手握持骨折远段向骨折近段纵向触顶，使骨折断端互相嵌插而紧密吻合，有利于骨折整复后的稳定性。若为不稳定骨折，则不宜采用此法。术者在分骨情况下，一手固定骨折部，另一手沿骨干纵轴往返捋摩，顺骨捋筋，以舒经脉、散瘀血和消肿止痛（图2-51~53）。

儿童青枝骨折复位手法比较简单，患儿仰卧或坐位，患肢前臂旋后，在两助手牵引下，术者两手拇指置于骨折成角凸起处，两手其余四指分别置于凹侧的骨折远、近段，拇指向凹侧用力按压，两手其余四指同时用力向凸侧扳拉，将成角畸形完全矫正。亦可由一助手握持患肢肘上，术者一手握住患肢腕部，将前臂置于旋后位做拔伸牵引，另一手食、中、环指按于成角凸起处，并用拇指和小鱼际分别顶住成角凹侧的两端，然后食、中、环指用力逐渐向凹侧按压，直至成角畸形完全矫正。还可采用上夹板后再用挤按复位法整复，先在骨折成角凸起处放置一平垫，在凹侧两端各放置一平垫，然后将四块前臂夹板用布带绑扎固定，再用两手掌分别置于骨折成角凸起处和凹侧，同时用力对向挤按，可将成角畸形完全矫正，最后再调紧绑扎布带。

【固定与功能锻炼】

在两助手持续牵引下，将摊在纱布上的接骨膏撒上1号接骨散，均匀地包裹伤病员的整个前臂。若复位前桡尺骨相互靠拢者，可采用分骨垫放置在两骨之间，若骨折原有成角畸形，则采用三点加压法。各垫放置妥当后，依次放掌、背、桡、尺侧夹板，掌侧板由肘横纹至腕横纹，背侧板由鹰嘴至腕关节或掌指关节，桡侧板由桡骨头至桡骨茎突，尺侧板自肱骨内上髁下达第5掌骨基底部，掌背两侧夹板要比桡尺两侧夹板宽，夹板间距离约1cm。缚扎后，再用铁丝托或有柄托板固定，屈肘90°，三角巾悬吊，前臂原则上放置在中立位，固定至临床愈合，成人6~8周，儿童3~4周。

固定早期每隔3~4d X线透视复查1次，特别对不稳定性骨折，应注意有无发生再移位，如发现移位，须及时矫正。2周后可每隔2~4周摄X线片，观察骨折对位及骨痂生长情况。

骨折复位固定后，即鼓励患者做手指屈伸、握拳活动及上肢肌肉舒缩活动，如抓空增力，以促进气血循行，使肿胀消退，握拳时要尽量用力。中期开始做肩、肘关节活动，如小云手、双手托天等，活动范围逐渐增大，但不宜做前臂旋转活动。后期拆除夹板固定后，可做前臂旋转活动，如旋肘拗腕、拧拳反掌等，以恢复前臂旋转活动功能；同时可做大云手、反转手（弓步插掌）等练功术，以加大全身各大关节的活动量。

第七节 尺骨上1/3骨折合并桡骨头脱位

尺骨上1/3骨折合并桡骨头脱位是指尺骨半月切迹以下的上1/3骨折，桡骨头同时自肱桡关节、尺桡上关节脱位，而肱尺关节没有脱位。这与肘关节前脱位合并尺骨鹰嘴骨折应有所区别。

直接暴力和间接暴力均可造成尺骨上 1/3 骨折合并桡骨头脱位，但以间接暴力所致者为多。根据暴力作用的方向及骨折移位情况，临床上可分为伸直型、屈曲型、内收型和特殊型 4 种类型。

1. 伸直型。比较常见，多见于儿童。跌倒时，手掌先着地，肘关节处于伸直位或过伸位可造成伸直型骨折。传达暴力由掌心通过尺桡骨传向上前方，先造成尺骨斜形骨折，继而迫使桡骨头冲破或滑出环状韧带，向前外方脱出，骨折断端随之突向掌侧及桡侧成角。在成人，外力直接打击背侧，亦可造成伸直型骨折，为横断或粉碎骨折（图 2-54）。

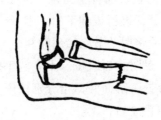 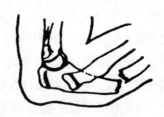

图 2-54　伸直型　　　　　图 2-55　屈曲型

2. 屈曲型。多见于成人。跌倒时，手掌着地，肘关节处于屈曲位可造成屈曲型骨折。传达暴力由掌心传向上后方，先造成尺骨横断或短斜形骨折，并突向背侧、桡侧成角，桡骨头向后外方滑脱（图 2-55）。

3. 内收型。多见于幼儿。跌倒时，手掌着地，肘关节处于内收位可造成内收型骨折。传达暴力由掌心传向上外方，造成尺骨冠状突下方骨折并突向桡侧成角，桡骨头向外侧脱出（图 2-56）。

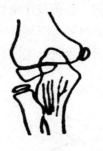 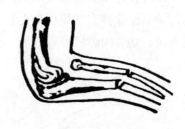

图 2-56　内收型　　　　　图 2-57　特殊型

4. 特殊型。多见于成人，临床上最为少见。为尺桡骨双骨折合并桡骨头向前脱位，其受伤机理与伸直型大致相同，但暴力较大（图 2-57）。

【诊断要点】

伤后肘部及前臂肿胀，移位明显者，可见尺骨成角畸形，在肘关节前、外或后方可摸到脱出的桡骨头，骨折和脱位处压痛明显。检查时应注意腕和手指感觉和运动功能，以便确定是否因桡骨头向外脱位而合并桡神经挫伤。对儿童的尺骨上 1/3 骨折，必须仔细检查桡骨头是否同时脱位。凡有移位的桡尺骨干单骨折的 X 线摄片须包括肘、腕关节，以免遗漏桡尺上下关节脱位的诊断。正常桡骨头与肱骨小头相对，桡骨干纵轴线向上延长，一定通过肱骨小头的中心。肱骨小头骨骺一般在 1~2 岁时出现，因此对 1 岁以内的患儿，最好同时摄健侧 X 线片以便对照。桡骨头脱位后可能自动还纳，X 线照片仅见骨折而无脱位，若此时忽略对桡骨头的固定，可能发生再脱位。

【手法整复】

复位时应根据具体情况决定先整复脱位或先整复骨折。一般原则是先整复桡骨头脱位，后整复尺骨骨折。

1. 伸直型。患者正坐，肩外展 70°~90°，肘伸直，前臂中立位。助手握持上臂下段，术者站于患肢外侧一手握持肘部，另一手握持腕部，进行拔伸牵引。术者一手拇指在肘部前外方将脱位的桡骨头向尺侧、背侧按捺，另一手将肘关节徐徐屈曲 90°~100°，使桡骨头复位。然后嘱助手用拇指固定已复位的桡骨头，以防止再脱位。术者两手拇指在背侧尺、桡骨间隙，余指在掌侧尺、桡骨间隙进行挤捏分骨，继而两拇指分别按压在尺骨骨折近、远端，矫正成角，再用推挤手法，矫正侧方移位（图 2-58）。

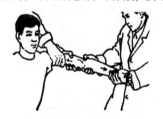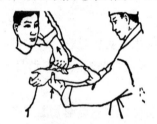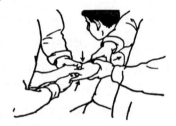

图 2-58　伸直型骨折复位法

2. 屈曲型。患者平卧，肩外展 70°~90°，肘半伸屈位。一助手握持上臂下段，另一助手握腕部，两助手进行拔伸牵引。术者两拇指在背侧、桡侧按住桡骨头并向掌侧、尺侧按捺，同时助手将肘关节徐徐伸直，使桡骨头复位，有时还可听到或感觉到桡骨头复位的滑动声。然后术者在尺、桡骨间隙做挤捏分骨，并将尺骨骨折远端向掌侧、尺侧按捺，使尺骨复位（图 2-59）。

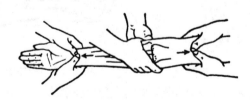

图 2-59　屈曲型骨折复位法

3. 内收型骨折整复手法。

一法：患者平卧，肩外展，肘伸直或半伸屈位，前臂旋后。两助手分别握持上臂下段和腕部，进行拔伸牵引。术者站于患肢外侧，拇指放在桡骨头外侧，向内侧推按脱出的桡骨头，使之还纳。同时助手在维持牵引下将患者肘关节外展，尺骨向桡侧成角畸形亦随之矫正（图2-60）。

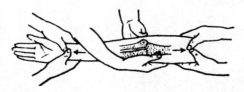

图2-60 内收型骨折复位

二法：即快速捶击复位法。患儿坐位，前臂旋后，放在铺有棉垫的桌面上，一助手固定上臂，术者一手握前臂，在骤然用力拔伸牵引时，另手握拳，由肘关节的桡侧捶击向桡侧脱位的桡骨头，脱位立即复位，向桡侧成角的尺骨骨折亦随之矫正。当患儿将要吵闹时，复位已告结束。复位后，肘关节屈曲90°。

【固定与功能锻炼】

先以尺骨骨折平面为中心，在前臂的掌侧与背侧各置一分骨垫，在骨折的掌侧（伸直型）或背侧（屈曲型）置一平垫；在桡骨头的前外侧（伸直型）或后外侧（屈曲型）或外侧（内收型）放置葫芦垫；在尺骨内侧的上下端分别放一平垫（图2-61），用胶布固定。然后在前臂掌、背侧与桡、尺侧分别放上长度适宜的夹板，用4道布带捆绑。伸直型骨折脱位应固定于屈肘位4~5周；屈曲型或内收型宜固定于伸肘位2~3周后，改屈肘位固定2周。

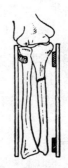

图2-61 分骨垫和纸压垫的放置法

在伤后3周内，做手腕诸关节的屈伸锻炼，以后逐步做肘关节屈伸锻炼。前臂的旋转活动须在X线摄片显示尺骨骨折线模糊并有连续性骨痂生长，才开始锻炼。

第八节 桡骨下1/3骨折合并下桡尺关节脱位

桡骨下1/3骨折合并下桡尺关节脱位多见于成人，儿童较少见。桡骨下1/3骨折极不稳定，整复固定较难，下桡尺关节脱位容易漏诊，造成不良后果。故对这种损伤应予足够重视。

间接和直接暴力均可引起此类骨折。多因跌倒时手掌着地，传达暴力向上传至桡骨下1/3处而发生骨折，由于桡骨下端向近侧移位，同时引起三角纤维软骨破裂与下桡尺关节脱位，有时可合并尺骨茎突骨折。跌倒时，如前臂旋前，则桡骨远侧段可向背侧移位；如前臂旋后，则桡骨远侧段可向掌侧和尺侧移位。直接暴力，则多因前臂被机器的轮带卷伤所致。常见骨折端向尺侧与背侧成角。桡骨远侧段向尺侧移位，主要因围绕桡骨远侧段的外展拇长肌、伸拇短肌在前臂旋前时，可将其压向前臂的掌侧和尺侧，及旋前方肌的牵拉所致（图 2-62）。

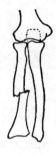
a.正位

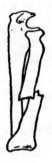
b.侧位

图 2-62　桡骨干骨折合并下桡尺关节脱位

桡骨骨折合并下桡尺关节脱位的病理变化，比较复杂，临床可分为三型。

第一型：桡骨干下 1/3 骨折（一般为青枝型），合并尺骨下端骨骺分离，皆为儿童。

第二型：桡骨干下 1/3 横断、螺旋或斜形骨折，骨折移位较多，下桡尺关节明显脱位，多属传达暴力造成。此型最常见。

第三型：桡骨干下 1/3 骨折，下桡尺关节脱位合并尺骨干骨折或弯曲畸形，多为机器绞伤。

【诊断要点】

伤后前臂肿胀、疼痛，桡骨下 1/3 部向掌侧或背侧成角畸形。腕部亦有肿胀、压痛，下桡尺关节松弛并有挤压痛。当检查桡骨有明显假关节活动而尺骨尚完整时，即应想到本病。拍摄 X 线片时，必须包括腕关节，以观察下桡尺关节的分离程度，是否伴有尺骨茎突骨折。

【手法整复】

第一型骨折按桡骨下端骨折处理。第二型骨折先整复下桡尺关节，然后整复骨折，按前臂骨折处理。第三型骨折对尺骨仅有弯曲无骨折者，须先将尺骨的弯曲畸形矫正，桡骨骨折及下桡尺关节脱位才能一起复位。尺骨弯曲畸形不能矫正，或整复固定失败者，则切开整复内固定。

对桡骨下 1/3 骨折合并下桡尺关节脱位的治疗，要力求达到解剖复位或近于解剖复位，尤其对骨折断端的成角和旋转畸形必须矫正，以防前臂旋转功能的丧失。

1. 手法整复。稳定型骨折可按桡骨下端骨折处理，成角畸形矫正后，骨折即保持稳定。不稳定型骨折可先整复桡骨骨折的重叠、成角和侧方移位，后整复下桡尺关节的掌背侧及内外侧分离脱位。亦可先整复下桡尺关节脱位，后整复桡骨骨折。复位具体操作如下：

（1）拔伸牵引。患者平卧，肩外展，肘屈曲 90°，前臂中立位，一助手握持患肢上臂下段（或用一宽布带绕过上臂下段固定于墙钩上），另一助手一手握持患者拇指，另一手握持其他四指，两助手行拔伸牵引 3~5min，在牵引时应加大拇指一侧的牵引力，以矫正骨折重叠移位和由于旋前方肌之牵拉而发生的桡骨远折段向尺侧移位。下桡尺关节的关节面向近侧退缩者，桡骨干重叠移位矫正后，下桡尺关节脱位亦往往可随之自动复位。

(2)分骨提按。矫正侧方移位：桡骨远折段向尺侧偏移者，术者一手在前臂远段骨间隙处做挤捏分骨，将桡骨远折段挤向桡侧。若桡骨远折段向桡侧偏移者，术者一手则在前臂中下段骨间隙做挤捏分骨，将桡骨近折段挤向桡侧。桡骨远折段向尺侧、掌侧移位者，术者一手做挤捏分骨，另一手拇指按近折段向掌侧，食、中、环三指提远折段向背侧，矫正桡骨远折段向尺侧、掌侧移位(图2-63)。桡骨远折段向尺侧背侧移位时，术者一手做挤捏分骨，另一拇指按远折段向掌侧，食、中、环三指提近折段向背侧，使之对位(图2-64)。

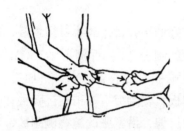
图2-63 矫正骨折远端向掌侧移位

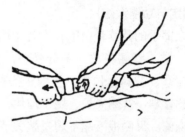
图2-64 矫正骨折远端向背侧移位

(3)分骨折顶。应用提按手法不能将掌、背侧移位矫正者，可用此法。若远折段向掌侧移位，术者可一手挤捏分骨，另手拇指置近折段背侧，食、中、环三指置远折段掌侧，拇指用力将近折段推向掌侧，加大向掌侧成角，因尺骨未断，不能像双骨折一样成角太大，待感到有阻力后，托远折段的食、中、环三指骤然提托远折段向背侧反折，一般掌侧移位即可矫正。远折段向背侧移位者，手法相反。

(4)推挤捺正。经上述手法，若桡骨远折段仍有向尺侧残余移位者，可用此法。术者一手拇指及食、中、环三指在挤捏分骨下，将远折段向桡侧推挤，另一手拇指将近折段向中心按捺，使之对位。

(5)回旋捺正。若为斜形或螺旋骨折，有相互背向移位者，术者先在无牵引下将远折段由掌侧向背侧或由背侧向掌侧回旋，以矫正背向移位，然后两助手行拔伸牵引，待重叠移位矫正后，术者再用两手分别握持近、远折段，进行推挤捺正，使之对位。

(6)整复下桡尺关节脱位。术者一手捏住已复位的桡骨骨折端做临时固定，另一手先将向掌或背侧移位的尺骨远端按捺平正(图2-65)，再用拇指、食指或两拇指由腕部桡、尺侧向中心挤捏，使分离的下桡尺关节得以整复(图2-66)。

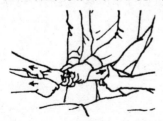
图2-65 整复下桡、尺关节脱位

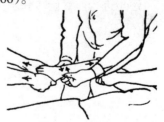
图2-66 挤捏下桡、尺关节

若先整复脱位，后整复骨折者，可在牵引下整复下桡尺关节脱位后，将备好的合骨纸压垫置于腕部背侧，由桡骨茎突掌侧1cm处绕过背侧到尺骨茎突掌侧1cm做半环状包扎，再用4cm宽绷带缠绕4~5圈固定。然后嘱牵引远端的助手，用两手环抱腕部维持固定，持续牵引，术者再用上述手法整复骨折。骨折整复后，再将下桡尺关节扣挤一下。经X线透视检查，位置满意后，再正式固定。

特殊型骨折整复时，若尺骨有弯曲畸形，则需先纠正之，再整复下桡尺关节掌背侧及内外侧分离脱位，并在合骨垫保持下，然后按桡、尺骨双骨折手法整复骨折。

陈旧性骨折整复时，可先做手法折骨，再进行复位。

【固定与功能锻炼】

1. 在助手的持续牵引下，术者将用陈年黑醋调和好的接骨膏撒放1号接骨散，包裹在腕关节。掌、背侧各放一个分骨垫。分骨垫在折线远侧占2/3，近侧占1/3（图2-67）。用手捏住掌、背侧分骨垫，各用2条黏膏固定。根据骨折远段移位方向，再加用小平垫。然后再放置掌、背侧夹板，用手捏住，再放桡、尺侧板，桡侧板下端稍超过腕关节，以限制手的桡偏。尺侧板下端不超过腕关节，以利于手的尺偏，借紧张的腕桡侧副韧带牵拉桡骨远折段向桡侧，克服其尺偏倾向（图2-68）。对于桡骨骨折线自外侧上方斜向内侧下方的患者，分骨垫置骨折线近侧（图2-69），尺侧夹板改用自尺骨鹰嘴至第5掌骨颈部的夹板（即固定桡、尺骨干双骨折的尺侧夹板），以限制手的尺偏，有利于骨折对位。

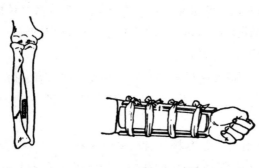 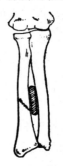

图2-67　分骨垫放置法　　图2-68　短尺侧板固定法　　图2-69　分骨垫放置法

2. 功能锻炼。复位固定后，即应进行手指伸屈和握拳活动，如"抓空增力"等以减轻患肢远端的肿胀，并可使骨折两断端紧密接触而增加其稳定性。腕关节伸屈和前臂旋转活动，应严加限制。中期可进行肩关节的活动和肘关节的伸屈活动，如小云手等。后期解除固定后，可逐步进行前臂旋转和腕关节伸屈、旋转活动，如拧拳反掌、旋肘拗腕等。

第九节　桡骨下端骨折

桡骨下端（包括桡骨远侧端3cm以内）骨折，在临床上比较常见。桡骨远端与腕骨（舟状骨与月骨)形成关节面，其背侧边缘长于掌侧，故关节面向掌侧倾斜为 10°~15°，桡骨下端内侧缘稍成切迹与尺骨头形成下尺桡关节，切迹的下缘为三角纤维软骨的基底部附着，三角软骨的尖端起于尺骨茎突基底部。前臂旋转时桡骨沿尺骨头回旋，而以尺骨头为中心。桡骨下端外侧的茎突，较其内侧长 1~1.5cm，故其关节面还向尺侧倾斜 20°~25°。这些关系在骨折时常被破坏，在整复时应尽可能恢复其正常解剖关系（图 2-70）。本骨折比较常见，多见于青壮年及老年人。在 20 岁以前的患者，则多为桡骨下端骨骺分离。

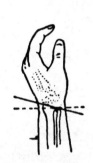 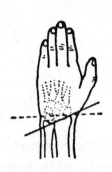 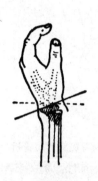 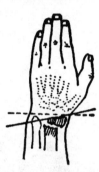

a.向掌侧倾斜 10°~15°　b.向尺侧倾斜 20°~25°　c.骨折后掌侧倾斜角改变　d.骨折后尺侧倾斜角改变

图 2-70　桡骨下端关节面的倾斜角度

直接暴力和间接暴力均可造成桡骨下端骨折，但多为间接暴力所致。骨折是否有移位，与暴力大小有关。根据受伤姿势和骨折移位的不同，可分为伸直型、屈曲型、背侧缘和掌侧缘骨折四种类型。

1. 伸直型骨折。跌倒时，前臂旋前，腕关节呈背伸位，手掌先着地，躯干向下的重力与地面向上的反作用力交集于桡骨下端而发生骨折。暴力轻时，骨折嵌插而无明显移位。暴力较大时，则腕关节正常解剖关系发生改变，骨折远段向桡侧和背侧移位，桡骨下端关节面改向背侧倾斜，向尺侧倾斜减少或完全消失，甚至向桡侧倾斜。严重移位时，骨折端可有重叠移位，腕及手部形成"餐叉样"畸形（图 2-71）。由于桡骨下端骨折有成角移位及重叠移位，常合并有下桡尺关节脱位及尺骨茎突骨

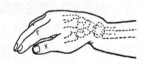

图 2-71　"餐叉样"畸形

折。如合并尺骨茎突骨折，下桡尺关节的三角纤维软骨盘随骨折片移向桡侧、背侧。尺骨茎突未骨折而桡骨骨折远段移位较多时，三角纤维软骨盘可被撕裂。若被重物打击、碰撞等直接暴力造成的骨折为粉碎型。老年人骨质疏松，骨折常呈粉碎并可波及关节面。此类骨折若复位不良而致畸形愈合时，因掌侧屈肌腱和背侧伸肌腱在桡骨下端的骨沟内移位或发生扭转，可影响肌腱的滑动，对手指的功能，尤其是对拇指的功能可产生严重障碍。由于桡骨下端关节面倾斜度发生改变，以及下桡尺关节脱位，往往会影响腕关节的背伸、掌屈及前臂的旋转活动。

2. 屈曲型骨折。跌倒时，腕关节呈掌屈位，手背先着地，传达暴力作用于桡骨下端而造成骨折。骨折平面与伸直型骨折相同，但移位方向相反。骨折远段向桡侧和掌侧移位，

桡骨下端关节面向掌侧倾斜,手腕部形成"锅铲"畸形。在桡骨远端的背侧被外力直接打击、碰撞、轧压等,亦可造成屈曲型骨折。此类骨折比伸直型骨折较为少见。

3. 背侧缘劈裂骨折。跌倒时,在腕背伸、前臂旋前位,手掌先着地,外力使腕骨冲击桡骨下端关节面的背侧缘而造成桡骨下端背侧缘劈裂骨折。远端骨折块呈楔形,包括该关节面的1/3,骨折块移向近侧及背侧,腕骨随之移位,实际上为伸直型骨折脱位(图2-72)。此类骨折少见。

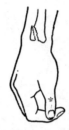 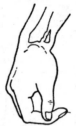

图2-72　桡骨远端背侧缘劈裂骨折　　图2-73　桡骨远端掌侧缘劈裂骨折

4. 掌侧缘劈裂骨折。跌倒时,腕关节呈掌屈位,手背先着地,外力使腕骨冲击桡骨下端的掌侧缘而造成桡骨下端掌侧缘劈裂骨折。有时腕部过度背伸,由于韧带牵拉也可造成掌侧缘劈裂骨折。腕骨随掌侧缘骨折片向掌侧及近侧移位而形成屈曲型骨折脱位(图2-73)。此类骨折亦少见。

【诊断要点】

伤后腕关节上方有明显肿胀、疼痛,桡骨下端处压痛明显,有纵向叩击痛,腕关节活动功能部分或完全丧失,手指做握拳动作时疼痛加重,有移位骨折常有典型畸形。伸直型骨折远端向背侧移位时,腕掌侧隆起,而其远侧向腕背侧突出,从侧面可见典型的"餐叉"畸形。骨折远端向桡侧移位并有缩短移位时,桡骨茎突上移至尺骨茎突同一水平,甚至高于尺骨茎突的平面,从手掌正面观,可见腕部横径增宽和手移向桡侧,呈"枪刺"状畸形。屈曲型骨折远端向掌侧移位并有重叠时,从侧面可见"锅铲"状畸形。劈裂型骨折严重移位时,腕掌背侧径增大,并有"枪刺"状畸形。腕关节X线摄片可明确骨折类型和移位方向,并可了解是否合并尺骨茎突骨折、下桡尺关节脱位。

根据受伤史、临床表现和体征、X线表现,一般可做出诊断。但无移位骨折或不完全骨折时,肿胀多不明显,仅觉得局部微痛,可有环状压痛和纵向叩击痛,腕和指运动不便,握力减弱,需注意与腕部软组织扭伤鉴别。

【手法整复】

无移位骨折或不完全骨折不需要整复,仅用掌、背两侧夹板固定2~3周即可;有移位的骨折则必须根据骨折类型采用不同的复位方法。陈旧性骨折仅向掌侧成角,而无桡偏或重叠移位者,时间虽已达3~4周,仍可按新鲜骨折处理。陈旧性骨折畸形愈合者,如受伤的时间不太久,骨折愈合尚未牢固,可行闭合折骨术治疗。

1. 伸直型骨折(提按复位法)。患者取坐位或平卧位,肘关节屈曲90°,前臂中立位,一助手持握患手拇指及其他四指，另一助手紧握患肢上臂下段，两助手行拔伸牵引，持续2~3min，使骨折断端的嵌入或重叠移位得以矫正，旋转移位亦应注意矫正。术者立于患肢外侧，一手握住前臂下段将骨折近端向桡侧推挤，另一手握掌腕部将骨折远端向尺侧推挤，握手部的助手同时将患腕向尺侧屈，以矫正骨折远端的桡侧移位。然后术者两手食、中、环三指重叠，置于近端的掌侧，向上端提，两拇指并列顶住远端的背侧，向掌侧挤按，握手部的助手同时将患腕掌屈，以矫正掌、背侧移位。待骨折移位完全矫正，腕部外形恢复正常后，术者一手托住手腕，另一手拇指沿伸、屈肌腱由远端向近端推按，理顺肌腱，使之恢复正常位置。亦可先整复掌、背侧移位，再整复桡侧移位。此法适用于老年患者，以及骨折线已进入关节、骨折粉碎者(图2-74)。

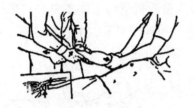
a.矫正桡侧移位

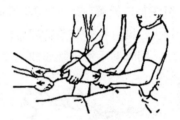
b.矫正掌、背侧移位

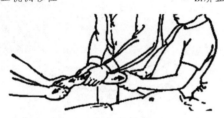
c.舒筋

图2-74 提按复位法

2. 屈曲型骨折。患者取坐位，患肢前臂旋前，手掌向下。术者一手握前臂下段，另一手握腕部，两手先沿原来移位方向拔伸牵引，待嵌入或重叠移位矫正后，握前臂之拇指置于骨折远端桡侧向尺侧按捺，同时将腕关节尺偏，以矫正其向桡侧移位。然后拇指置于骨折近端背侧用力向下按压，食指于骨折远端掌侧用力向上端提，同时将患腕背伸，使之复位(图2-75)。

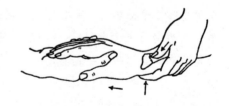
图2-75 屈曲型一人复位法

3. 背侧缘劈裂骨折。患者取坐位，前臂中立位。助手持握前臂上段，术者两手紧握患腕，将患腕前后扣紧，与助手拔伸牵引，并将腕部轻度屈曲，然后两手相对挤压，在腕背之手用拇指直接推按背侧缘骨折片，使之复位。

4. 掌侧缘劈裂骨折。患者取坐位，前臂中立位。一助手握持上臂下段，一助手持握手指，两助手拔伸牵引，并将患肢轻度背伸。术者两手掌基底部在骨折处掌、背侧相对挤按，使掌侧缘骨折片复位。

5. 陈旧性伸直型骨折畸形愈合。患者取平卧位，患肢外展，肘关节屈曲90°，前臂旋后。一助手持握前臂上段，另一助手两手分别持握患肢的大、小鱼际及腕部，两助手顺势拔伸数分钟。术者两拇指重叠置于骨折远端的桡侧，余指抱住骨折近端的尺侧，在助手持续拔伸下将患腕向桡、尺两侧摇摆，并做对抗旋转。当助手将患腕摆向尺侧时，术者将骨折远端推向尺侧、近端拔向桡侧。当患腕摆向桡侧时，术者用两虎口卡住骨折远端的桡侧向尺侧推。连续摇晃数分钟，将桡、尺两侧的骨痂撕断。然后术者改用两拇指按于骨折部的背侧，余指扣住骨折近段的掌侧，当助手将患腕背伸时，术者用拇指将骨折近端向掌侧按压；当助手将患腕掌屈时，术者用余指将骨折近端向背侧推顶，使骨折端掌、背侧的骨痂撕断。耐心地反复来回摇摆和按压推顶，尽量缩短力臂，力量由小至大，使骨痂完全折断、粘连的组织得以松解（图2-76）。最后再按新鲜骨折进行手法整复。对单纯向掌侧成角的陈旧性骨折，则可将患肢前臂旋后，在助手的拔伸牵引下，术者在掌侧骨折端隆起处直接用力按压，同时助手将患腕屈曲，使成角畸形得以矫正。

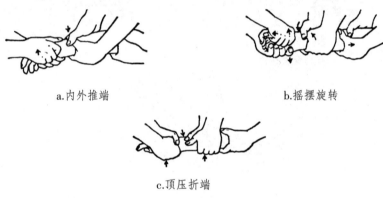

a.内外推端　　　　　　　　　b.摇摆旋转

c.顶压折端

图2-76　陈旧性桡骨下端骨折手法折骨术

附：陈旧性桡骨下段骨折脚踏法

不超过1个月者施以脚踏法，效果良好。患者取蹲式，用一木凳，上边放上棉垫，然后把患肢置于棉垫上，手心向上。医者用脚跟踏住桡骨之上折端凸出部，再用双手把握患手，用力向前上方牵引（图2-77），使其筋骨拉开，当时能清楚听到有软组织撕裂声和骨折复位声，变形凸出即能消失。

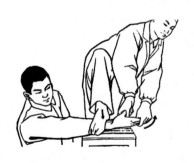

图2-77　陈旧性桡骨下端骨折整复法

骨折整复后，在持续牵引下，术者将用陈年黑醋调和好的接骨膏，摊放在布片或绷带上，撒上接骨散1号，包裹住腕部，伸直型骨折先在骨折远端背侧和近端掌侧分别放一平垫，然后放上夹板，夹板上端达前臂中、上1/3，腕、背侧夹板下端应超过腕关节，限制手腕的桡偏和背伸活动；屈曲型骨折则在远端的掌侧和近端的背侧各放一平垫，桡、掌侧夹板下端应超过腕关节，限制桡偏和掌屈活动，扎上3条布带，伸直型骨折先在骨折远端背侧和近端掌侧分别放一平垫，然后放上夹板，夹板上端达前臂中、上1/3，腕、背侧夹板下端应超过腕关节，限制手腕的桡偏和背伸活动；屈曲型骨折则在远端的掌侧和近端的背侧各放一平垫，桡、掌侧夹板下端应超过腕关节，限制桡偏和掌屈活动，扎上3条布带，最后将前臂悬挂胸前，保持固定4~5周(图2-78)。

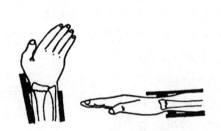 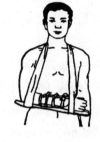

a.固定示意图　　　　　　　　b.患肢悬吊情况

图2-78　伸直型桡骨下端骨折固定情况

固定期间积极做指间关节、指掌关节屈伸锻炼及肩肘部活动。解除固定后，做腕关节屈伸和前臂旋转锻炼。

第十节　指骨骨折

指骨骨折是手部最常见的骨折，亦称竹节骨骨折。指骨周围附着的肌腱和肌肉收缩牵拉，可影响骨折的移位。在治疗过程中，如果处理不当，可发生骨折畸形愈合，或造成关节囊挛缩，或骨折端与邻近肌腱发生粘连而导致关节功能障碍，甚至关节僵直，对手的功能影响较大。骨折可发生于近节、中节或末节，可单发或多发。多见于成年人。

直接暴力和间接暴力均可造成指骨骨折，但多由直接暴力所致，且易引起开放性骨折。有横断、斜形、螺旋、粉碎或波及关节的骨折。其中闭合性骨折以横断骨折较多见，斜形骨折次之。开放性骨折以粉碎骨折较多见。

1. 近节指骨骨折。多由间接暴力所致，以骨干骨折较多见，因骨折近端受骨间肌、蚓状肌的牵引，骨折远端受伸肌腱的牵拉，常造成向掌侧成角畸形(图2-79)。若颈部骨折，由于伸肌腱中央部的牵拉，远端可向背侧旋转达90°，使远端的背侧与近端的断面相对而阻止骨片的整复(图 2-80)。

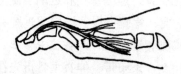
图 2-79　近节指骨骨折的移位

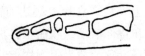
图 2-80　指骨颈骨折的移位

2. 中节指骨骨折。中节指骨受直接暴力打击可引起横断骨折，受间接暴力可引起斜形或螺旋骨折。由于骨折部位的不同，可发生不同的畸形。骨折部位如在指浅屈肌腱止点的近侧，则远侧骨折段被指浅屈肌腱牵拉，形成向背侧成角畸形。如骨折部位在指浅屈肌腱止点的远侧，由于指浅屈肌的牵拉，使近侧骨折段向掌侧移位，形成向掌侧成角畸形。

3. 末节指骨骨折。指骨末端粗隆及指骨干骨折，多因直接暴力所致，如被重物砸伤、挤压伤等。轻者仅有骨裂纹，重者可裂成骨块，多合并有软组织裂伤。因局部无肌腱牵拉，骨折一般无明显移位或畸形。末节指骨基底侧撕脱，多由于手指伸直时，间接暴力作用于指端，使末节指骨曲，由于伸肌腱的牵拉，末节指骨基底背侧可发生撕脱骨折。如在接球时，指端被球撞击所致。骨折后末节手指屈曲，呈典型的锤状指畸形(图 2-81)。

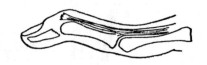
图 2-81　末节指骨基底背侧撕脱骨折

【诊断要点】

骨折后局部肿胀、疼痛，手指伸屈功能受限。有明显移位时，近节、中节指骨骨折可有成角畸形；末节指骨基底部背侧撕脱骨折有锤状指畸形，手指不能主动伸直。有移位骨折可扪及骨擦音，有异常活动。指骨均在皮下，较容易触摸，只要注意检查，不易漏诊，X 线检查可明确骨折部位和骨折类型。

【手法整复】

骨折必须正确整复对位，尽量做到骨折解剖复位，不能有成角、旋转、重叠移位畸形，以免妨碍肌腱的正常滑动，造成手指不同程度的功能障碍。对闭合性骨折可手法复位、夹板固定。对开放性骨折做清创术后，亦可行手法复位和用夹板固定。复位时须用骨折远端去对骨折近端。手指应尽量固定在功能位，既要充分固定，又要适当活动。

近节指骨干骨折：整复时，患者取坐位，术者一手握住患侧的手掌，并用拇指和食指捏住骨折的近段固定患指。另一手的中指扣住患指中节的掌侧，用环指压迫其背侧。将患指在屈曲下进行拔伸牵引，以矫正骨折的重叠移位。然后术者用握骨折远段之手的拇指和食指，分别捏住骨折处的内、外侧进行挤捏，以矫正侧向移位。再将远端逐渐掌屈，同时以握近端之拇指将近端向背侧顶住，以矫正向掌侧成角畸形。指骨颈整复时，应加大畸形，用反折手法，先将骨折远段呈 90°向背侧牵引，然后迅速屈曲手指，屈曲时应将近端的掌侧顶向背侧，使之复位(图 2-82)。

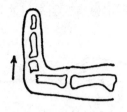
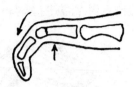

a.整复方向　　　　　　　　　b.整复后

图 2-82　指骨颈骨折

中节指骨骨折整复时，术者一手拇指和食指捏住骨折近段固定患指，用另一手拇、食指扣住患指末节，先拔伸牵引，然后用该手的拇指和食指捏住骨折处的内、外侧进行挤捏，以矫正侧向移位。再将拇指和食指改为捏住骨折处的掌背侧进行提按，以矫正掌背侧移位。

末节指骨末端粗隆及骨干骨折整复时，可在牵引下，术者用拇指和食指在骨折处内外侧和掌背侧进行挤捏，以矫正侧向移位和掌背侧移位。如为开放性骨折，且其骨折片较小，在清创缝合时，应将碎片切除，以免将来指端引起疼痛。若甲根翘起者，须将指甲拔除，骨折才易复位，甲床可用凡士林纱布外敷，指甲可重新长出。末节指骨基底背侧撕脱骨折整复时，只要将近节指间关节屈曲、远侧指间关节过伸，便可使撕脱的骨折块向骨折远段靠近。

【固定与功能锻炼】

无移位骨折，可用塑形沙枣树皮小夹板或铝板固定于功能位 3 周左右。

有移位的近节指骨干或指骨颈骨折，复位后根据成角情况放置小压垫，在掌、背侧各放一小夹板，如有侧方移位则在内、外侧亦各放一小夹板，其长度相当于指骨，不超过指间关节，然后用胶布固定。对于有向掌侧成角的骨折，可置绷带卷或裹有 3~4 层纱布的小圆柱状固定物（小木棒或小玻璃瓶），手指握在其上，使手指屈向舟状骨结节，以胶布固定，外加绷带包扎。如有侧方成角或旋转畸形，还可利用邻指固定患指（图 2-83）。

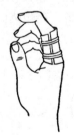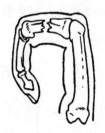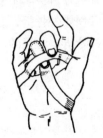

图 2-83　近节指骨骨折整复后的固定方法

中节指骨骨折复位后，骨折部位在指浅屈肌腱止点的远侧者，固定方法同近节指骨骨折；骨折部位在指浅屈肌腱止点的近侧者，虽然手指固定在伸直位较稳定，但不应在伸直位固定过久，以免造成关节侧副韧带挛缩及关节僵直。

末节指骨末端或指骨干骨折复位后，可用塑形竹片夹板或铝板固定于功能位，末节指骨基底背侧撕脱骨折复位后，可用塑形夹板或铝板固定患指近侧指间关节于屈曲位、远侧指间关节于过伸位6周左右(图2-84)。

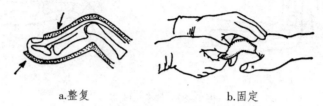

a.整复　　　　　　　　b.固定

图2-84　远节指骨基底背侧撕脱骨折整复固定法

第十一节　股骨粗隆(转子)间骨折

髋关节由髋臼与股骨头构成，股骨头呈类圆球形，股骨头与股骨干之间由股骨颈相连接，股骨颈容易发生颈部骨折(图2-85)。在成年人股骨颈与股骨干形成125°~135°的夹角，平均为127°，称为颈干角(亦称倾斜角)。大于此角称髋外翻，小于此角称髋内翻(图2-86)。

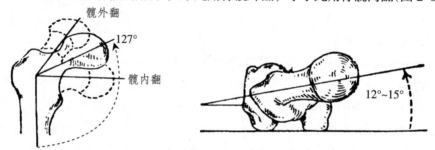

图2-85　股骨颈干角(倾斜角)　　　　图2-86　股骨颈前倾角

股骨颈骨折多见于老年人，按骨折部位不同，可分为股骨颈囊内骨折和股骨颈囊外骨折。股骨颈囊外骨折，是指骨折线全部或大部分在关节囊外的一类骨折，而粗隆间的骨折则是囊外骨折中常见的一种(图2-87)。

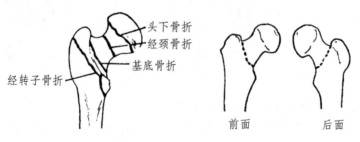

a.股骨颈骨折的不同部位　　　b.髋关节囊内附着线

图2-87　股骨颈骨折

患者多为老年人，因髋部骨质疏松，关节不灵活，跌倒时，大粗隆部着地所致，有时因股骨急骤过度内收或外展亦能引起。按骨折类型不同分为：

1. 外旋型。骨折线自小粗隆斜行向外上方至大粗隆。在大小粗隆间形成长斜形或螺旋形骨折。骨折远段因肌肉收缩和重力关系，可向上及外旋移位（图2-88a）。

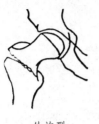

a.外旋型　　　　b.内翻型　　　　c.内旋型

图 2-88　股骨粗隆间骨折的类型

2. 内翻型。骨折线由内下向外上至大粗隆，呈斜形。骨折部位常较外旋型稍高（接近股骨颈基底），与股骨干长轴形成较大的锐角（图2-88b）。

3. 内旋型。骨折线由小粗隆与股骨颈基底间开始，由内上斜行向外下，达股骨干上端外侧，与外旋型的骨折线方向相反。这种骨折经手法整复后，容易再重叠移位，是不稳定性骨折，但不易发生髋内翻（图2-88c）。

【诊断要点】

患者多为老年人，受伤后患肢不能活动，髋部疼痛，呈外旋位。患侧髂前上棘至胫骨内踝间距离较健侧缩短。在粗隆部有肿胀、瘀斑可见。叩击伤肢足跟，则骨折处有剧痛。X线摄片可与囊内骨折相鉴别。

【手法整复】

1. 不全或嵌插骨折，可以让伤病员平卧在木板床上，用两沙袋固定于伤肢的内、外侧缘，使之保持在中立和适当的外展位。卧床期间伤者有时可以坐起，但必须做到不盘腿、不侧卧、不下地。4周后可在外展夹板固定和双拐保护下，下地练习行走。骨折愈合后，伤肢才能开始负重。

2. 完全骨折，骨折近段形成外展外旋畸形，远段向内和向上移位，形成髋内翻畸形，运用提端及旋转法整复（图2-89）。助手固定骨盆，术者握住伤肢，须纵轴方向拔伸，矫正重叠移位后，再按照骨折类型，将伤肢置于适当位置上：外旋骨折外展内旋；内翻骨折将骨折远断端向内推，伤肢外展内旋；内旋骨折伤肢保持中立位。6周后在外展夹板保护下，离床扶双拐下地练习步行。8~9周后视骨折愈合情况，可改用单拐负重行走。

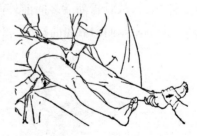

图 2-89　股骨粗隆(转子)间骨折复位

3. 内旋型骨折，不易达到解剖复位，远端易向上重叠移位，患肢仍固定于中立位或轻度外展位，颈干角在130°~140°之间即可。虽有轻度短缩，对功能不会有更大影响。

4. 根据目前临床实践，用本法治疗后，骨折愈合快，关节活动功能恢复良好，即使有轻度髋内翻，对老年人功能影响不大。伤病员大多年老体衰，伤后长期卧床容易发生各种严重并发症，如肺炎、心力衰竭、血管栓塞、褥疮等。故临床辨证必须慎重，要注意其全身状况，以防贻误。

第十二节 股骨干骨折

股骨是人体中最长的管状骨，骨质坚硬，周围有坚实肥厚的肌肉组织包裹。正常时股骨有向前向外略呈 5°~10° 的生理弧度，利用股四头肌发挥伸膝关节的作用，整复时，应注意保持这个弧度。股骨中段内侧缘的内收肌群，扇形附着在相临骨骼上，它起到的杠杆作用很大，所以，外固定时要有效对抗其杠杆作用，才能使骨折复位稳定。股骨的大粗隆部有髂腰肌附着，起屈髋作用。股骨下 1/3 后侧有腘动脉通过，下 1/3 处骨折，远断端向后成角、重叠移位时，容易损伤腘动脉、腘静脉和神经。

股骨干骨折多由强大暴力所造成，主要是直接外力，如汽车撞击、辗压、重物打击和火器性损伤。因间接外力所致者，如从高处跌下，扭转外力所造成的股骨干骨折多见于儿童。

因股骨干骨折多由强大暴力所致，故骨折断端移位明显，软组织损伤也较严重。骨折发生的部位，以股骨干中下 1/3 交界处为最多，上或下 1/3 者次之。因其所受的暴力不同，直接外力多为粉碎、蝶形或近横形骨折。间接外力以斜形或螺旋形骨折为多见。骨折断端因受暴力的影响、肌群的收缩、下肢重力的牵拉、不适当的搬运与手法整复等，可发生各种不同的移位。股骨干上 1/3 骨折，骨折近段断端因受髂腰肌及臀中、小肌和其他外旋肌群的牵拉而出现屈曲、外展、外旋移位，骨折远断端则向上、向内、向后移位（图 2-90a）。股骨干中 1/3 骨折，骨折断端除有重叠外，无一定规律，常随暴力的作用方向而变化，如两断端尚有接触而无重叠时，近端有外展屈曲倾向，远段因受内收肌的牵拉，其下端向内上方移位，故骨折断端多向前外侧成角畸形（图 2-90b）。股骨干下 1/3 骨折，远断端因受腓肠肌的牵拉而向后屈曲移位（图 2-90c）。

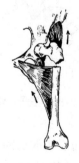 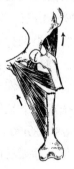 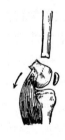

a. 上 1/3 骨折　　　　b. 中 1/3 骨折　　　　c. 下 1/3 骨折

图 2-90　股骨干骨折

随着医学科学的不断发展，临床经验不断积累，目前对股骨干骨折的治疗方法则按患者的年龄、体质、骨折类型、软组织损伤的程度和有无血管神经损伤等而定。一般多采用手法复位、夹板固定、贴膏与持续牵引相结合的方法，很少用切开复位与内固定方法治疗。

【手法整复】

手法复位第一步：拔伸，先在患者会阴部衬好厚棉垫，再用宽布带绕过会阴部。布带前段经健侧至肩部前方，布带后段经髋部、背部至患侧肩部后外方。两段布带由一助手拉住做对抗拔伸；再用一条宽布带经过患者两侧髂嵴，将骨盆固定于手术床上。在两侧髂嵴处要垫好厚棉垫。患肢用手法拔伸。手术床要低，以便于助手做拔伸。必要时还可再用一条宽布带围绕屈膝位的小腿上段后侧，并将此牵引带绑于助手腰背部，以协助手力拔伸（图 2-91）。在小腿上段后侧牵引带经过处，须用较厚的棉垫垫好，防止损伤腓总神经。通过拔伸牵引即可矫正重叠及成角移位。

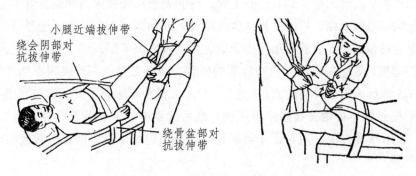

图 2-91 股骨干骨折整复手法

若股骨干横断骨折重叠移位较大，手法拔伸不易完全矫正时，可用反折手法予以矫正。斜形骨折或螺旋骨折，有时两骨折面旋转至相反的方向，即骨折面反迭，背向移位，可用回旋手法。但在复位前应认真研究 X 线片，并结合摸诊，充分研究骨折远侧段在暴力作用下发生移位的途径。从患者发生骨折时体位及暴力作用的方向、X 线片所见以及复位时骨折远侧段在顺或逆时针的方向中移动时有松动的感觉等来判断发生旋转的途径，然后按原路用回旋手法使骨折远侧段复位。因骨折远侧段受暴力作用发生旋转时，损伤了移位途径上的软组织，在该处造成了一个薄弱环节，手法复位时，用回旋手法，循原来途径送回去，阻力就小，可矫正背向移位或解脱软组织嵌入，将小腿及足放正，即可较顺利地矫正旋转移位。

对横断或短斜面骨折的侧方移位，术者用两手手指或两手掌，对肌力强大的患者还可用两前臂分别置于两骨折段的内、外侧或前、后侧（应用两前臂时双手十指交扣），按骨折侧方移位的方向，施行端提、捺正手法使之复位（图 2-91）。

中 1/3 骨折：将患肢外展，同时以手自断端的外侧向内挤压，然后以双手在断端前后、内外夹挤（图 2-92）。

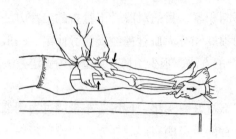
图 2-92 股骨干中端骨折复位

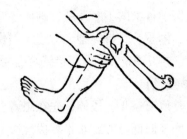
图 2-93 股骨干下 1/3 骨折复位

下 1/3 骨折：在维持牵引下，膝关节徐徐屈曲，并以紧挤在腘窝内的两手作支点将骨折远端向近端推迫（图 2-93）。

【固定与功能锻炼】

复位后用 4 块夹板固定。夹板上、下端的宽度相当于大腿上、下周径的 1/5。夹板的长度：外侧夹板从股骨大粗隆到股骨外上髁；内侧夹板从腹股沟内侧到股骨内上髁；前侧夹板从腹股沟到髌骨上缘；后侧夹板从坐骨结节下方到腘窝上方。夹板选择好后，再按骨折部位及原有移位的情况放置压垫。由于股骨周围软组织丰厚，压垫的面积应大一些，必须有一定的厚度（成人约 4cm）。压垫放置的位置，可按二点、三点或四点加压固定放置，上或中上 1/3 骨折加用沙袋辅助固定（图 2-94）。夹板和压垫均备妥，患肢在维持拔伸下，用大块薄棉垫包好，再用胶布条粘牢压垫，然后放置内、外、前及后侧夹板，上或中上 1/3 骨折，加用外展夹板，用布带 4 条捆扎。夹板固定结束后，即将患肢放在牵引架上，做持续骨牵引。

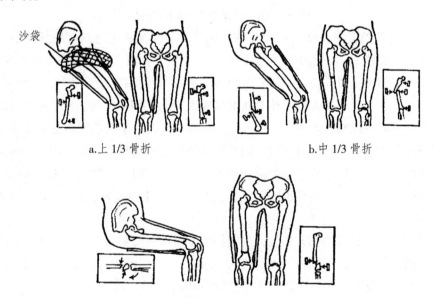

a. 上 1/3 骨折　　b. 中 1/3 骨折

c. 下 1/3 骨折

图 2-94 股骨骨折固定垫放置部位

须经常量比两腿，检查骨折是否错位（图 2-95）。夹板固定后，还应按不同年龄采用不同的牵引方式。皮肤牵引适用于儿童和年老、体弱的成年人；骨骼牵引适用于下肢肌肉比较发达的青壮年或较大的儿童。儿童牵引重量约 1/6 体重，时间约 3 周；成人牵引重量约为 1/7 体重，时间 8~10 周。垂直悬吊皮肤牵引适用于 3 岁以下的幼儿（图 2-96）。

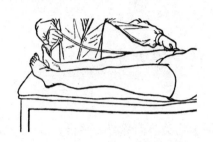

图 2-95　术后测量

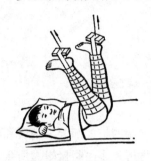

2-96　垂直悬吊皮肤牵引法

整复后，要采取合理的外牵引（伤肢水平牵引或用托马氏架牵引）防止再移位。上 1/3 骨折，伤肢屈髋外展位，小腿中立位；中 1/3 骨折，伤肢稍屈髋外展位；下 1/3 骨折，伤肢稍屈髋，中立位，把伤肢放在制作的托马氏架上纵向牵引（图 2-97）。

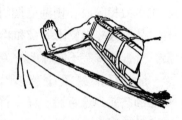

整复后 7~8 周，经过练功，伤肢有力，局部疼痛消失，骨折稳定，用 X 线透视检查可见到有少量的骨痂形成，骨折线模糊。这时可去掉牵引，让伤病员扶双拐下地做不负重活动。整复后 8~10 周，基本上可以达到临床愈合的标准，可解除外固定，加强练功，逐步恢复伤肢功能。

图 2-97　股骨干骨折支托固定法（腿下放的铁丝托板是按照需要弯成的）

股骨干骨折一般都能愈合，预后较佳，并且儿童股骨干骨折的塑形能力很强，除旋转移位外，向前 10°以内的成角、2.5cm 以内的重叠，均能在短期内自行矫正。成人则塑形能力较差，上 1/3 骨折遗留成角畸形，重叠 2.5cm 以上的移位则可影响功能。伤后固定时间过久，未能积极进行功能锻炼，可造成膝、踝关节强直，故在治疗过程中，必须注意防止。

近年来国内有人用股骨骨折局部牵引固定架治疗股骨干骨折，解决了牵引、复位、固定等几个问题，操作简单、适用、疗效可靠，不仅有利于骨折的愈合，而且可以互相协调、紧密配合。一般的病例通过牵引，可自行复位、固定。对一些粉碎、斜面或螺旋形骨折，经过牵引和手法复位，并加用棉垫、夹板进行调整，同样可以达到满意的效果。复位时只要把力线对好，使骨折断端充分接触，就可以收到良好的疗效。但对有背向移位的骨折，必须加用回旋手法，妥善复位。对严重重叠移位的横断骨折，应加大牵引重量，力争在 1~2d 内将重叠畸形完全矫正，而后进行手法复位。复位满意后，牵引量维持在 4~8kg 之间，在大腿的前、内、外侧用选好的夹板同木架的后托一起固定。布带不宜缚的过紧，尤其是骨折下端的带子松紧要适宜。夹板、棉垫要保持骨折端对位。如此即可有效地矫正骨折成角及侧方移位，又不妨碍血液循环。

复位固定后，应注意股四头肌和踝、趾关节的功能锻炼，对于骨折复位较稳定，且身体好的青壮年，固定后 2~3d 即可扶双拐下地活动。非稳定性骨折，可适当延迟离床时间。

第十三节　胫骨髁骨折

胫骨上端的扩大部分为内髁和外髁，其平坦的关节面称胫骨平台，故胫骨髁骨折又称胫骨平台骨折，多由间接暴力所致。受伤姿势是高处坠下，足先着地，膝关节过度内翻或外翻引起。青壮年多见。若两髁受力不相等时，则受力较大的一髁发生骨折；若内外两髁所受压力相等时，则两髁同时发生骨折。膝关节过度外翻可造成胫骨外髁压缩塌陷骨折，有时甚至合并内侧副韧带和半月板损伤；内翻时可造成胫骨内髁骨折或合并外侧副韧带损伤，骨折后多有不同程度的关节面破坏。

胫骨双髁（髁间）骨折多因从高处跌下，足先着地，外力沿着胫骨纵轴向上传导，而股骨髁的凸面则像重锤一样，将胫骨内外髁劈裂，形成倒"T"形或"Y"形骨折，并向下移位，而胫骨体则向上移位，甚至可进入膝关节与股骨髁间接近（图 2-98）。

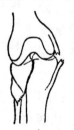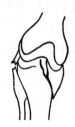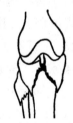

a.外翻骨折　　b.内翻骨折　　c.垂直冲击骨折

图 2-98　胫骨髁骨折的类型

【诊断要点】

伤后膝部明显瘀肿、疼痛、功能障碍，可有膝外、内翻畸形。若侧副韧带断裂，则侧向试验阳性。若交叉韧带亦断裂时，则抽屉试验阳性。膝关节 X 线正侧位摄片可显示骨折类型和移位情况，疑有侧副韧带损伤者，还应在被动外（内）翻位拍摄双侧膝关节正位 X 线片，与健侧对比关节间隙的距离。

【手法整复】

无移位骨折可固定膝关节于伸直位置 4~5 周；有移位骨折，应施行手法整复或持续牵引，力求恢复胫骨关节面的完整和下肢正常的生理轴线，以防止损伤性关节炎的发生。整复后用内、外、后侧 3 块夹板固定。若移位严重，且关节面有压缩者，可考虑切开整复和内固定。合并韧带断裂者，早期做韧带修补术或晚期做重建术，以稳定膝关节。无论采用何种方法治疗均须早期积极做股四头肌和膝关节主动活动锻炼，后期可配合按摩和熏洗。

首先采用局部麻醉，在严格无菌下，将关节内积血抽出，再以 0.25%普鲁卡因冲洗，然后患者平卧在骨科床上，行胫骨下端或跟骨快速牵引，直至恢复胫骨长度为止。术者运用抱髁挤按手法，两手掌放在胫骨髁部的内外侧向中线挤压（图 2-99），使之复位，而后拍 X 线片检查，若对位满意，可在内外髁处放棉纱压垫，超膝夹板外固定，再由助手维持拔伸，将小腿放在牵引架上，进行持续牵引，牵引重量 4~5kg。

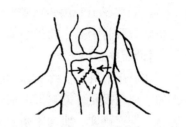

图 2-99 胫骨双髁骨折手法加压复位

胫骨双髁骨折虽经手法复法，若仍不能完全恢复其解剖位置，可发生创伤性关节炎，产生经常性疼痛。这种骨折最好采取切开复位及内固定，尽量恢复关节面的完整性。若骨折复位能保持关节面的光滑，仅膝关节因缺乏锻炼致功能受限者，局部用散瘀和伤汤熏洗加灸熨法，往往可获得满意效果。

【功能锻炼】

胫骨髁骨折容易愈合，但膝关节功能不易恢复完全，常发生程度不同的创伤性关节炎或功能限制，故早期有计划地进行股四头肌锻炼甚为重要。2 周后开始膝关节伸展活动，如仰卧举腿、蹬空增力等。6 周后骨折临床愈合，拆除牵引，可离床扶拐不负重练习行走，以促进关节功能的恢复。

第十四节　胫腓骨干双骨折

胫腓骨干骨折很常见，各种年龄均可发病，尤以 10 岁以下儿童或青壮年为多，儿童为青枝骨折或无移位骨折。《伤科汇纂》曰："其断各有不同，或截断，或斜断，或碎断，或单断，或二根俱断。"儿童的骨折以胫骨干骨折最多，胫腓骨干双骨折次之，腓骨干骨折少见。成人的骨折以胫腓骨干双骨折为大多数。

直接暴力或间接暴力均可造成胫腓骨干骨折。从高处坠下，足部先着地，小腿旋转，或受重物直接打击、挤压引起。

1. 直接暴力。暴力多由外侧或前外侧来，而骨折多是横断、短斜面，亦可造成粉碎骨折。胫腓骨两骨折线都在同一水平，软组织损伤较严重（图 2-100a）。

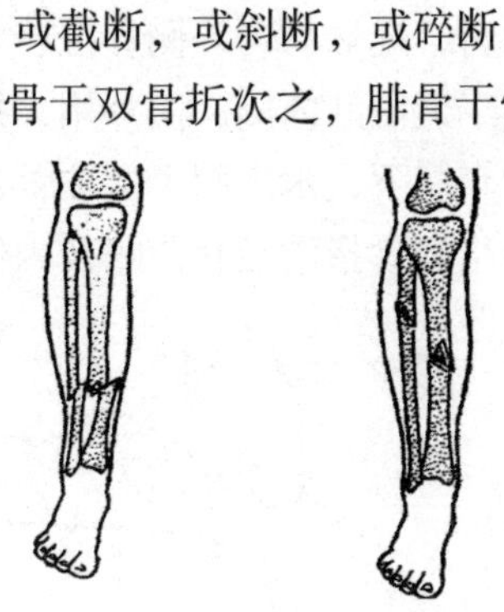

图 2-100 不同暴力所致的胫腓骨干骨折

2. 间接暴力。由传达暴力或扭转暴力所致，多为斜形或螺旋骨折。双骨折时，腓骨的骨折线较胫骨为高。软组织损伤较轻(图 2-100b)。

【诊断要点】

伤后患肢肿胀、疼痛和功能丧失，可有骨擦音和异常活动。有移位骨折者，可有肢体缩短、成角及足外旋畸形。损伤严重者，在小腿前、外、后侧间隔区单独或同时出现极度肿胀，扪之硬实，肌肉紧张而无力，有压痛和被动牵拉痛，胫后或腓总神经分布的皮肤感觉丧失，即属筋膜间隔区综合征的表现。严重挤压伤、开放性骨折，应注意早期创伤性休克的可能。《医宗金鉴·正骨心法要旨》曰："若被跌打损伤，其骨尖斜突外出，肉破血流不止，疼痛呻吟声细，饮食少进，若其人更气血素弱，必致危亡。"胫骨上 1/3 骨折者，检查时应注意腘动脉的损伤。腓骨上端骨折时要注意腓总神经的损伤。小儿青枝骨折或裂缝骨折，临床症状可能很轻，但患孩拒绝站立或行走，局部有轻微肿胀及压痛。正侧位 X 线摄片可以明确骨折类型、部位及移位方向。因胫骨和腓骨骨折处可以不在同一平面(尤其是间接暴力引起的骨折)，故 X 线摄片应包括胫腓骨全长。

【手法整复】

胫腓骨骨折的治疗原则主要是恢复小腿的长度和负重功能。因此，应重点处理胫骨骨折。对骨折端的成角和旋转移位，应予纠正。无移位骨折只需用夹板固定，直至骨折愈合；有移位的稳定性骨折(如横断骨折)，可用手法整复，夹板固定；不稳定性骨折(如粉碎骨折、斜形骨折)，可用手法整复，夹板固定，配合跟骨牵引。

开放性骨折应彻底清创，尽快闭合伤口，将开放性骨折变为闭合性骨折。合并筋膜间隔区综合征者应切开深筋膜，彻底减压。创口缝合困难时，可在两侧做减张切口。陈旧性骨折畸形愈合者，可用手法折骨、夹板固定或配合牵引；对畸形愈合牢固，或骨折不愈合者，应切开复位加植骨术。

1. 不稳定性骨折整复方法。患者平卧，膝关节屈曲 20°~30°，一助手用肘关节套住患者腘窝部，另一助手握住足部、沿胫骨长轴做拔伸牵引 3~5min，矫正重叠及成角畸形。若近端向前内移位，则术者两手环抱小腿远端并向前端提，一助手将近端向后按压，使之对位。如仍有左右侧移位，可同时推近端向外，推远端向内，一般即可复位。螺旋、斜形骨折时，远端易向外侧移位，术者可用拇指置于胫腓骨间隙，将远端向内侧推挤；其余四指置于近段的内侧，向外用力提拉，并嘱助手将远端稍稍内旋，可使完全对位。然后，在维持牵引下，术者两手握住骨折处，嘱助手徐徐摇摆骨折远段，使骨折端紧密相插。最后以拇指和食指沿胫骨前嵴及内侧面来回触摸骨折部，检查对线对位情况(图 2-101)。

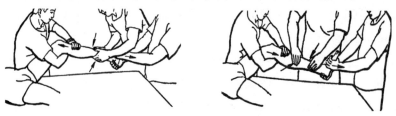

图 2-101 胫腓骨干骨折整复方法

2. 稳定性骨折整复方法。

手法：患者仰卧，伤腿略屈。第一助手站在伤肢外侧，用双手握住小腿上端；第二助手站在伤肢足侧，用一手握住踝部，另一手握住足面，两助手把托平稳。医者站在伤肢外侧，双手分别掐住上、下两断端，嘱两助手缓缓用力相对拔伸，将小腿拔直，待两断端之间分离时，按骨折移位的方向，再施如下手法：①若骨折断端塌陷，医者用一手掌托住小腿下方，向上挺托，另一手手掌在小腿上面迎之，其骨自起。②若骨折向左、右侧凸，医者一手手掌或拇、食二指放在所凸之处，向对侧推按捺正，另一手手掌放在对侧迎之，其骨即可复位(图2-102)。③若骨折断端向上凸起，医者用一手手掌或拇、食二指放在所凸之处，由上向下戳按，另一手手掌置于小腿下迎合，其骨即可复平(图2-103)。医者一手托住小腿，另一手手指(拇指在外侧，余四指在内侧)自上而下归挤，使断端平复(图2-104)，再行敷药、捆绑（图2-105)。根据骨折断端复位前移位的方向及其倾向性而放置适当的压力垫。

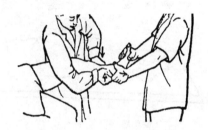
图2-102 捺正

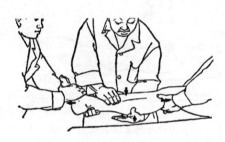
图2-103 戳按、挺托

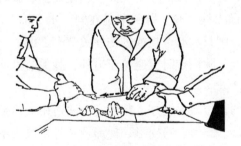
图2-104 归挤

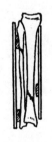
a.斜面骨折

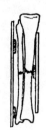
b.横断骨折达到解剖对位者

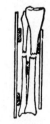
c.横断骨折未达到解剖对位者

图2-105 胫腓骨干双骨折固定示意图

【固定与功能锻炼】

整复固定后,即可做踝、足部关节屈伸活动及股四头肌舒缩活动。跟骨牵引者,还可以用健腿和两手支持体重抬起臀部。稳定性骨折从第2周开始进行抬腿及膝关节活动,在第4周开始扶双拐做不负重步行锻炼。不稳定性骨折则解除牵引后仍需在床上锻炼5~7d后,才可扶双拐做不负重步行锻炼。此时患肢虽不负重,但足底要放平,不要用足尖着地,免致远折段受力引起骨折旋转或成角移位。锻炼后骨折部若无疼痛,自觉有力,即可改用单拐逐渐负重锻炼,在3~5周内为了维持小腿的生理弧度和避免骨折段的向前成角,在床上休息时,可用两枕法。若解除跟骨牵引后,胫骨有轻度向内成角者,可令患者屈膝90°、髋屈曲外旋,将患者的足放于健肢的小腿上,呈盘腿姿势,利用肢体本身的重力来恢复胫骨的生理弧度(图2-106)。8~10周根据X线摄片及临床检查,达到临床愈合标准,即可去除外固定。

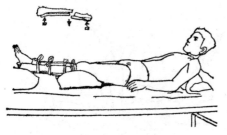 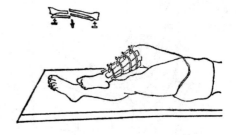

a.两枕法矫正向前成角　　　　　　　　b.盘腿法矫正向内成角

图2-106　矫正成角

下肢主要功能是负重、行走。故治疗时应完全纠正短缩、旋转、成角畸形;成人一定要恢复小腿生理弧度和下肢力线。膝、踝关节是在同一水平轴上活动的,如力线不恢复,膝、踝关节活动轴不平行,则日后有劳损或创伤性关节炎之虑。

腓总神经在腓骨小头处,除固定时应避免压迫外,膝关节过伸位的固定也可造成腓总神经损伤,故在固定时应注意。

本法对胫、腓骨骨折的复位效果较好。其固定方法适用于横形、锯齿形、长斜面形等稳定性骨折;而对于螺旋形、斜形、粉碎形、梯形及一骨多段等不稳定性骨折,在应用手法复位、压力垫、夹板固定的同时,可配合以跟骨滑动牵引,使骨折之成角、短缩及侧方移位得到纠正。

第十五节　踝部骨折

踝关节由胫、腓骨下端和距骨组成。外踝比较窄而长,位于内踝的稍后方。内踝的三角韧带较外踝的腓距、腓跟韧带坚强。故阻止外翻的力量大,阻止内翻的力量小。内、外、后三踝构成踝穴,而距骨居于其中,形成屈戍关节。胫腓骨下端之间被坚强而有弹性的下胫腓韧带连接在一起。

从高处坠下、下楼梯、下斜坡、走崎岖不平的道路,容易引起踝关节损伤。《世医得效方》已将踝关节损伤分为内翻与外翻两大类型。踝部损伤原因复杂,类型很多。韧带损伤、骨折、脱位可单独或同时发生。根据受伤的姿势可有内翻、外翻、外旋、纵向挤压、侧方挤压、跖屈和背伸等多种暴力,其中以内翻暴力最多见,外翻暴力次之。

1. 内翻暴力。由于足踝强力内翻,使内踝侧受挤迫,内踝多为斜形骨折,外踝受牵拉多为撕脱性横断骨折或腓侧副韧带、下胫腓韧带断裂,距骨向内脱位(图2-107)。

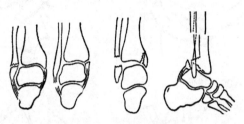

图2-107 踝部内翻骨折

2. 外翻暴力。由于足踝强力外翻,使外踝侧受挤迫,外踝多为斜形骨折,内踝受牵拉多为撕脱性横断骨折或三角韧带、下胫腓韧带撕裂,距骨向外脱位(图2-108)。

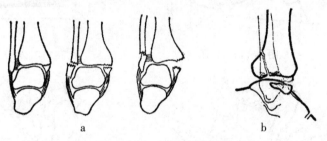

图2-108 踝部外翻骨折

3. 症状和诊断。在上述暴力作用时,若踝关节处于跖屈位,距骨可向后撞击胫骨后踝,引起三踝骨折并向后脱位;若此时踝关节处于背伸位,可引起胫骨前唇骨折。

根据骨折脱位的程度,损伤又可分为三度:单踝骨折为一度;双踝骨折、距骨轻度脱位为二度;三踝骨折、距骨脱位为三度。

【诊断要点】

伤后局部瘀肿、疼痛和压痛、功能障碍,可闻及骨擦音。外翻骨折多呈外翻畸形,内翻骨折多呈内翻畸形,距骨脱位时,则畸形更加明显。踝关节X线正侧位摄片可显示骨折脱位程度和损伤类型。并可根据骨折线的走向,分析骨折脱位发生的机理,有助于正确的复位和固定。

根据受伤史、临床表现和X线检查可做出诊断。

【手法整复】

踝部骨折是关节内骨折,无移位骨折仅将踝关节固定在0°中立位3~4周即可,有移位骨折，要求准确地复位、有效地固定和早期合理地练功活动。

患者平卧屈膝，助手抱住其大腿，术者握其足跟和足背做顺势拔伸，外翻损伤使踝部内翻，内翻损伤使踝部外翻。如有下胫腓关节分离，可在内外踝部加以挤压；如后踝骨折合并距骨后脱位，可用一手握胫骨下段向后推，另一手握前足向前提，并徐徐将踝关节背伸。利用紧张的关节囊将后踝拉下，或利用肢体重量，使后踝逐渐复位（图2-109~114）。

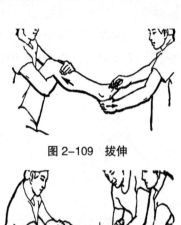

图2-109 拔伸

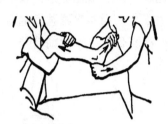

图2-110 翻转

图2-111 挤压

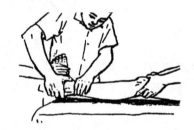

图2-112 矫正距骨脱位

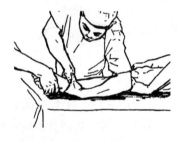

图2-113 整复胫腓下联合分离移位

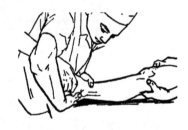

图2-114 矫正骨折块移位

【固定与功能锻炼】

先在内外两踝的上方各放一塔形垫，下方各放一梯形垫，或放置一个空心垫，防止夹板直接压在两踝骨突处。用5块夹板进行固定，其中内、外、后板上自小腿上1/3，下平足跟，前内侧及前外侧夹板较窄，其长度上起胫骨结节，下至踝关节上方（图2-115）。夹板必须塑形，使内翻骨折固定在外翻位，外翻骨折固定在内翻位。最后可加用踝关节活动夹板（铝制或木制），将踝关节固

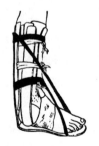 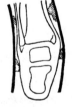

a.内翻损伤外翻位固定　　b.外翻固定后侧观

图2-115 踝部骨折的固定

定于 90°位置 4~6 周。兼有胫骨后唇骨折者，还应固定踝关节于稍背伸位，胫骨前唇骨折者，则固定在跖屈位，并抬高患肢，以利消肿。

整复固定后，鼓励患者主动背伸踝部和足趾。踝部骨折为关节内骨折，早期功能锻炼，有促进功能恢复的作用，且对进入关节面的骨折端有"模造塑形"作用，故应予以重视。伤后 2~3 周内即可做小腿肌肉收缩活动及足趾伸屈活动，并在无疼痛的范围内做踝关节轻度伸屈活动，3 周后逐渐做踝关节旋转伸屈活动，但以主动活动为主。拆除夹板后，加强踝关节功能锻炼，如搓滚舒筋、蹬车活动等，逐渐负重行走，上述各种功能锻炼均应在患者无痛苦的条件下进行，以免"惊动损伤"而造成不良后果。

第十六节　距骨骨折

《医宗金鉴·正骨心法要旨》曰："跗者足背也，一名足跌，俗名脚面，其骨乃足趾本节之骨也。"足骨共有 26 块，可分为跗骨(由距骨、跟骨、舟骨、骰骨和第一、二、三楔骨组成)、跖骨(5 块)和趾骨(拇趾 2 块，其余各趾皆为 3 块)三部分。由韧带与肌肉相连，构成 3 个足弓：即内侧纵弓、外侧纵弓与跖骨间的横弓。足弓有负重、推进行走与吸收震荡的功能。距骨是足弓的顶，上接胫骨下端，下连跟骨与舟状骨。

踝关节背伸外翻暴力使胫骨下端的前缘像凿子一样插入距骨颈体之间，将距骨劈成前后两段而引起距骨颈及体部骨折，其中尤以颈部骨折为多见。如暴力继续作用，则合并跟距关节脱位，跟骨、距骨头连同足向前上方移位。因跟腱与周围肌腱的弹性，足向后回缩，跟骨的载距突常钩住距骨体下面之内侧结节，而使整个骨折的距骨体向外旋转，骨折面朝向外上方，甚至还合并内踝骨折。踝关节跖屈内翻暴力可引起距骨前脱位，单纯跖屈暴力可因胫骨、后踝与距骨体后唇猛烈顶压而引起距骨后唇骨折，临床较为少见。

距骨表面 3/5 为软骨面，故发生骨折时，骨折线多经过关节面，发生创伤性关节炎的机会较多。距骨的主要血液供应自距骨颈部进入，距骨颈骨折时，来自足背动脉的血液供应常受损害，以致距骨体很容易发生缺血性坏死。

【诊断要点】

有明显的外伤史。伤后局部肿胀、疼痛，不能站立行走，骨折明显移位则出现畸形。踝部与跗骨正侧位 X 线摄片可以明确骨折的移位、类型以及有无合并脱位。

【手法整复】

1. 距骨颈骨折并距下关节脱位。将患足伸出床头外，在小腿下段后侧置一枕头。术者握住患足跖部，使关节处于跖屈位 15°左右位置上沿小腿纵轴拔伸(图 2-116a)；再将前足向后偏上方推送，并做轻度摇晃和内外旋转，术者两拇指在踝前方按压推挤距骨骨折的前段，使前段距骨骨折面去对合后段距骨骨折面(图 2-116b)，距下关节随之亦复位(图 2-

116c），并形成距骨前、后两骨折端相互嵌插。

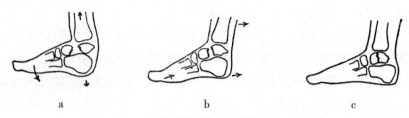

图 2-116　距骨颈骨折并距下关节脱位手法整复

2. 距骨颈骨折并距骨体后脱位。患者体位等均同上述，助手将患足踝关节置于背伸位加外翻位向下拔伸，加大踝后侧和内侧的关节间隙。术者摸准向后向内脱位的距骨体，用两拇指将该骨折块向前外方按捺推顶，助手同时将踝关节做小幅度的摇晃伸屈活动，使距骨体进入踝穴后（图 2-117a），再将踝关节跖屈，将前足向后推送，使距下关节复位（图 2-117b），距骨的远、近两骨折端紧密吻合（图 2-117c）。

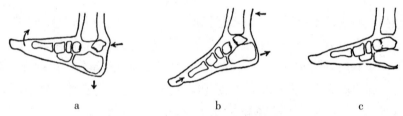

图 2-117　距骨颈骨折并距骨体后脱位手法整复

【固定与功能锻炼】

距骨颈、距骨体骨折均可用 5 块小夹板，加超踝托夹固定。夹板规格和包扎方法均同踝部骨折，唯固定垫安放不同。如合并距下关节脱位时，可在后侧夹板相当于小腿下段踝关节之上方，安放一较厚的平垫，将踝关节固定于 90°位上，夹板加托夹固定后，用宽 5cm 的长胶布条的中段粘贴，前足底部近趾处，两段各向上到足背交叉后，向后拉紧粘贴在超踝托夹上，将前足拉向后方（图 2-118），使两骨折面紧密靠拢，固定 6 周。如为距骨颈骨折并距骨体脱位，则将后侧夹板的固定垫安放在相当于向后移位的距骨体处，内侧夹板上在相当于内踝后侧处安放一平垫，前侧两块夹板的下端超踝关节到足背部并在该夹板的下端近踝关节处加一平垫，以加强固定力，防止距骨体再脱出。

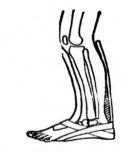

图 2-118　距骨骨折夹板固定法

上述两类型骨折均须固定 8 周以上，待有大量的骨痂生长时才能去除固定。

距骨后突骨折亦可用上述小夹板固定，时间 4~6 周。

固定 6 周以后，可定期拆开托夹，做踝关节轻微屈伸功能锻炼，如搓滚舒筋等。在固定期间，患足不能负重，以免影响骨折愈合。

第十七节 跟骨骨折

跟骨者，古代名踵，足后跟骨也。跟骨为弓形骨，其后部着地，是足部主要承重骨。其上部通过上关节面与距骨构成距下关节；前端与骰骨构成跟骰关节；后侧为跟骨结节，有跟腱附着；内前方有载距突，承接距骨颈，有坚强的跟舟韧带附着，支持距骨头承担体重。

跟骨结节与后关节突的联线与前后关节的联线交叉成角，其后方夹角称跟骨结节关节角，正常该角为40°左右（图2-119），跟骨骨折移位严重者此角变小，如不矫正，会影响足部功能。

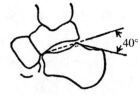

图2-119 跟骨结节关节角

跟骨骨折多由传达暴力造成。从高处坠下或跳下时，足跟先着地，身体重力从距骨下传至跟骨，地面的反作用力从跟骨负重点上传至跟骨体，使跟骨被压缩或劈开；亦有少数因跟腱牵拉而致撕脱骨折。跟骨骨折后常有足纵弓塌陷，结节关节角减小甚至变成负角，从而减弱了跖屈的力量和足纵弓的弹簧作用。

根据骨折线的走向可分为不波及跟距关节面骨折和波及跟距关节面骨折两类（图2-120）。前者预后较好，后者预后较差。

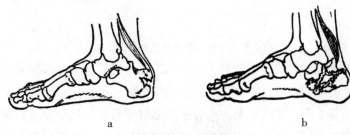

图2-120 跟骨骨折

【诊断要点】

伤后跟部肿胀、瘀斑、疼痛，压痛明显，足跟部横径增宽，严重者足弓变平。跟骨X线侧位、轴位摄片可明确骨折类型、程度和移位方向。轴位摄片还能显示距骨下关节和载距突。

从高处坠下时，若冲力强大，足跟部先着地，继而臀部着地，脊柱前屈，引起脊椎压缩性骨折或脱位，甚至冲力沿脊柱上传，引起颅底骨折和颅脑损伤，所以诊断跟骨骨折时，应常规询问和检查脊柱和颅脑的情况。根据受伤史、临床表现和X线检查可做出诊断。

【手法整复】

1. 不波及跟距关节面骨折。跟骨结节纵形骨折的骨折块一般移位不大，早期采用祛瘀活血药物外敷,局部制动,扶拐不负重步行锻炼3~4周即可。跟骨结节骨骺未闭合前,骨折块有明显向上移位者,如不予以整复,则跟骨底不平,影响日后步行和站立,故应在适当麻醉下,以骨圆针穿过结节骨块中部,将膝关节屈曲,由两助手分别把住患足及小腿,术者握紧牵引引,先向后牵引,松解骨折面的交锁,然后向下牵引,直至骨折片复位为止。复位后采用外固定患肢于膝微屈、足跖屈位4周。4周后拔去钢针,再固定2~3周。

跟骨结节横形骨折是一种跟腱撕脱骨折。若撕脱骨块移位不大,可外固定患肢于跖屈位4周即可。若骨折块较大,且向上移位者,可在适当麻醉下,患者取俯卧位,屈膝,助手尽量使足跖屈,术者以两拇指在跟腱两侧用力向下推挤骨折块,使其复位。复位后外固定患肢于屈膝、足跖屈30°位4~6周。

骨折线不通过关节面的跟骨体骨折,从侧位看,若跟骨体后部同跟骨结节向后向上移位,减弱了腓肠肌的紧张力,影响足的纵弓,从而妨碍了站立和步行,应充分矫正,可在适当麻醉下,屈膝90°,一助手固定其小腿,术者两手指相叉于足底,手掌紧扣跟骨两侧,矫正骨折的侧方移位和跟骨体的增宽,同时尽量向下牵引以恢复正常的结节关节角(图2-121)。若复位仍有困难,可在跟骨上做骨牵引,复位后用长腿石膏靴固定。

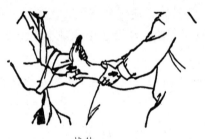 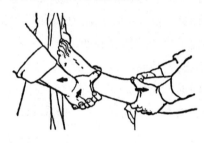

a.拔伸　　　　　　　　　　　　b.归挤

图2-121　跟骨骨折的整复

2. 波及跟距关节面的骨折。跟骨外侧跟距关节面塌陷骨折或全部跟距关节面塌陷骨折是跟骨骨折最常见的类型之一,跟骨体部因受压完全粉碎下陷,跟骨体增宽,跟距关节面中心塌陷,跟骨结节上升,体部外翻,跟骨前端亦可能骨折,从而波及跟距关节,治疗困难。年老而骨折移位不明显者,不必复位,仅做适当固定,6~8周后逐渐下地负重。年轻而骨折移位较明显者,可在适当麻醉下予以手法复位,尽可能地矫正跟骨体的增宽和恢复结节关节角,2周后做不负重步行锻炼,在夹板固定下进行足部活动,关节面可自行模造而恢复部分关节功能。陈旧性骨折已形成创伤性关节炎者,常因疼痛而步履艰难,可考虑做关节融合术。

【固定与功能锻炼】

1. 载距突骨折。复位后可用足部托夹固定(图2-122),或石膏足托固定于功能位4~6周。并在早期做足趾、踝关节功能锻炼。

2. 前突骨折。可用足部托夹加铁丝夹板将患足固定外

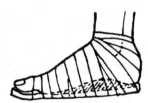

图2-122　足部托夹固定

翻位 4~6 周，亦须早期做功能锻炼。

3. 结节部骨折。用足部托夹加铁丝夹板将患足固定于跖屈位 4~6 周。移位严重，一般固定法无效时，可用经皮穿针内固定法：在严格无菌操作下，用钢针将鸟嘴状骨折片顶回原位后，针尖穿过骨折片朝跟骨前、下方斜向进入体部内，再将针尾剪断捏弯埋入皮下。外用铁丝夹板或长石膏托将患膝半屈，患足固定于跖屈位。做早期功能锻炼，待骨折愈合后拔除内固定。

4. 体部关节外骨折。用足部托夹加铁丝夹板将患足固定于跖屈位 4~6 周。早期做足部功能锻炼。如为移位较大的骨折，可连同跟骨结节的骨圆针一并包入小腿石膏绷带内，做患足跖屈位固定 4~6 周。

5. 丘部骨折。复位后，做经皮穿针内固定法，再做铁丝托夹或小腿石膏托固定 4~6 周。

第十八节 肋骨骨折

肋骨骨折，是临床常见骨折之一，好发于成人和老年人，青少年则少见。一肋一处骨折者多见；多肋或多处骨折者较少，如有发生可并发肺脏损伤，严重者治疗不及时可危及生命。

肋骨共 12 对，呈弓形，分左右对称排列，借胸椎和胸骨的相连构成胸廓，有支持和保护内脏的重要作用。肋骨小头在后方与胸椎相关节，在前方的上 7 对肋骨由肋软骨直接与胸骨相连，称真肋(亦称胸骨肋)，其下 5 对不连胸骨，上 3 对的肋软骨依次与上位肋软骨相连，称为假肋(又名弓肋)，最后 2 对(11、12 肋)肋骨和肋软骨游离于腹部肌层中，称浮肋。肋骨骨折好发于胸前的 3~7 肋。肋骨与肋骨之间均有肋间肌，由肋间内肌和肋间外肌交叉固定，将肋骨连成一体，故一般肋骨骨折很少发生移位。

外力直接打击，挫撞胸廓，迫使肋骨向内过度弯屈，常可造成一两根肋骨下陷骨折；外力由胸廓前后挤压，如车祸、房屋倒塌、塌方等，可在两侧腹中线发生多根肋骨骨折；年老、体弱或长期咳嗽者，可在咳嗽或打喷嚏时引起骨折。

【诊断要点】

伤后当时疼痛较轻，逐日加重，3~5d 疼痛最严重，深呼吸或咳嗽时加重，翻身活动或咳嗽时，自己偶可听到骨擦音。局部压痛，或有凸起和凹陷畸形，前后骨折者，做胸廓的前后挤压试验，均可引起局部疼痛。如系多发性骨折，折端刺伤胸膜和肺部，可出现胸部塌陷或变平，以手摸之有捻发音(皮下气肿)，如胸腔内积气积血太多(又称气胸，血胸)，可见到塌陷的胸廓随呼气而起，吸气而陷，患者有呼吸困难、面色苍白、精神萎靡不振、目闭唇青等危证表现。X 光摄片对早期无移位骨折和软骨交界处骨折均不显像，待 10d 后摄片，因折端钙质吸收便可见骨折线。对多发性骨折，除可以了解骨折情况外，对气胸、血胸的检查更必要。

【手法整复】

对单一肋骨骨折，无明显移位者，不需手法复位。若骨折超过2根以上，且有明显移位者，应做手法复位。对多根多处肋骨骨折，应按急症处理。

复位时，令患者坐位或卧位，患侧上肢举起，胸部肌肉拉紧，术者用手轻轻压住凸起的肋骨，同时让患者做深呼气或咳嗽，借气力将下陷肋骨膨起（图2-123）。对多根多处骨折，可暂不做骨折复位，待内伤好转时，再行考虑。

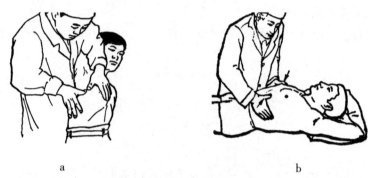

图2-123　肋骨骨折复位法

【固定与功能锻炼】

1. 胶布固定法。患者正坐，贴上接骨膏后做呼气时使胸围缩至最小，然后屏气，用宽7~10cm的长胶布自健侧肩胛中线绕过骨折处紧贴至健侧锁骨中线，第二条盖在第一条的上缘，互相重叠1/2，由后向前、由下至上地进行固定，一直将骨折区和上下邻近肋骨全部固定为止（图2-124）。固定时间3~4周。

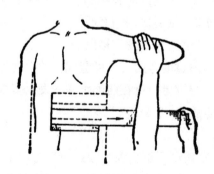 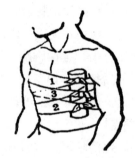

图2-124　肋骨骨折胶布固定法　　图2-125　多头带或宽绷带固定

2. 宽绷带固定法。适用于皮肤对胶布过敏者，骨折部贴上接骨膏，嘱患者深呼气，用宽绷带多层环绕包扎固定或多头带包扎固定3~4周（图2-125）。

3. 布带固定法。贴接骨膏后用布带或绑腿一条，长5m、宽8cm备用，用硬纸壳一方块，内衬棉花，放在骨折部位，在患者两肩上各放纱布绷带一条，两端垂于胸廓前后，外用布带环胸包扎5~6圈即可。最后将患者肩部两带的四头，反折向上，左右前后交叉打结，以防固定带脱落，3周撤除。

整复固定后，轻者可下地自由活动。重症需卧床者，可取斜坡卧位（肋骨牵引者取平卧位），并锻炼腹式呼吸运动，待症状减轻，即应下地自由活动。

第十九节　稳定性胸腰段椎体压缩性骨折

人体脊柱由33个椎骨所组成，有4个生理弧度：颈椎和腰椎前凸、胸椎和骶椎向后凸。

胸腰段相接处活动范围较大，胸段比较稳固，腰段比较灵活，因此，脊柱胸腰段相接处就容易受伤。

脊椎骨折绝大多数都是由于外力使脊柱前屈或后伸时发生，故脊椎骨折通常分为屈曲性骨折与伸展性骨折两种类型，屈曲性骨折最为常见；由于前纵韧带很坚强，而外力使脊柱向后伸展，较前屈的机会少，故伸展性骨折少见。如腰部急剧过度后伸，有时可发生椎板或关节突骨折或骨折脱位。此类骨折易并发脊髓损伤，旋转移位也较多见。

屈曲性骨折系由于外力传到脊椎所引起。如人由高处坠下，身体前屈，臀部或双足着地，剧烈的冲力使脊柱猛烈过度前屈。又如，人在弯腰位置时，重物突然压在背部，使脊柱极度前屈，也可能发生脊椎压缩性骨折。

如仅有两三个椎体被压缩，椎间盘和后纵韧带损伤较轻者，骨折后不经复位症状也不再加重，此类属于稳定骨折。如损伤严重，骨折虽经整复和固定，还可能再移位，此类为不稳定性骨折。这种骨折仅少数可采用闭合性复位与外固定。

【诊断要点】

《医宗金鉴·正骨心法要旨》云："若脊筋陇起，骨缝必错，则成伛偻之形"（胸椎屈曲型骨折、脱位）；"身必俯卧，若欲仰卧、侧卧皆不能也，疼痛难忍，腰筋僵硬"（腰椎骨折与脱位）。描述胸腰椎骨折的症状非常形象。凡有典型外伤史，背部疼痛者，应首先考虑是否属于椎体压缩骨折。轻度压缩骨折，且无脊髓损伤者，只有局部肿胀、疼痛和运动不便。严重的压缩骨折患者，还有腰背部肌肉痉挛，骨折处的脊柱有明显的后突或成角畸形，棘突之间的距离可有增宽或变窄。如果有脊髓神经损伤，则有下肢瘫痪、尿潴留、大便秘结，或大小便失禁等。

X线摄片检查可显示椎体压缩程度（前楔形或是侧楔形、单纯压缩或是椎体粉碎），并可明确椎体以外的结构是否完整，这些对治疗甚为重要（图2-126）。

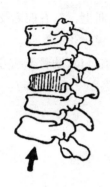 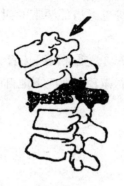 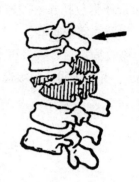

a.稳定性骨折(单纯压缩骨折)　　b.不稳定性骨折(粉碎压缩骨折)　　c.不稳定性骨折(压缩骨折脱位)

图 2-126　胸腰椎骨折

【手法整复】

胸腰椎骨折和脱位后,首先要确定是否稳定,有否脊髓和马尾神经损伤,其损伤程度如何,然后制定出治疗方案。元·危亦林《世医得效方》首创用过伸牵引——悬吊法治疗脊柱骨折、脱位,至今仍为世界各国所应用。

稳定性骨折,包括单纯压缩性骨折、横突骨折、棘突骨折,虽属骨折但不影响脊柱稳定者,均不需过多的治疗方法。

稳定性骨折一般来说是不用复位的,唯压缩性骨折超过 1/2 以上者,脊柱后凸严重,亦有趋向脊柱不稳,故必须复位和固定。

《医宗金鉴·正骨心法要旨》中,介绍脊柱骨折用"攀索叠砖法"治疗,此法用时,可使患者悬空,脊柱呈过伸位,有挺胸状,可使椎间隙变宽,确有复位良效。目前常用的复位法是:患者俯卧床上,两手攀住床头。一助手立于床上足侧,用两手握患者两踝上方,向高提起将患者身体悬离床面,使脊柱呈过伸位,得到充分的牵拉和后伸,肌肉松弛,关节间隙增大。医生用两手重叠按压在脊柱骨折后凸部位,用力向下反复按压前推,借前纵韧带的张力向后挤压,使后凸得以平复,使压缩得以复位。

【固定与功能锻炼】

《医宗金鉴·正骨心法要旨·器具总论》中说:"……但宜仰卧,不可俯卧侧眠,腰下以枕垫之,勿令左右移动。"这里要求胸腰椎骨折复位后以枕垫之,维持骨的位置。见脊柱后凸畸形已平复,贴接骨膏后用 3cm 厚的纱布平垫放在凸起部位,用胶布粘牢,勿使移动,再慢慢将患者放回仰卧位,最初在放垫处患者会有不适感,待适应后便可持久使用。

卧床后即鼓励患者开始做腰背肌和四肢肌肉的锻炼,如仰卧架桥等。先做挺胸练习,同时做深呼吸运动,继则用臀与头着床,胸腰悬离床面,仍同时做深呼吸和四肢伸屈运动,用劲增加腹压,借以维持骨折复位后的稳定。如系年老体弱患者,不能自做腰、背肌锻炼者,可将背后的纱布垫渐渐加高并做深呼吸运动,亦可收到较好效果。总之,经过刻苦锻炼和医护人员的认真指导,均会得到不同程度的骨折复位。稳定性者 3 周离床,可用两手撑腰挺胸走路。非稳定性者 6~8 周离床活动。

第三章 脱　臼

组成关节（骱）部位的骨端关节面的正常相互关系，在跌仆坠落或牵拉、扭转等外界暴力作用下遭到破坏，从而出现关节功能障碍者，称为外伤性关节脱位，传统骨伤科称为脱臼或脱骱。

根据全身各关节的构成特点，及运动功能的不同，有"掉""错"及"离位"等说法。有窠（关节盂、关节臼）的关节脱位称"掉"，如下巴掉、膀掉、胯掉等；而膝及指间关节等无窠关节脱位，则称"错"（有时把半脱位叫错位）；一些仅能做小幅度活动的关节发生错位时，又叫离位，如鸠骨离位、支骨离位、足舟骨离位等。反之，能有较大活动范围的骨骼，如髌骨发生脱位时，又称为移位。

脱臼与骨折在临床症状上虽有其相同的地方，如肿胀、疼痛、功能障碍等，但也有它本身特有的体征，一般说来，脱臼的畸形发生在关节周围，可出现岗凸、侧凸、塌陷等畸形，甚至可使伤肢呈现假性的短缩或延长，然而在被动活动伤肢时，一般无骨擦音及异常活动（合并骨折时例外），而有弹性固定感。

脱臼的治疗原则和骨折一样，要做到早诊断、早复位。一般来说，正确的诊断，才能进行恰当的治疗，要争取一次复位成功，避免反复粗暴揉捏，以免加重伤情。在复位过程中，手法应轻巧柔和，确实做到"法使骤然人不觉，患者知痛骨已拢"的程度，要求操作时当轻则轻，宜重则重，轻重徐疾要恰到好处。在整复过程中，除注意局部症状外，尤其要密切观察伤病员的全身症状，特别是髋、肘关节脱位等损伤，往往因剧烈疼痛而发生休克，因此复位时对伤病员要安慰体贴，争取消除伤者精神紧张因素，从而求得伤者合作，以利复位手法进行。必要时可根据情况，选用适当麻醉，使伤者疼痛消除、肌肉松弛，以利复位。

复位后应予以充分可靠的固定，位置要适当，时间足够长，使撕裂之关节囊及韧带等坚固愈合，以免再发脱臼。但固定时间过久，又容易引起关节僵直。适当掌握固定与活动是非常重要的。单纯的脱臼复位固定后，即日便可开始练习邻近关节的自主性功能活动锻炼。2~3d后，可渐渐开始练习损伤关节的活动，但活动幅度应逐渐增加，不可操之过急。

若脱臼合并骨折时，应首先整复脱臼，然后按照不同部位的骨折进行治疗。脱臼复位固定后，一般内服活血消肿止痛中药，待固定解除时，可用舒筋活血腾熨敷伤部。

对陈旧性脱臼的手法治疗，应严格掌握其适应证与禁忌证，特别是禁忌证：①临床检查时，脱位关节的活动度没有或极小，关节异常僵硬者。②脱臼且合并骨折者。③年老体弱有并发症者。④脱臼后曾经多次粗暴手法者。⑤X线证实脱位关节周围有广泛软组织钙化阴影者，或者骨骼有显著脱钙者。⑥肘关节后上方脱臼，合并有严重侧方移位者。

对陈旧性关节脱臼的治疗，不能贸然的一次复位。要做好复位前的充分准备，如复位前先行1~2周牵引，或者用按摩手法，及舒筋活血腾药熏洗，使关节周围肌肉松弛，即达到所谓"筋松骨活"阶段，才可在麻醉下进行整复。

第一节　下颌关节脱臼

下颌关节脱臼，亦称颞颌关节脱位。《备急千金要方》称"失欠颊车"，明·陈实功《外科正宗》称"落下颏"，清代则称为脱颏、颔颏脱下，俗称掉下巴。

下巴骨（下颌骨）曲如环形尾如钩，上载下齿，和颞骨的一对颞颌关节窝构成颞颌关节，是人体头面部唯一能动的关节。颞颌关节脱位是临床常见的脱位之一，好发于老年人及身体虚弱者，按脱位的时间和复发次数，可分为新鲜性、陈旧性和习惯性三种；按一侧或两侧脱位，可分为单侧脱位和双侧脱位两种；按脱位后下颌骨的髁状突在颞颌关节窝的前方或后方，可分为前脱位和后脱位两种。临床中以前脱位多见，后脱位仅见于合并关节窝后壁严重骨折的伤病员。

有受伤史，或有习惯性下颌关节脱臼的既往史。

【手法整复】

1. 让伤病员坐定，靠墙或椅背，助手一人立在侧面，双手固定伤者头部，不能使伤者在手术时摇动。

2. 术者用毛巾或数层纱布裹住拇指，同时嘱伤病员不要紧张，尽量松弛下颌肌肉，将口张大，两手拇指伸入伤者口内，按于两侧的最后一个大臼齿上，余指同时托住下颌体，拇指先往下按，俟下颌骨体移动时再往里推，余指同时用端法协调地将下颌骨向后上方端送，听得滑入响声（或两拇指感到复位声音），便是脱臼已整复，拇指迅速向两旁滑开，随即从其口内退出，其余四指慢慢松开（图2-127）。

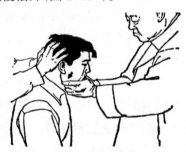

图2-127　下颌关节脱臼口内整复法

单侧脱臼复位手法与双侧脱臼复位手法相似，但术者在健侧的手不需用力，只起保护作用，在伤侧的手指如上法按推便可复位。

3. 整复后，摸颊车处凹陷是否已消失，上下牙齿咬合是否已对齐，嘱伤者闭口 3~5min，暂时不要讲话，用正骨水在伤处关节周围稍按摩数遍，忌食生冷，避免咀嚼硬物。

第二节　肩关节脱臼

肩关节是由肩胛骨的关节盂和肱骨头相连而成，属球窝关节，为人体活动范围最大的关节，其关节囊和韧带都比较松弛，全靠肌肉来保护其正常的位置，另外肱骨头比肩胛盂大，这是容易脱臼的因素，故这种脱臼在全身关节脱臼中是较常见的一种。由于肩关节支持整个上肢的各种运动，偶有不慎，容易造成脱臼；在各种脱臼中其发病率仅次于肘关节脱臼。本病常见于运动员和体力劳动者，处理不当或活动太早，易成为习惯性脱臼。其次如体力衰弱、肩关节过度疲劳，都容易发生本病。

肩关节脱位多好发于 20~50 岁的男性患者。根据脱位时间与复发次数，可分为新鲜、陈旧和习惯性脱位三种；按肱骨头脱出的位置，又可分为前脱位和后脱位两大类；前脱位还可分喙突、盂下、锁骨下脱位三种(图 2-128)。前脱位常见，其中以喙突下脱位较多，后脱位极少见。肩关节脱位的病因不外直接或间接暴力两种。

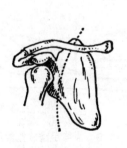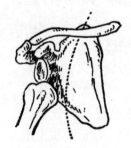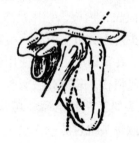

　　a.喙突下脱位　　　　　　　b.盂下脱位　　　　　　　c.锁骨下脱位

图 2-128　肩关节前脱位的类型

1. 直接暴力。多因打击或冲撞等外力直接作用于肩关节而引起，但极少见。临床常见的是向后跌倒时，以肩部着地，或因来自后方的冲击力，使肱骨头向前脱位。

2. 间接暴力。可分为传达暴力与杠杆作用力两种，临床最多见。

(1)传达暴力。伤病员侧向跌倒，上肢外展外旋，手掌向下撑地，暴力由掌面沿肱骨纵轴向上传达到肱骨头。肱骨头可能冲破较薄弱的肩关节囊前壁，向前滑出至喙突下间隙，形成喙突下脱位，较为多见。若暴力继续向上传达，肱骨头可能被推至锁骨下部成为锁骨下前脱位，较为少见。

(2)杠杆作用力。当上肢过度高举、外旋、外展向下跌倒，肱骨颈受到肩峰冲击，成为杠杆支点，使肱骨头向前下部滑脱，先呈盂下脱位，后可滑至肩前成喙突下脱位。

肩关节脱位的主要病理变化为关节囊撕裂及肱骨头移位，肩关节周围的软组织可发生不同程度的损伤，或合并肩胛盂边缘骨折、肱骨头骨折与肱骨大结节骨折等，其中以肱骨大结节骨折最为常见，有30%~40%的患者合并有大结节撕脱骨折。偶见腋神经损伤，故复位前后应注意检查神经有无损伤。

【诊断要点】

伤病员有明显的外伤史，或既往有习惯性肩关节脱位史，稍受外力作用又复发。肩部疼痛、肿胀、功能障碍，若合并肱骨大结节撕脱者，局部肿胀明显，可有瘀斑及骨擦音，伤病员常用健手扶托伤肢前臂。正如《伤科补要·髃骨骱失》中说："其骱若脱，手不能举。"伤肩失去圆形膨隆外形，肩峰显著突出，肩峰下部空虚，形成"方肩"畸形，并弹性固定于肩外展20°~30°位置，在喙突下、腋窝内或锁骨下可触及肱骨头，搭肩试验阳性（患侧肘关节屈曲，肘尖不能贴紧胸壁，若勉强将肘贴及胸壁，则伤侧的手不能搭在健侧肩部），盂下脱位时伤肢较健侧长。此外还要注意伤肢有无神经、血管损伤的表现。X线检查可了解肱骨头移位的方向与位置，确定脱位的类型，并可了解有无并发骨折。

【手法整复】

1. 拔伸足蹬法。拔伸足蹬法至今仍是临床常用的方法。伤病员仰卧，用拳大的软布垫于伤侧腋下，以保护软组织，术者立于伤侧，用两手握住伤肢腕部，并用足（右侧脱位用右足，左侧脱位用左足）抵于腋窝内，在肩外旋、稍外展位置沿伤肢纵轴方向缓慢而有力地牵引，继而徐徐内收、内旋，利用足跟为支点的杠杆作用，将肱骨头挤入关节盂内，当有回纳感觉时，复位即告完成。在足蹬时，不可使用暴力，以免引起腋窝血管神经损伤。若用此法而肱骨头尚未复位，可能系肱二头肌长头腱阻碍，可将伤肢进行内、外旋转，使肱骨头绕过肱二头肌长头腱，然后再按上法进行复位（图2-129）。

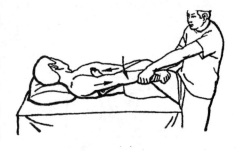

图2-129 拔伸足蹬法整复肩关节脱位

2. 拔伸托入法。清代胡延光在《伤科汇纂》引《陈氏秘传》载："肩髆骨出臼，如左手出者，医者以右手叉病人左手，如右手出者，医者以左手叉病人右手，却以手撑推其腋，用手略带伸其手，如骨向上，以手托上。"此法伤病员坐位，术者站于伤肩外侧，以两手拇指压其肩峰，其余四指插入腋窝（亦可左侧脱位，术者右手握拳穿过腋下部，用手腕提托肱骨头；右侧脱位，术者用左手腕提托）。第一助手站于伤者健侧肩后，两手斜形环抱固定伤者，第二助手一手握伤侧肘

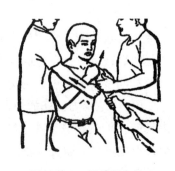

图2-130 拔伸托入法

部,一手握腕上部,外展外旋伤肢,由轻而重地向前外下方做拔伸牵引。与此同时,术者插入腋窝的手将肱骨头向外上方钩托,第二助手逐渐将伤肢向内收、内旋位继续拔伸,直至肱骨头有回纳感觉,复位即告完成(图2-130)。

3.膝顶推拉法。《伤科汇纂》载:"令患人安坐于凳上,医者侧立其旁,一足亦踏于凳上,以膝顶于胁肋之上,两手将患之臂膊擒住,往外拉之,以膝往里顶之,骤然用力,一拉一顶,则入臼矣。比之用肩头捐者,更为简捷矣。"此法让伤病员坐在凳上,术者与伤者同一方向立于伤侧。以左侧脱位为例,术者左足立地,右足踏于患者坐凳上,将患肢外展80°~90°,并以拦腰状绕过术者身后,术者以左手握其腕,紧贴于左胯上,右手掌擒住患者左肩峰,右膝屈曲小于90°,膝部顶于伤者腋窝,右膝顶,右手推,左手拉,并同时左转身,徐徐用力,然后右膝抵住肱骨头部向上用力一顶,即可复位(图2-131)。

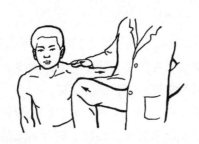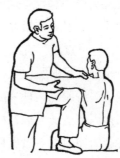

图2-131 膝顶推拉法

【固定与功能锻炼】

复位后必须予以妥善固定,使受伤的软组织得以修复,以防日后形成习惯性脱位。一般可用胸壁绷带固定法,将伤侧上臂保持在内收内旋位,肘关节屈曲60°~90°,前臂依附胸前,用纱布棉垫放于腋下和肘内侧,防止胸壁与上臂内侧皮肤长期接触发生糜烂。将上臂用绷带包扎固定于胸壁,前壁用颈腕带或三角巾悬托于胸前,固定时间2~3周(图2-132)。

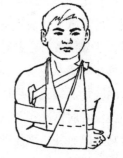

图2-132 肩关节脱位整复后固定

固定期间鼓励伤病员练习手腕和手指活动。1周后去除上臂固定于胸壁的绷带,仅留悬托前臂的三角巾,此时可开始练习肩关节伸屈活动。再1~2周解除外固定后,应逐步做肩关节各方向主动活动锻炼,如左右开弓、双手托天、手拉滑车、手指爬墙等,并配合按摩推拿、针灸、理疗,以防肩关节软组织粘连与挛缩。禁止做强力的被动牵伸活动,以免软组织损伤及并发损伤性骨化。

第三节 肘关节脱臼

肘关节又名曲瞅骱,《伤科补要》说:"肘骨者,肱膊中节上下支骨交接处也,俗名鹅鼻骨,上接臑骨,其骱名曲瞅。"肘关节是由肱桡关节、肱尺关节和尺桡关节等三个关节所组成,这三个关节共包在一个关节囊内,有一个共同的关节腔,关节囊的前后壁薄弱而松弛,但其两侧的纤维层则增厚形成桡侧副韧带和尺侧副韧带,关节囊纤维层的环行纤维形成一坚强的桡骨环韧带,包绕桡骨小头。肘关节从整体来说,以肱尺部为主,与肱桡部、上尺桡部协调运动,使肘关节做屈伸动作。肘部的三点骨突标志是肱骨内、外上髁及尺骨鹰嘴突。伸肘时,这三点成一直线;屈肘时,这三点成一等边三角形,因此又称"肘三角"。

肘关节脱位是最常见的脱位之一,多发生于青壮年,儿童与老年人少见。按脱位的方向,可分为前脱位、后脱位两种。后脱位最为常见,前脱位甚少见。

肘关节脱臼多因传达暴力或杠杆作用所造成。伤病员跌仆时,肘关节伸直前臂旋后位掌面触地,传达暴力使肘关节过度后伸,以致鹰嘴尖端急骤撞击肱骨下端的鹰嘴窝,在肱尺关节处形成杠杆作用,使止于喙突上的肱前肌及肘关节囊的前壁被撕裂,肱骨下端向前移位,尺骨喙突和桡骨头同时滑向后方而形成肘关节后脱位。由于环状韧带和骨间膜将尺、桡骨比较牢固地束缚在一起,所以脱位时尺、桡骨多同时向背侧移位。由于暴力作用不同,尺骨鹰嘴和桡骨头除向后移位外,有时还可以向桡侧或尺侧移位,形成肘关节侧方移位,部分伤者可合并喙突骨折。若屈肘位跌仆,肘尖触地,暴力由后向前,可将尺骨鹰嘴推移至肱骨的前方,成为肘关节前脱位,多并发鹰嘴骨折,偶尔可出现肘关节分离脱位,因肱骨下端脱位后插入尺桡骨中间,使尺桡骨分离而致。

脱位时肘窝部和肱三头肌腱常因肱前肌腱被剥离,骨膜、韧带、关节囊被撕裂,以致在肘窝形成血肿,该血肿容易发生骨化,成为整复的最大障碍,或影响复位后肘关节的活动功能。另外,肘关节脱位可合并肱骨内上髁骨折,有的还夹入关节内而影响复位,若忽视将会造成不良的后果。移位严重的肘关节脱位,可能损伤血管与神经,应予以注意。

【诊断要点】

1. 肘关节后脱位。肘关节疼痛、肿胀、活动功能障碍。肘窝前饱满,可摸到肱骨下端,尺骨鹰嘴后突,肘后部空虚,呈靴状畸形。有时可触及喙突或肱骨内上髁的骨折片。肘关节呈弹性固定在45°左右的半屈位,肘后三点骨性标志的关系发生改变,前臂前面明显缩短(与健侧对比),关节前后径增宽,左右径正常。若有侧方移位,还呈现肘内翻或肘外翻畸形。

2. 肘关节前脱位。肘关节疼痛、肿胀、活动功能障碍。肘关节过伸,屈曲受限,呈弹性固定。肘前隆起，可触到脱出的尺桡骨上端，在肘后可触到肱骨下端及游离的鹰嘴骨折片。前臂前面较健侧显长。

【手法整复】

1. 新鲜肘关节后脱位。清代钱秀昌在《伤科补要·曲瞅骱》载："其骱若出，一手捏住骱头，一手拿其脉窝，先令直拔下，骱内有声响，将手曲转，搭着肩头，肘骨合缝，其骱上矣。"伤病员取坐位，助手立于伤者背后，以双手握其上臂，术者站在伤侧前面，以双手握住腕部，置前臂于旋后位，与助手相对拔伸，然后术者以一手握腕部继续保持牵引，另一手的拇指抵住肱骨下端（脉窝）向后推按，其余四指抵住鹰嘴（骱头）向前端提，并慢慢将肘关节屈曲，若闻入臼声，说明脱位已整复。或卧位，伤肢上臂靠床边，术者一手按其下段，另一手握住伤肢前臂顺势拔伸，有入臼声后，屈曲肘关节（图2-133~134）。

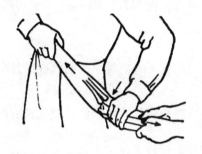 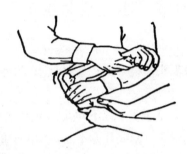

图2-133 坐位拔伸屈肘复位法

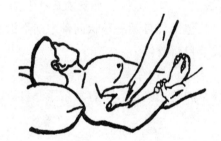 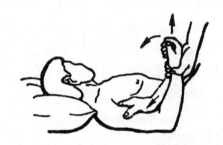

图2-134 卧位拔伸屈肘复位法

2. 新鲜肘关节前脱位。肘关节前脱位较少见，复位手法简单。伤病员取坐位或卧位，一助手固定伤肢上臂，另一助手握住伤肢腕部，顺势牵引前臂，术者用两手拇指由肘前顶住脱出的尺桡骨上端向下后推入，余指由肘后抵住肱骨下端向上向前端提，有入臼声，说明已复位。肘关节前脱位常伴鹰嘴骨折，脱位整复后按鹰嘴骨折处理。

复位后检查肘部外形与健侧对比是否正常，屈伸活动功能是否恢复，手部能否触及同侧肩部，肘后部肘三角的正常关系，以及桡骨头与肱骨外上髁的正常关系是否已恢复。可摄肘关节正、侧位X线片检查，并注意有无肱骨内上髁、鹰嘴或喙突骨折。

【固定与功能锻炼】

复位后，用绷带或直角托板固定屈肘90°位，并用三角巾悬吊伤肢于胸前，固定时间

2~3周。关节积血较多者,可无菌穿刺抽吸,预防关节粘连与损伤性骨化。

《世医得效方》中指出:脱位经复位固定后,"不可放定,或时又用拽屈拽直。此处筋多,吃药后若不屈直,则恐成疾,日后曲直不得。"肘关节血运丰富,损伤后如有失治、误治,易造成软组织粘连和机化,甚至形成骨化性肌炎,功能往往受到一定影响,所以有"大错三日后,不保功能"之说。肘关节损伤后极易产生关节僵硬,故脱位整复后,应鼓励伤者早期练功活动。固定期间可做肩、腕及掌指等关节活动,去除固定后,逐渐开始肘关节主动活动,以屈肘为主,伸肘功能由前臂下垂的重力及提物而逐步恢复。必须避免肘关节的粗暴被动活动,以防发生损伤性骨化。

第四节 小儿桡骨头半脱位(小儿桡骨小头错缝、支马眼)

肱骨下头、桡骨上头又名马眼(肱桡部);支马眼者,为桡骨小头向内或向外移位支住马眼。

本病多见于4岁以下幼儿,发生时无关节囊撕裂和桡骨头的移位,故受伤后肘关节无肿胀、畸形等。X线片亦不能显示关节的病变。

幼儿的桡骨小头发育不全,较小,其直径几乎与桡骨颈的直径相等,有时还小于桡骨颈,关节囊与关节韧带比较松弛。当患儿前臂被过分向上提拉,如穿衣、上扶梯或跌跤时,肘部在伸直位受到提拉的影响,桡骨头可以从包围桡骨颈的环状韧带中向下滑脱,使环状韧带嵌夹于桡骨头与肱骨小头之间,阻碍关节自行复位。

【诊断要点】

有被牵拉损伤史,肘部疼痛不肯活动,伤肢微屈置于胸前,不肯拿东西,自诉前臂疼痛。肘部不肿,但有压痛。

【手法整复】

患儿坐于家长怀抱,术者面向患儿,一手拿住腕部使前臂伸直,另一只手托在肱骨髁上,拇指压于桡骨头,使肘关节屈曲,并做前臂旋后及旋前,可感到桡骨头滑入声,表示已复位成功(图2-135)。一般不固定,或用三角巾悬吊2~3d。但要告诉家长应避免过度单臂牵拉患肢,以防屡次发生而形成习惯性脱位。

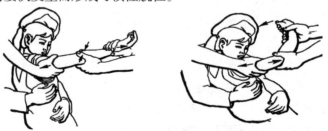

图2-135 桡骨头半脱位整复法

第五节 腕关节脱臼

正常腕关节的活动,一部分通过桡腕关节(此处的活动量最大),另一部分通过两排腕骨间关节及第1、2掌骨之间。诸腕骨中,以月骨向掌侧脱位最常见,还有舟月骨周围脱位、掌骨向腕骨的背侧和掌侧脱位、拇指腕掌关节脱位等。

因手腕与外力接触机会较多,如有跌、打、拍、震,或有撅、拧、押、戳,可伤腕缝。另有腕关节陈旧性挫伤,多因腕侧韧带负伤后未得到适当休养,使其弹力减少所致。

遇有此症,局部肿胀疼痛,腕骨上突下塌,或上塌下突,或左右歪斜,8块小骨随筋而散,骨散筋不散,旋转不能,被动活动时疼痛加剧。若局部瘀肿较剧,有敏锐压痛,则有合并骨折的可能。

【手法整复】

伤病员正坐,伤肢伸直,掌心向下。助手站在伤臂外侧,用双手拇指并齐,置于伤臂背侧,距腕骨上二横指处,余四指在伤臂掌侧,拿住伤肢前臂的下端固定不动。术者丁字步站在伤者前方,用双手拿住腕关节,双拇指并齐在上(背侧);余四指在下(掌侧)拿住掌骨根部,相对拔伸。

在与助手相对拔伸下轻轻摇晃腕关节6~7次,骨音先是大小不一,越晃则骨音越小,待骨音已无,停止摇晃,再与助手相对大力拔伸,此时凸者渐平。

若上突下塌者,先将伤手下垂,然后双拇指用力按在腕关节上部,余四指向上托其掌骨根,使手背屈,同时用两食指根部用力在腕关节两侧向内归挤,关节作响即已复位。

撤助手,术者一手握住伤者伤肢四指,一手用捋、顺法按摩舒筋(图2-136)。

整复后,以一手保护关节,一手握住手指,缓缓活动腕关节,以促进气血畅流,并检查是否完全复位。外搽正骨水,可用小夹板短期固定。

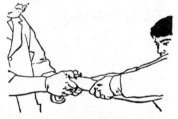

图2-136 桡腕关节脱臼整复手法

第六节 手部各关节脱臼

手部各关节脱臼有以下三种:

一、腕掌关节脱臼

第一掌骨头与腕骨中的大多角骨构成拇指腕掌关节,当暴力使第一掌骨强力外展背伸时,第一掌骨头向上及向背侧移位,大多角骨移向掌骨头的前下方(图2-137a)。

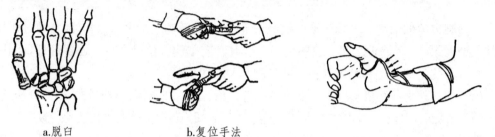

a.脱臼　　　　　　　b.复位手法

图2-137　拇指腕掌关节脱臼复位法　　　2-138　鸭嘴架治疗拇指腕掌关节脱臼固定法

【手法复位】

用一绷带先绕结于伤者的拇指上,将绷带的另一端绕于术者手上,于外展背伸位牵引拇指,同时另一手拇指加压于掌骨头背部,将掌骨头推向前方及内侧,复位时,局部骨突畸形消失,拇指内收外展功能恢复(图2-137b)。取拇指腕掌关节轻度前屈、外展对掌位,用铝板或鸭嘴架固定四周,去除固定后,练功直至功能恢复(图2-138)。

内侧四个腕掌关节脱臼:很少见(略)。

二、掌指关节脱臼

拇指掌指关节脱臼:多为拇指过伸暴力引起。掌骨头向掌侧移位,指骨基底向背侧移位。拇指外形缩短,背伸,指间关节屈曲,拇指掌侧面隆起,可触及掌骨头。拇指掌指关节功能丧失(2-139)。

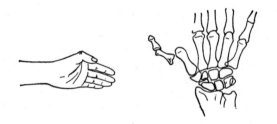

图2-139　拇指掌指关节脱臼

【手法复位】

《伤科汇纂》说:"掌骨也,乃五指本节之后节也。""陷下须用手托出,突出须用手捺入,均要略带拽势,不可强为。"术者用一手拇指与食指握住脱位手指,呈过伸位,顺势做拔伸牵引,同时用另一手握住伤侧腕关节,以拇指抵于伤指基底部推向远端,使脱位的指骨基底与掌骨头相对,然后向掌侧屈曲伤指,即可复位(图2-140b)。复位后,取拇指掌指关节轻度屈曲位，铝板或石膏条固定3周。

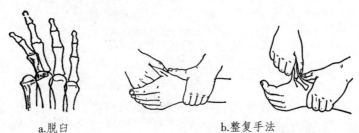

a.脱臼　　　　　　　b.整复手法

图2-140　掌指关节脱臼整复手法

第2~5掌指关节脱臼：掌指关节由掌骨小头和第一节指骨基底构成，2~5指的掌指关节为球窝关节，有屈、伸、内收、外展与环转的功能，关节的两侧、掌侧和背侧均有副韧带。

2~5指掌指关节脱位的发生率较拇指掌指关节脱位少，多见于背侧脱位，侧方和前方脱位则少见。常由于过伸暴力引起，如篮球、排球运动员手指端触球过强，或斗殴时被过度背伸扭曲而发生。掌骨头向掌侧移位，指骨基底部向背侧移位，掌指关节呈过度背伸位弹性固定，关节功能丧失（图2-140a）。

手法复位容易，术者一手握住伤肢的掌部，另一手握持伤指进行顺势拔伸牵引，并将伤指逐渐置于极度背伸位，在保持牵引下用拇指压住掌骨头向背侧推按，同时用食指将指骨基底部压向掌侧，并将掌指关节屈曲，即可复位。保持掌指关节屈曲位固定1周后，进行自动伸屈关节活动锻炼（图2-140b）。

三、指间关节脱臼

手指间关节由近节指骨滑车与远节指骨基底部构成。此关节为屈戌关节，只能做伸屈运动，关节囊的两侧有副韧带，指间关节分为近侧和远侧指间关节。其关节脱位常因过伸或侧方成角的伤力而引起，背侧或内、外侧方脱位多见，前方脱位极为罕见。常合并指骨基底部骨折。脱位后，伤者多即时自行牵引推挤而复位，就诊时只有伤指的指间关节肿胀、压痛和自动伸屈活动障碍等表现。若行被动过伸或侧方活动时，伤指关节可再出现关节脱位的畸形，应与单纯关节韧带断裂做鉴别。后者只有关节一侧有压痛，有异常侧方活动，分离试验阳性。以强迫位置扩大畸形，拍X线片示骨关节解剖位置正常。若为关节脱位时，即有明显关节解剖关系的改变。

手法复位容易，用牵引推挤矫正畸形，即可复位。一般不需固定，若合并骨折，且骨折片明显分离移位，旋转或嵌入关节间隙，致使闭合复位失败或不能维持复位的位置时，则需手术，开放复位内固定，或牵引固定。

指间关节脱位功能恢复缓慢，常需3~8个月才能恢复，且常有关节增粗、强硬、伸屈功能受限、疼痛等后遗症。

局部禁忌强力牵引按摩，可外用中药熏洗或外擦，做自动活动锻炼。

第七节　髋关节脱臼

髋骨外向之凹如臼，以纳髀骨之上端如杵者也，名曰机，又名髀枢。若出之，则难上，因其膀大肉厚，手捏不住故也。

髋关节为人体最大的关节，也是最完善的球窝关节。臼窝深，其周围的肌肉丰厚，所以比较稳固而有力。当髋关节在伸直位时，股骨头几乎全部在髋臼内，很稳固。只有在强大的暴力作用下，才能造成髋关节的脱臼。多见于青壮年男性。

当髋关节屈曲、外展、外旋、过伸位时，股骨头的一部分或大部分不在髋臼内，其稳定性靠关节囊维持，稳固性较差。遇严重之跌仆、扭挫、从高坠下，或暴力压迫，股骨头即突破关节囊而脱出，形成髋关节脱臼。根据发病时间的长短，可分为新鲜脱臼和陈旧性脱臼。根据股骨头脱出于髋臼的位置，又可分为后脱、前脱。

【诊断要点】

后脱时，伤侧髋部及臀部肿胀、疼痛、功能障碍。股骨大粗隆向后上方移位，臀部突起，可触及脱出的球状股骨头。髋关节呈半屈曲内收内旋位，伤肢膝部靠抵于健肢大腿下段内侧，足尖内抵于健肢小腿内踝部，且畸形姿势不能改变，呈弹性固定。伤肢缩短可达5cm左右(髂前上棘至股骨内髁)。股骨大粗隆上缘位于髂前上棘与坐骨结节连线以上。

前脱时，髋关节内、前侧轻度肿胀，局部压痛，功能障碍。伤侧髋、膝关节屈曲，伤肢呈外展外旋位，足尖外倒，畸形姿势不能改变，呈弹性固定。伤肢较健肢明显增长。大转子内陷。会阴部突出，可触及球形突起的股骨头。

【后脱手法整复】

1. 提牵复位法。伤病员仰卧，一助手以两手按压两髂前上棘固定骨盆，术者一手持踝部，一手持膝部，先使髋膝关节屈曲90°，然后一手持小腿下段，一前臂置于腘窝下，将伤肢向前上提牵。同时可以徐徐摇晃、伸屈髋关节，持小腿的手同时下压小腿远段，使股骨头纳入髋臼内，听到复位响声，逐渐伸直伤肢即可。

如果伤者肌肉较发达，用此法不易复位时，也可在伤侧髋、膝关节屈曲90°时，另一助手扶持伤肢小腿，术者两腿分站于伤肢的两侧，以两手对扣置于腘窝后，向前上提牵，这样可加大提牵力量，使其复位(图2-141a)。

2. 杠抬复位法。伤病员仰卧，一助手以双手分别放于伤者腋下，向上牵拉固定；一助手牵伤肢踝关节；一助手以双手按压伤侧髂前上棘处，固定骨盆；术者面对伤者立于伤侧，用一根1.3m长的木棒(木棒中段以软物包垫)置于伤肢膝下腘窝处，过健侧膝前，将棒端放于对侧的相应高度的支点上(一般用椅背作支点)，在向上、下牵引时，术者一手托棒；一手扶持伤膝，避免其内旋、内收，用棒将伤膝抬起，一般拉到30~50cm高时，可感到伤肢一弹动，亦可听到复位声响，即复位成功(图2-141b)。

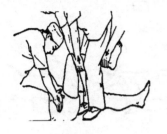
a.提牵复位法

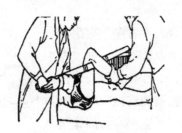
b.杠抬复位法

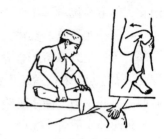
c.旋转复位法

图2-141　髋关节后脱位复位法

3. 旋转复位法。伤病员仰卧，一助手按压两髂前上棘以固定骨盆，术者一手持伤肢踝关节上部，另一手持膝部，顺势(内收内旋的畸形姿势)使膝关节尽量屈曲至腹壁，然后逐渐外旋外展伸直伤肢，当伸直达100°左右时，即可听到复位的弹响声，逐渐伸直伤肢即可(图2-141c)。

【前脱手法整复】

1. 旋转复位法。伤病员仰卧，一助手以两手按压两髂前上棘处，以固定骨盆；术者一手持踝部，一手持膝部，顺原外展外旋畸形姿势，将髋关节慢慢屈曲，当股部屈至腹壁时，再将伤肢内旋、内收，并逐渐将伤肢伸直，一般伸至150°左右时，突然有一弹动感，随之而有复位声响，即告复位成功(图2-142a)。

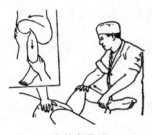
a.旋转复位法

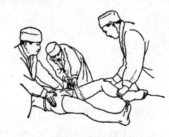
b.侧牵复位法

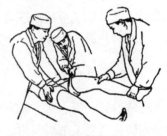
c.侧牵复位法

图2-142　髋关节前下脱位复位法

2. 改变脱位方向整复法。伤病员仰卧，一助手以两手按压两髂前上棘处，以固定骨盆；术者两手分别持膝、踝部，使髋、膝关节尽量屈曲，同时推扳膝关节，使伤肢内收、内旋、伸直，此时脱出的股骨头绕过髋臼下缘滑向后方，转变为髋关节后脱位，然后按髋关节后脱位的提牵法整复。

3. 侧牵复位法。伤病员仰卧，一助手以两手按压两髂前上棘处，以固定骨盆；一助手用一布带穿过伤腿上端内侧，向外上方牵拉；术者一手持伤肢膝部，一手持踝部，连续伸屈伤肢，在伸屈过程中，慢慢使伤肢内收内旋，即感腿突然弹动，同时可听到复位声响，畸形姿势消失而复位(图2-142b、c)。

此法也可令伤病员侧卧整复，即健肢在下，伤肢在上，一助手固定骨盆，用一布带圈套股骨上端向上吊起，使骨盆稍离开床；术者持膝踝部，伸屈伤肢，同时逐渐使伤肢内收内旋，即可复位。

4. 拔伸足蹬法。伤病员仰卧，术者两手握患肢踝部，用一足外缘蹬于坐骨结节及腹股沟内侧（左髋脱位用左足，右髋脱位用右足），手拉足蹬，身体后仰，协同用力，两手可略将患肢旋转内收，同时以足跟向外支股骨小粗隆，感到复位声音，即是复位(图2-143)。

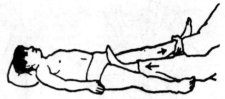

图2-143　髋关节脱位拔伸足蹬法

【固定方法】

伤肢于中立位，皮肤牵引，重量4~5kg，维持3周。去除牵引后，下床持拐锻炼行走。

第八节　膝关节脱臼与髌骨移位

膝关节由股骨下端及胫骨上端构成，为人体最大的关节，其骨性结构稳定性差，但其周围有坚强的韧带和关节囊维持，故其脱位较少见，"膝者筋之府"，一旦发生脱位，即有广泛的关节囊及韧带的撕裂，常合并关节内骨折、腘窝部血管损伤或断裂，腓总神经也常常累及，因此对膝关节脱位患者要特别注意检查有否血管、神经的并发症，若有血循环的障碍，应及时抢救，否则将产生严重后果。

一、膝关节脱臼

如有跌、打、压、砸，或有强烈撞击，可致膝关节脱位。根据其脱位的方向，可分为膝关节前脱位、膝关节后脱位、膝关节内脱位、膝关节外脱位。

【诊断要点】

脱位后，当时臃肿胀起，疼痛难忍不息，不能行走站立，膝关节处呈前凸后凹或前凹后凸。伤腿已短，量诊时伤膝增粗，异常活动明显，并有圆滑的"噜噜"声(图2-144)。

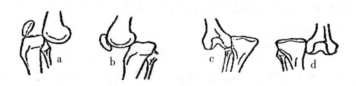

a.前脱；　b.后脱；　c.内侧脱；　d.外侧脱

图2-144　膝关节脱臼

【手法整复】

伤病员仰卧在床边。第一助手站在伤肢外侧，用双手拿住大腿下端；第二助手站在伤肢足侧，一手自足内侧拿住足面，另一手握住小腿下端。术者站在伤肢外侧，将膝关节稍屈，嘱两助手相对大力拔伸，同时术者按脱位的方向施捺正法。

1. 前脱位：一手手掌放在小腿上端向下戳按，另一手手掌放在腘窝向上挺托。
2. 后脱位：一手手掌放在腘窝向上挺托，另一手手掌按在大腿下端向下戳按。
3. 外侧脱位：一手手掌放在膝关节内侧迎住，另一手手掌在小腿上端的外侧，向内侧推按。
4. 内侧脱位：一手手掌放在膝关节外侧迎住，另一手手掌放在小腿上端的内侧向外侧推按。

在进行上述手法整复时，若关节出现"咯噜"响声，畸形消失者，即为复位，然后再施如下手法：两助手徐徐放松拔伸，术者双手握住膝关节两侧，使膝关节屈曲，膝部靠近胸部，足跟至臀部，然后再将膝关节拔直（图2-145）。

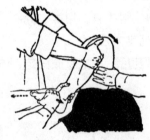

图 2-145 膝关节脱臼后进行屈膝、拔直手法

二、髌骨移位

髌骨古称"膝盖骨"，又称"镜面骨"。由于髌骨被股四头肌扩张腱膜包绕，膝关节有10°~15°的外翻角，股四头肌起止点又不在一条直线上，当肌肉收缩时，有自然向外移位趋向。故一旦移位，多向外移位，内侧支持带和关节囊被撕裂，髌骨旋转90°，其关节面与股骨外髁相接触。

根据其脱位机理，可分为外伤性脱位和习惯性脱位。

1. 如有踬、震、颤、拐可致髌骨移位，以向外侧移位者多见。
2. 习惯性髌骨脱位一般无明显外伤史，但有膝外翻畸形。因慢性损伤、股骨外髁发育欠佳、髌骨内侧筋膜薄弱，遇有轻微外伤，髌骨即向外翻转脱位，内侧筋膜断裂，回缩而不愈合。当膝关节伸直时，即可自行复位，但膝关节屈曲时即翻转向外脱位，形成习惯性脱位。

【诊断要点】

髌骨移位后，伤处肿胀疼痛，不能动转，腿不能伸直，亦不能屈曲，只能成半屈状。站立困难，步履难行。如向内移者，外面之筋僵痛；如向外移者，内面之筋僵痛。

【手法整复】

如《证治准绳》中说："若膝头骨跌出臼，牵合不可太直，不可太曲，直则不见其骨棱，曲则亦然，只可半直半曲。"使伤膝在微屈状态轻轻做屈伸活动，在伸直动作的同时，拇指向内前方推按髌骨，使其复位，然后使伤膝伸直。内侧脱位则手法相反。

伤病员坐在床边。助手双手拿住大腿下端，固定不动。术者一手由外侧用拇、食二指圈住髌骨,并拿住伤膝,另一手由小腿内侧拿住足踝部,轻轻摇晃(做环转动作)小腿6~7次。

将小腿夹在术者两腿之间,将伤肢拔直,如髌骨向外方移位,用一手拇、食二指由内侧圈住髌骨,用另一手拇指或大鱼际推住髌骨外缘,随即使膝关节屈曲,足跟至臀部,同时拿伤膝之拇指或大鱼际向内推按,伤膝作响,髌骨即已复位(图2-146)。

向内侧移位,方法与上相反。

将小腿拔直,用揉、捻、捋、顺法按摩舒筋。

【固定方法】

敷药后,用抱膝圈固定,方法与髌骨骨折同。

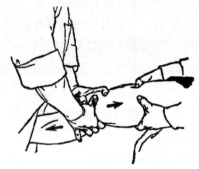

图2-146 髌骨移位的复位法

第九节 踝关节脱臼

踝关节由胫、腓、距三骨构成,距骨被内、外、后三踝包围,由韧带牢固固定在踝穴内。

踝关节脱臼并不少见,由于生理解剖特点,踝关节脱臼常伴有内、外踝和胫骨前唇或后踝骨折。

根据脱臼的方向不同,可分为外脱、内脱、前脱和后脱。根据有否创口与外界相通,可分为闭合性脱臼和开放性脱臼。

一般内侧脱臼较多见,其次是外侧脱臼和开放性脱臼,后脱臼少见,前脱臼则极少见。

病因病机、临床表现、辨证诊断详见踝部骨折及筋伤。

【手法整复】

1. 伤病员平卧,将伤足伸出床边。第一助手用双手拿住小腿下端固定勿使摇晃;第二助手由伤足内侧拿住足背,另一手由外侧握住足根,二人缓缓用力相对拔伸。

术者站在伤足外侧。双手拇指在胫腓骨前缘扣住,余双手四指交叉兜住足跟,从而使双手相对拿住伤踝。

嘱助手缓缓用力拔直,并使足略做跖屈、背伸活动,拿伤踝的双手用力相对归挤。若距骨向上移位者即可复位。

2. 若距骨向内侧脱位者,先将足向内翻牵引,再使足由内翻内旋位转至外翻外旋位,按内踝之手向外戳按;距骨向外侧脱位时,先将足向外翻位牵引,再使足由外翻外旋位转至内翻内旋位,按外踝之手向内戳按。

3. 距骨向前脱位者，在持续拔伸下，先使足跖屈而后使足背伸，同时双手拇指向后戳按；若向后脱位者，则先使足背伸而后使足跖屈，同时双手四指向上提挺，关节作响骨即复位（图 2-147）。

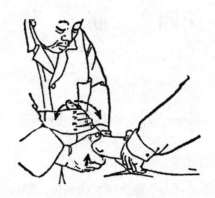

a.助手拔伸；b.内侧脱位时：由内旋、内翻转至外旋、外翻位，并戳按归挤；c.外侧脱位时：由外旋、外翻转至内旋、内翻位，并戳按归挤；d.前脱位时：先使足跖屈，再使足背伸，同时戳按归挤；e.后脱位时：先使足背伸，再使足跖屈，同时四指向上提挺

图 2-147 踝关节脱臼整复

若伴有内、外踝骨折时，再按踝部骨折整复方法，双手拇、食指相对归挤，使骨折复位。固定、用药及调养均与踝部骨折相同。

第四章 筋　伤

第一节　颈部筋伤

颈项部是活动较频繁、活动方向与范围较大的部位，能做前屈、后伸、左右侧屈、左右旋转等活动，因此发生损伤的机会也较多。颈部筋络既是运动的动力，又有保护和稳定颈部的作用，如遭受强大外力或持久外力超越筋络本身的应力时，便可伤筋，严重时可造成骨折脱位等损伤。《医宗金鉴·正骨心法要旨》把颈骨受伤分为"从高坠下、打伤、坠伤、仆伤"四种，指出"面仰头不能垂，或筋长骨错，或筋聚，或筋强骨随头低"，记述了颈部骨伤、错位、伤筋等情况。

一、颈部扭挫伤

各种暴力引起的颈部扭挫伤，除伤筋外，可能兼有骨折或脱位，严重者祸及颈髓，临证时须仔细加以区别，以免误诊。

日常生活中，颈部可因突然扭转或前屈、后伸而受伤。如在高速车上突然减速或突然停止时，头部猛烈前冲，打篮球投篮时头部突然后仰，嬉闹扭斗时颈部过度扭转或头部受到暴力冲击时，均可引起颈项部扭挫伤。钝器直接打击颈部引起的挫伤较扭伤少见。

【诊断要点】

首先明确损伤史，以有利于诊断。扭伤者可呈现颈部一侧疼痛，头多偏向伤侧，颈项部活动受限，在痛处摸到肌肉痉挛；挫伤者局部有轻度肿胀、压痛。检查时要注意有无手臂麻痛等神经损伤症状，必要时拍摄X线片排除颈椎骨折及脱位。

【辨证论治】

1. 理筋手法。有消散瘀血，松解肌肉痉挛，减轻疼痛的作用。

伤病员正坐，术者立于背后，左手扶住伤者额部，右手以拇、中指轮换点压痛点及天柱、风池等穴。继用右手拇指、食指在患侧做由上而下的按摩，重复进行几次。

对扭伤者在压痛点周围可加拿法，以拇指、食指、中指对握痉挛的颈肌，做拿捏手法（图2-148）。

伤筋后颈部偏歪者，可做颌枕带牵引或手法牵引。

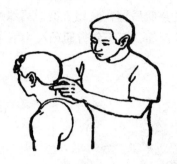 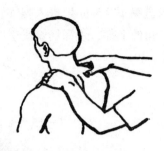

图 2-148 颈项伤筋理筋手法

2. 药物治疗。以祛瘀生新为主，兼有头痛头晕者可酌用疏散风邪药物，内服可用防风芎归汤加减，症状好转时可服小活络丸。外治药以祛瘀止痛为主，局部肿胀者外敷祛瘀止痛类药膏，不肿胀者可外贴伤湿止痛膏。

3. 针灸治疗。常用穴有风池、大椎、合谷、昆仑等，对侧或双侧进针，用泻法，不留针。

4. 练功活动。应向伤病员说明必须有意识地松弛颈部肌肉，尽量保持头部于正常位置，若头颈偏于异常位置，将使治疗增加困难。并练习头颈的仰俯动作、旋转动作。

二、落枕

(一)应用解剖

1. 斜方肌及胸锁乳突肌的起止及作用。

(1)斜方肌：是背部最浅层的与背阔肌上下并列的两个大三角形的肌片，两侧斜方肌在正中线上相对，起始面积甚大，上端起于枕骨上项线及枕外隆凸，然后以短的腱膜起于项韧带，第7颈椎棘突所有的胸椎棘突及棘上韧带，起始后其肌纤维束都向肩胛冈方向集中(其上部纤维束向下外方，中部纤维束向外方，下部纤维束向外上方)，抵止肩胛冈上缘、肩锋及锁骨上面的外1/3部。

功能：当上肢带骨被其他肌肉所固定时，则斜方肌的收缩可与其他肌肉配合引起头颅的活动，当两侧斜方肌同时收缩时，可使头颅后仰；只一侧收缩时，可使头颅倾向本侧且旋向对侧。

(2)胸锁乳突肌：位于颈侧部的强大扁柱状肌肉，由下方斜向外上方，当头部向一侧旋转时，由皮肤表面可以清楚看到此肌。有两个肌头各以短腱起始，一起于胸骨柄的前面，另一起于锁骨的胸骨端，起始后不久两头会合，做成强大的肌腹，在侧颈部向后上方上升，止于颞骨乳突及枕上项线的外侧部。

功能：一侧收缩时，使头颅旋向对侧，两侧收缩时，使头后仰。

2. 有关神经的走行和分布——副神经(第11对脑神经)。

内支：主要由延脑的纤维形成立即加入迷走神经，布于咽喉。

外支：在颈内动脉和颈内静脉间向后下方行于胸锁乳突肌深面，布于胸锁乳突肌和斜方肌（约在自乳突下 3.5cm 处进入胸锁乳突肌后即在胸锁乳突肌后缘中点处的深面走出，越过颈外侧三角的上部、颈深筋膜浅层的深面，下至斜方肌前缘中下 1/3 交界处进入斜方肌深面）（图 2-149）。

图 2-149　副神经位置示意图

(二)发病原理探讨

落枕可以视为颈部肌肉的扭伤、劳损或颈椎半脱位同时受风寒侵袭致使某些肌肉的痉挛及相应神经受牵累所产生的临床综合征。

颈部肌肉除颈阔肌之外，可分为三群，从前、侧、后三个方向司理颈部的活动。落枕多为睡眠时，尤其侧卧时枕头过高或过低使某些肌肉(主要为斜方肌和胸锁乳突肌)过长时间地维持在过度伸展位，再受风寒侵袭使肌肉气血凝滞，同时牵涉了副神经而产生一系列症状(有时头部猛力扭转亦可造成颈部一侧肌肉扭伤或颈椎半脱位引起颈项疼痛)。

(三)临床表现

颈项强直、疼痛，不可转头、仰头和点头，呈斜颈外观。转动不便，常需和躯干一同旋转。有时伴有伤侧肩胛内角处疼痛，手臂活动时疼痛加重。检查：一侧颈部肌肉僵硬，明显压痛，颈部活动受限。伤侧肩胛内角处压痛明显，可触及一高起的、痛性条索。

风寒外束，颈痛项强者，可有渐渐恶风、身有微热、头痛等表证。往往起病较快，病程较短，两三天内即能缓解，一周内多能痊愈。如痊愈不彻底，易于复发。若久延不愈，应注意与其他疾病引起之颈背痛相鉴别。

颈椎半脱位：发病可能与轻微外伤、睡眠姿势不良或受凉有关，症状除一般"落枕"表现外常伴肩臂痛。可数日内自行消失(颈部后伸偶可自然复位)，但也有许多被拖累，改变了颈椎曲线和颈椎间力的平衡关系。

久之，可有椎体骨质增生，病变部位易发于 C_4-C_5、C_5-C_6。检查：头前倾并转向健侧，下颏指向对肩似斜颈外观；自伤侧乳突做一垂线落于肩前 6~10cm 处；颈部各方活动均受限，尤以后伸、侧转明显。双拇指触诊伤椎棘突偏歪（多向伤侧歪）、高隆，其上韧带钝厚，压痛明显，有时可串向伤臂（图 2-150）。X 线片侧位示颈椎生理前凸消失，颈曲变直或反向，脱位之两椎体可轻度向后成角。也有时发现伤处

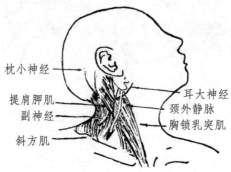

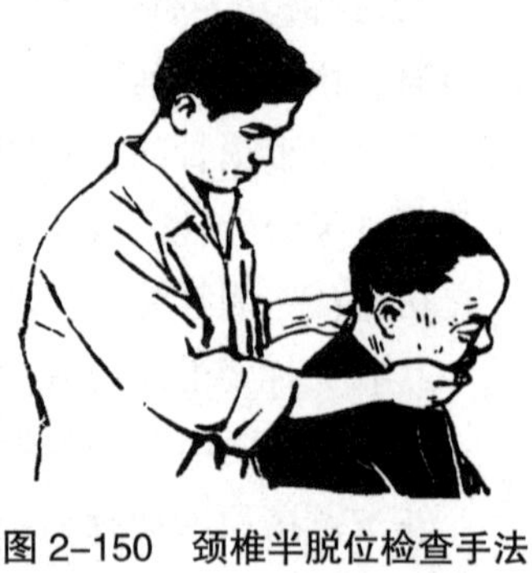

图 2-150　颈椎半脱位检查手法

关节突关节之排列及棘突间宽度、排列略有改变。

【辨证论治】

1. 理筋手法。伤病员正坐靠背椅上，术者站在伤者背后，一手扶左（或右）头顶部，另一手握下颏部，轻轻搬转头部，觉察疼痛部位。然后，在伤侧施手法。

双手拇指用"八"字触诊法，自枕骨始按摩，理顺项韧带及胸段（至 $T_{4、5}$ 节）棘上韧带（方法：按与人体纵轴垂直方向弹拨及顺向按压项韧带及棘上韧带。如发现韧带有痛性、纤细、剥离之条索，用拇指触清原位之沟迹，顺压于其上）；自枕下斜向外下用双拇指"八"字触诊法按摩斜方肌肌腹至抵止端，使气血舒通，解除肌痉挛；再自颈内动脉和颈内静脉间向后下方沿副神经走行触摸，多可发觉一纤细条索，高起或挛曲，压之酸、麻、胀、痛。用双拇指左右分拨手法使其复平（图 2-151）；嘱伤病员将伤侧手摸对侧肩胛骨，使伤侧肩胛内角翘起，术者双拇指（或拇食二指）顺肩胛内角的内上方，左右分拨可触及一滚动、高起的绳索样物（提肩胛肌或副神经），比较浮动，有压痛，再用拇指点穴按摩法将之顺正，已不浮动说明已平复（图 2-152）。

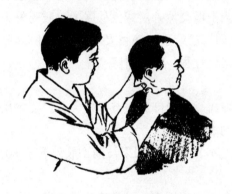

图 2-151　副神经按摩手法

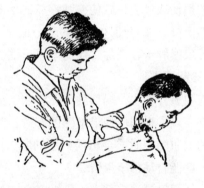

图 2-152　肩胛内角按摩手法

2. 药物治疗。治宜疏风祛寒、宣痹通络，可用葛根汤、桂枝汤，或服独活寄生丸，每次 5g，一日 2 次。有头痛形寒等表证者，可用羌活胜湿汤加减。外贴伤湿止痛膏。

3. 针灸治疗。选风池、大椎、风门、外关、悬钟、阿是等穴，针患侧，用泻法，留针 5~10min。

4. 练功活动。可做头颈的俯仰、旋转动作，以舒筋和络。

附：

在治疗"落枕"手法中，触摸副神经比较困难，需拇指腹有相当的敏感度。将之拨正，舒顺可速见成效。初学者，可按副神经走行位置按摩，将变硬的肌肉舒通开，局部平复。同样可收到较好效果。

三、颈椎病

详见附篇。

第二节 肩部筋伤

肩关节是人体活动范围最大的关节,扭捩跌仆易于引起肩部扭挫伤。

《世医得效方·正骨兼金镞科》指出:"凡手臂出臼,此骨上段骨是臼、下段骨是杵,四边筋脉锁定,或出臼亦挫损筋。"说明伤筋可单独发生,也可并发于脱位或骨折。临床诊治伤筋须鉴别有无骨折或脱位,在治疗骨折或脱位时也要考虑伤筋。

如伤病员素有风寒湿痹,复遭扭捩跌仆,则诸邪合而为病,日久气血不畅而致肩痹。

一、肩部扭挫伤

肩关节过度扭转,可引起关节囊、筋膜的损伤或撕裂。重物打击肩部,可引起肌肉或脉络的损伤或撕裂,致使瘀肿疼痛,功能障碍。当上肢突然外展或已外展的上肢受外力使之突然下降,都可使冈上肌腱部分或全部断裂。如伤筋严重,筋膜大片受伤,肿痛剧烈,往往导致瘀肿难以消除,疼痛不易全消,可形成慢性过程,继发漏肩风等。

【诊断要点】

有明显外伤史,局部肿胀、疼痛、活动功能障碍,如肩部肿痛范围较大者,要查出肿痛的中心点,根据压痛最敏感的部位,判定受伤的准确位置。

冈上肌断裂时,会出现典型的肌力消失,无力外展上臂。如果帮助伤肢外展至60°以上后,就能自动抬举上臂。

应仔细触摸肩前部有无骨性隆突或骨擦音,有无间接压痛,以排除肱骨外科颈嵌入性骨折或大结节撕脱性骨折。还要注意与肩关节脱位及肩锁关节分离相鉴别。如外伤暴力不大,但引起严重肿痛者,要问清伤肩受伤前有无疼痛等症状,以排除骨囊肿、骨结核等病变。必要时拍摄X线片,可进一步明确诊断。

【辨证论治】

1. 理筋手法。伤病员正坐,术者立于伤侧,嘱尽量放松上肢肌肉,一手捏住伤侧手腕,一手以虎口贴伤肩,并徐徐自肩部向下抚摩至肘部(图2-153),重复5~6次。接着术者一手托伤肘,一手握伤腕,将伤肢缓缓向上提

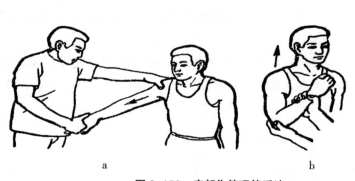

图2-153 肩部伤筋理筋手法

升,又缓缓下降,可重复数次。最后术者双手握伤侧手腕,肩外展60°,肘关节伸直做连续不断地抖动0.5~1min,可使伤处有轻快感。

部分伤病员精神过度紧张,不愿接受手法治疗时,可先做药物治疗,待肿痛稍减再做理筋手法。

2. 药物治疗。初期及中期以散瘀消肿、生新止痛为主,内服舒筋活血汤,痛重难忍时加服云南白药,外敷三色敷药或双柏散;后期以活血舒筋为主,可内服舒筋丸,并配合熏洗。

3. 固定和练功活动。由于肩部急性伤筋易于迁延成慢性伤筋,因此在治疗过程自始至终要注意动静结合,制动时间不宜太长,要早期练功,争取及早恢复功能,尽量预防转变为慢性伤筋。

伤筋较重者,伤后肩部用人字形绷带包扎,再用三角巾将患肢屈肘90°悬挂胸前,以限制伤肩活动。2~3周后肿痛减轻,应做肩关节外展、外旋、内旋、前屈、后伸及自动耸肩等锻炼,使尽早恢复活动功能。

二、肩痛

(一)应用解剖

1. 肩部六痛点的解剖位置。

肩胛骨靠近脊柱缘从上至下三痛点(内角、中点、下角)分别为提肩胛肌、小菱肌、大菱肌的抵止端(小菱肌起于项韧带下部与T_1棘突,大菱肌起T_{2-5}棘突。此两肌均附着于肩胛骨脊柱缘,小菱肌在上中部,大菱肌在中下部)。

上臂后部痛点为冈下肌和小圆肌的抵止端、大圆肌肌腹(图2-154)。

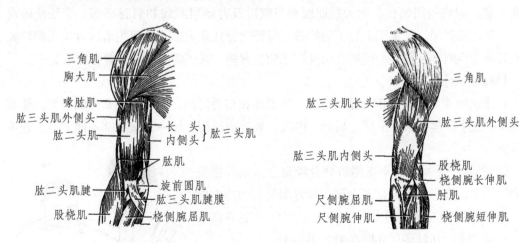

图 2-154 肩部背侧肌群　　　　图 2-155 上肢掌侧肌群(深层)

喙突处痛点为喙肱肌和肱二头肌短头的起始端(二肌腱并列肱二头肌短头肌腱靠外侧)(图2-155)。

肩峰下痛点为冈上肌抵止端，另外三角肌下有肩峰下滑囊和三角肌下滑囊(图2-156)。

肌肉详细起始从略。

2. 肩部肌肉功能。

肱骨外展：三角肌、冈上肌（在冈上肌发动肱骨外展时，三角肌继续并保持这一动作，在完全外展时，臂可升起至180°左右，最初的15°是冈上肌的作用，以后的75°由三角肌的运动所完成，最后90°是斜方肌和前锯肌，旋转肩胛骨所完成的）。

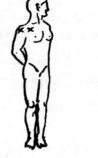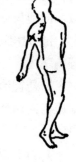

图2-156 示肩部六痛点体表位置

肱骨旋后：冈下肌、小圆肌。

肱骨旋前：大圆肌、肩胛下肌。

肱骨环转：多数肌肉协同活动。

(二)临床表现

自觉肩部、上背部疼痛，严重者夜间疼痛加重，影响睡眠，辗转不安。常表现为上臂不能抬举，上臂外展或环转动作受限。患侧手不能提裤；不能插口袋；不能拧门把手；不能行军礼；不能后背上举。

双拇指触诊检查(肩部)：急性期可触及肌腱位置偏离、高隆、错动。肌腱钝、厚，弹性变差指压疼痛。肩峰下滑囊囊壁紧韧，囊质丰满，弹性变大，有压痛。慢性期肌腱变粗、变厚、变硬或双肌腱粘连、扭结，弹拨肌腱时感觉肌腱起始或抵止端活动幅度变大，患者仅有酸胀感，疼痛不甚。

病理特点：肩部软组织疾患多因肩部肌肉劳损致使肌肉起始或抵止位置失常和炎症反应所引起。肩痛时间稍长，胸大肌肌腹和肌腱以及背阔肌肌腹和肌腱挛缩、变硬使腋窝前、后壁伸展受限，加重了上肢不能抬举。肩胛骨脊柱缘大、小菱肌附着区发生无菌性炎症或纤维变性时，特别是小菱肌会出现严重的上背痛，其压痛点在肩胛骨脊柱缘上中段。

【辨证论治】

1. 手法治疗。伤病员正坐靠背椅上，医者站在伤者的侧方，一手握拿伤侧前臂，使其伤侧上臂按手法需要被动前屈、后伸、内收、外展或环转。另一手按肩部不同部位，施不同手法。

(1)医者一手拇指按于伤侧肩胛骨喙突上，余四指按于肩胛冈上，在另一手使伤者上臂后伸外展时，拇指在喙突上肱二头肌短头和喙肱肌抵止端，按斜向外下方向压平、舒顺（术后伤肢多可立即高举）(图2-157)。

如为慢性者，要用单拇指触诊法，取与肌腱纵轴相垂直的方向左右按序弹拨、分离二肌腱抵止端，之后拇指下压，顺滑使二肌腱抵止端平复再配合药物治疗，效果满意。

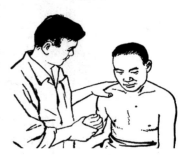

图2-157 示肩痛治疗手法一

(2)医者将伤病员上臂外展90°平肩(或略小于90°),单拇指用左右分筋法分别将肩峰下冈上肌抵止端复平,理顺,并且分拨肩峰下滑液囊和三角肌下滑囊(图2-158)。如触及冈上肌肌腱呈条索状,似钢丝样硬,多为劳损表现;如呈钝软的条索状则为急性损伤。正常时触到滑囊,周界不清,囊状有弹性,但张力不大,无疼痛,病时滑囊呈球状,边界清楚,张力很大,用拇指将滑囊周围用力分拨,复平再配合药物治疗,促进炎症消退,症状很快缓解。

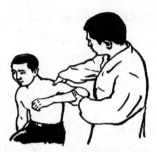 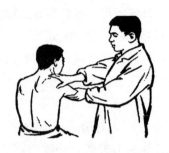

图 2-158　肩痛治疗手法二　　图 2-159　肩痛治疗手法三

(3)嘱伤病员正坐屈肘,伤侧手经胸前握住对侧肩部(图2-159)。

医者站在伤者后侧方,将上臂后部痛点,用双拇指触诊法,按冈下肌、小圆肌、大圆肌肌纤维垂直方向上下分拨肌腹及抵止端之后,拇指尖的桡侧,紧压抵止端取镇定手法约10s。再顺肌纤维方向将其舒平理顺。

医者在伤者身后,首先顺肩胛内角的内上方,将提肩胛肌及副神经拨正(手可触及一绳索样物,来回滚动,伤者感到麻、痛),然后手掌鱼际部沿肩胛骨脊柱缘顺压2遍,或在肩胛骨内缘的中点和下点,用拇指点穴法,按压顺正肌筋(图2-152)。

施手法完毕伤病员多感轻快,肩痛减轻,或有著效。根据临床观察肩部软组织损伤,除肩关节内病变及肱二头肌长头腱鞘炎及长头断裂外,多属此六点的病变。

2. 药物和针刺疗法。伤处有明显组织肿胀和炎症反应者需药物和针刺辅助治疗,效果更佳。2%普鲁卡因4~6ml+强地松龙25mg(或用醋酸考地松),按六痛点患病部位封闭。每周1次,共3次。

针刺相应穴位:条口透承山,针刺时让患者自动活动患肩,两侧交替取穴,每日1次,7~10次为1疗程。

附注:

1. 急性者仅施手法即可痊愈,伴炎性反应者需药物和针刺配合。施手法后嘱患者注意肩关节休息,一般2~3d可愈,否则拖延病程。

2. 慢性者疗效稍差。

3. 肩关节在激烈活动前应做好准备活动,使肌肉、筋膜舒展,血流通畅,是预防肩痛的好办法。

4. 临床诊断为肩周炎(凝肩或五十岁肩)的患者多属肩部六痛点的病变而造成,尤以肱二头肌短头及大小圆肌抵止端及肌腹损伤多见。

三、肩关节周围炎

肩关节周围炎的病名较多。例如因睡眠时肩部受凉引起而称"漏肩风"或"露肩风";因肩部活动明显受限,形同冻结而称"冻结肩";因该病多发于50岁以上患者而称"五十肩"。此外,还称"肩凝风""肩凝症"等。因此,它是一种多因素的病变。

五旬之人,肾气不足,气血渐亏,加之长期劳累又因肩部露卧受凉,寒凝筋膜而引起本症。故风寒湿邪侵袭、劳损为其外因,气血虚弱、血不荣筋为其内因。

少数患者可因外伤而诱发,如肱骨外科颈骨折、肩关节脱位、上肢骨折若固定时间太长或在固定期间不注意肩关节功能锻炼亦可发生。

【诊断要点】

无外伤史患者,初时肩周微有疼痛,常不引起注意,1~2周后,疼痛渐增,肩关节外展、外旋功能开始受限。外伤而诱发者,外伤后肩关节外展功能迟迟不恢复,且肩周疼痛持续不愈,甚至转见加重。检查肩部并不肿胀,肩前、后、外侧均可有压痛,外展功能受限,被动继续外展时,肩部随之高耸。此时一手触摸住肩胛骨下角,一手将患肩继续外展时,可感到肩胛骨随之向外上转动,说明肩关节已有粘连(图2-160)。

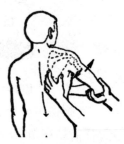

图2-160 固定肩胛骨检查肩肱关节

重型患者肩臂肌肉萎缩,尤以三角肌为明显,疼痛较重,夜间尤甚,外展及内旋、外旋均有严重限制。病程一般在一年以内,较长者可达1~2年。

部分肩周炎患者可自行痊愈,但时间长、痛苦大,功能恢复不全,积极治疗可缩短病程,加速痊愈。要注意与颈椎病相区别。颈椎病虽有肩臂放射痛,但在肩臂部往往无明显压痛点,有颈部疼痛和活动障碍,但肩部活动尚可。必要时还可加摄X线片鉴别。

【辨证论治】

因肩关节周围炎病程长、疗效慢,因此要鼓励患者树立信心,配合治疗,加强练功活动,增进疗效。

1. 理筋手法。患者正坐,术者用右手的拇、食、中三指对握三角肌束,做垂直于肌纤维走行方向的拨动5~6次,再拨动痛点附近的冈上肌、胸肌各5~6次,然后按摩肩前、肩后及肩外侧。继之,术者左手扶住肩部,右手握患手,做牵拉、抖动和旋转活动(图2-161)。最后帮助患肢做外展、内收、前屈、后伸等动作。

施行以上手法时(除按摩外),会引起不同程度的疼痛,要注意用力适度,以患者能忍受为宜。隔日治疗1次,10次为1疗程。

2. 药物治疗。治宜补气血、益肝肾、温经络、祛风湿为主,可内服独活寄生汤或三痹汤等。体弱血亏较重者,可用当归鸡血藤汤加减。急性期疼痛特重、肩关节触痛敏感、肩关节活动障碍者,可外敷宝珍膏、伤湿止痛膏等。

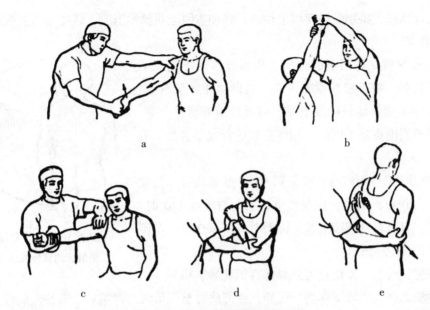

图 2-161　肩关节周围炎手法

3. 针灸治疗。取穴有肩髃、肩窌、肩外俞、巨骨、臑俞、曲池等，并可以痛点为俞，即阿是穴，用泻法，结合艾灸，每日或隔日 1 次。

4. 练功活动。鼓励患者做肩外展、前屈、后伸、旋后等动作。由于锻炼时会引起患部疼痛，因此须消除患者顾虑，说明练功疗法的重要性，要每日早、晚多加锻炼。如做"手拉滑车""蝎子爬墙"等动作，当手指达到所能摸到的高度后，在墙上做好标记，每日循序渐进，一周对照 1 次，可以衡量肩外展的进展情况，增强患者练功的信心。

四、冈上肌腱炎

冈上肌起于肩胛冈上窝，由肩峰下通过，止于肱骨大结节的外上方。肩峰与冈上肌腱之间有肩峰下滑囊相隔，以减轻两者之间的摩擦。肱二头肌长头肌腱位于肱骨大结节、小结节之间的骨性沟内。在不同的姿势下可扭伤不同的肌腱，但瘀血肿胀时也会影响相邻组织，如发生挫伤，就更难截然分开。临床上以冈上肌腱炎较常见。

当肩外展至 90°时，肩峰下滑囊完全缩进肩峰下面，冈上肌腱很容易受到摩擦（图 2-162），日久形成劳损。中年以后冈上肌退行性变更易劳损，呈慢性炎症改变，即冈上肌腱炎，临床比较多见。少数伤病员的冈上肌腱渐趋粗糙，甚至钙化，或有冈上肌腱的部分断裂。

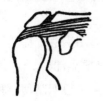 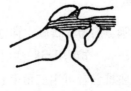 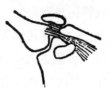

图 2-162　冈上肌腱解剖图

肩部急性伤筋，特别是中年以上伤者，将加重冈上肌腱的退变，转变为冈上肌腱炎。

【诊断要点】

多数缓慢发病，肩部渐起疼痛，用力外展时疼痛较明显，动作稍快时，肩部肌筋呷轧作响。当自动外展至60°左右时，因疼痛不能继续外展及上举，但可被动外展及上举，此点与肩关节周围炎是不同的。压痛点在肱骨大结节部或肩后冈上部。

所谓"疼痛弧"是指伤肩外展未到60°时疼痛较轻，被动外展至60°~120°范围内时，疼痛较重，当上举超过120°时，疼痛又减轻，且可自动继续上举。因而对60°~120°这个范围称为"疼痛弧"（图2-163）。

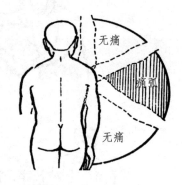

图2-163 冈上肌腱病变引起的肩外展痛弧

冈上肌腱钙化时，X线片可见局部有钙化影。肩峰下滑囊炎主要表现为肩峰下疼痛、压痛，并可放射至三角肌，严重者有微肿。病程久时可引起局部肌肉萎缩，肩关节不能做外展、外旋等动作。肱二头肌长头腱鞘炎起病缓慢，逐渐加重，疼痛、压痛以肱骨结节间沟为主，肱二头肌抗阻力屈肘时疼痛加重，久则亦有功能障碍及肌肉萎缩。根据临床表现，冈上肌腱炎可与肩峰下滑囊炎、肱二头肌长头腱鞘炎相鉴别。

冈上肌腱断裂时，会出现典型肩外展肌力消失，无力外展上臂，如果帮助患肢外展至60°以上后，就能自动抬举上臂。

【辨证论治】

1. 理筋手法。急性期以轻手法为主，慢性期手法宜稍重。施行手法时，先用拿法，拿捏冈上部、肩部、上臂部，自上而下，疏松筋络。然后以冈上及肩部为重点，自上而下揉摩，以舒筋活血。再拨动并点按冈上及肩部筋络，以理顺粗糙、肿胀或扭转的筋络。最后术者左手扶住肩部，右托住肘部，将肩部摇转并尽量外展，先向前摆4~5周，再向后摇4~5周，在摇转过程中，将伤肩尽量外展90°~120°（轻度上举）。

2. 药物治疗。急性期内服药以舒筋活血、清热止痛为主，用舒筋活血汤加减，慢性期可服舒筋丸，每次1丸，每日2次。局部疼痛畏寒者可服小活络丸或活血酒。体弱血虚者可内服当归鸡血藤汤。

急性期肿痛较重时，外敷消瘀止痛膏或三色敷药。后期外贴宝珍膏或伤湿止痛膏，亦可用熏洗或腾药热熨患处。

3. 针灸治疗。取穴如天宗、肩髃、肩窌、臂臑、曲池等，用泻法，提插捻转，以肩臂酸麻胀为度，留针20min。可加做艾灸，亦可用当归注射液做痛点注射。

4. 固定和练功活动。急性期肿痛难忍者可用三角巾悬吊，做短期制动。肿痛缓解后进行功能锻炼，如肩外展、前屈、外旋等，以舒筋和络，恢复肩臂活动功能。

五、小儿上肢不能抬举

常见婴幼儿因家长或他人携手不慎，过度提拉上肢后致伤。其发病率仅次于桡骨小头半脱位。

(一)临床表现

1. 哭闹不停，或自述肩部、肘部疼痛，伤肢不能抬举。拒绝用伤侧手取物。
2. 伤侧上肢垂下，肩部外形如常。
3. 拇指触及喙突处，肱二头肌短头起始端稍较喙肱肌起始端高起，压痛明显。

(二)鉴别诊断

根据症状体征诊断不难，但需与肩关节脱位鉴别：无方肩；伤侧肘部可以贴于同侧胸壁上；被动活动可使患手触摸对侧肩峰，但疼痛加重。

(三)治疗

手法复位：家长抱住患儿，使其伤臂对向术者。术者使伤臂肘关节屈曲，一手握住前臂，使其上臂后伸、外展；另一手拇指按于喙突处，顺外下方向用分筋法，使滑脱之肱二头肌短头肌腱复位（即分拨，舒顺按位下压将高起肌腱复平于原位）再环转肩关节手法完毕(图2-164)。

多立见卓效，患儿哭闹停止，上臂活动自如或轻度受限，嘱家长2~3d内勿提拉患臂，即愈。

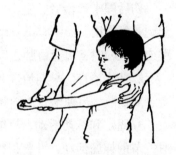

图2-164 短头滑脱复位手法

第三节 肘部筋伤

肘关节是屈戌关节，伸屈在0°~140°之间，颇为稳定。前臂的旋转功能由上、下尺桡关节完成，环状韧带使上尺桡关节稳定。肘关节还有内、外侧韧带及伸肌群、屈肌群的肌肉、肌腱所包裹附着。由于肘关节是活动较多的关节，所以伤筋较多见。

一、肘部扭挫伤

直接暴力的打击可造成肘关节挫伤；跌仆、失足滑倒，手掌着地，肘关节处于过度外展、伸直位置，可致肘关节扭伤。临床以关节囊、侧副韧带和肌腱等损伤多见。

【诊断要点】

有明显外伤史。肘关节处于半屈伸位，弥漫性肿胀、疼痛、功能障碍，有的出现瘀斑。压痛点往往在肘关节的内后方和内侧副韧带附着部。

严重的扭挫伤要注意与骨折相区别，环状韧带的断裂常使桡骨头脱位并尺骨上段骨折。在成人，通过 X 线摄片易确定有无合并骨折，在儿童骨骺损伤时较难区别，可与健侧同时摄片以检查对比，可以减少漏诊。

部分严重的肘部扭挫伤，有可能是肘关节错缝后已自动复位，只有关节明显肿胀，已无脱位征，易误认为单纯扭伤。在后期可出现血肿钙化，并影响肘关节的伸屈功能。

【辨证论治】

《医宗金鉴·正骨心法要旨》在论述肘部损伤时指出："其斜弯之筋，以手推摩，令其平复，虽即时能垂能举，仍当以养息为妙。"所谓养息，是调养休息之意。说明肘部损伤后功能恢复是不能操之过急的。

1. 理筋手法。在触摸到压痛点后，以两手掌环握肘部，轻轻按压 1~2min，有减轻疼痛的作用，然后用轻按摩拿捏手法，以患者有舒适感为度。

伤后即来诊治者，宜将肘关节做一次 0°~140° 的被动伸屈，这对于微细的关节错位可起到整复作用。但不宜反复做，尤其在恢复期，更不能做猛烈的被动伸屈，这样虽能拉开粘连，但同时又引起血肿，以后粘连更加厉害，甚至引起血肿的钙化。

2. 药物治疗。早期治宜散瘀消肿，可内服三七粉或七厘散，外敷三色敷药或清营退肿膏、双柏散。后期治宜消肿和络，可内服补筋丸或活血酒，并配合熏洗。

3. 固定和练功活动。早期伤肢用三角巾悬吊，肘关节置于屈曲 90° 的功能位，以限制肘关节的伸屈活动，并督促伤病员多做手指伸屈握拳活动，以利消肿。2 周后肿痛减轻，可逐步练习肘关节的伸屈功能，使粘连机化逐步松解以恢复正常。如做被动伸屈活动，必须是轻柔的，不引起明显疼痛的活动，禁止做被动粗暴的伸屈活动。

二、疼痛肘

病因及病理改变：①桡侧伸腕肌肿胀（走行方向：肱骨外上髁至桡骨结节连线）。②肱骨外上髁嵴桡侧伸腕肌肌腱固着处肿胀（肉眼或镜下的撕裂）伴骨质增生成锐边或成小结节。③桡尺近端关节松弛，肱桡韧带损伤。

【诊断要点】

伤病员多述前臂不能持物，不能用力握拳，腕关节无力。肘关节外侧针刺样疼痛，做前臂回旋动作和伸腕时疼痛加重。

检查：肱骨外上髁处骨膜增厚、压痛，骨质成锐边；腕关节屈伸及前臂旋转活动受限；沿桡侧伸腕短肌走向指压钝厚、丰满，压痛明显。前臂伸直处中立时，肱桡关节处呈一凹窝，有压痛，触及桡骨小头较肱骨小头高起；肱桡韧带处常可触及纵行纤细且压痛之条索。

【辨证论治】

1. 肱骨外上髁骨质增生成一锐边，其上有桡侧伸腕肌肌腱固着，所以当前臂用力活动时,感到伤处明显疼痛,并且前臂无力。可用分筋手法按摩伤处(图 2-165),将骨增生之锐边平复(患者可自己每天按摩 2 次),并用热醋洗,每日 1 次,共 2~3 次。

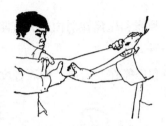

图 2-165 疼痛肘治疗手法一

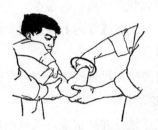

图 2-166 疼痛肘治疗手法二

2. 尺桡近侧关节是车轴关节与远侧关节协同完成前臂的回旋活动,在肘痛时,前臂旋前、旋后时易使该关节松弛韧带损伤,持物无力。

手法:嘱伤病员将伤肢伸直,术者一手虎口对手腕背面,握住伤肢腕部,另一手掌心顶托肘后部,然后握腕部之手使腕关节掌屈并使肘关节屈曲、伸直交替,另一手当肘关节由屈曲变伸直时在肘后部向前顶推,使肘关节过伸,此时可听到"咯吱"声,说明桡尺车轴关节对缝,去除对关节韧带的异常拉力,伤病员立即可感轻松(图 2-166)。不用包扎,仅限制肘关节活动 1 周即愈。

3. 醋酸强地松龙 25mg(或醋酸氢化可的松 25mg)+2%普鲁卡因 6ml,局封,每周 1 次,共 3~4 次。

方法:自肱桡关节缝处进针皮下,然后将针尖滑至肱骨外上髁骨膜下浸润 0.5~1ml 之后,针尖滑回刺入肱桡关节腔内注入 1~2ml,将针提起在肱桡韧带处浸润 1ml,之后再将针尖刺入桡侧伸腕肌肌腱将药物注入 1~2ml,最后针尖向前刺入伸进肌腹将药物全部注入。

三、肱骨外上髁炎

肱骨外上髁炎、内上髁炎、鹰嘴滑囊炎均属劳损为主的病变,只是发病部位不同,以肱骨外上髁炎最常见。

肱骨外上髁炎亦称肱桡关节滑囊炎、肱骨外髁骨膜炎,因网球运动员较常见,故又称网球肘。

肱骨外上髁炎多因长期劳累,伸腕肌起点反复受到牵拉刺激,引起部分撕裂和慢性炎症或局部的滑膜增厚、滑囊炎等变化。多见于特殊工种,如砖瓦工、木工、网球运动员等。局部筋膜劳损、体质较弱、气血虚亏、血不养筋为其内因。

【诊断要点】

起病缓慢,初起时在劳累后偶感肘外侧疼痛,延久则有加重,如提热水瓶、扭毛巾,甚至扫地等动作均感疼痛乏力,疼痛甚至可向上臂及前臂放散,致影响肢体活动,但在静息时多无症状。

检查肱骨外上髁部多不红肿，较重时局部可有微热，压痛明显，病程长者偶有肌萎缩。肘关节伸屈旋转功能虽正常，但做抗阻力的腕关节背伸和前臂旋后动作可引起患处的疼痛，说明病变在伸腕肌的起点。

若病变发生在肱骨内上髁，则为肱骨内上髁炎，肿痛和压痛在肘内侧，抗阻力屈腕时疼痛较明显。

若病变发生在尺骨鹰嘴，则为鹰嘴滑囊炎，肿痛和压痛在肘后侧，伸屈轻度受限。

【辨证论治】

1. 理筋手法。在肘部痛点及其周围做按摩、拿捏手法，共 3~5min，使局部微热，血行流畅。然后术者一手托住伤肘的内侧，一手握住伤肢的腕部，先伸屈肘关节数次，然后将肘关节做快速屈曲数次，并同时做旋转活动。如直肘旋后位，快速屈曲同时旋前；直肘旋前位，快速屈曲同时旋后。各 3~5 次，可松解粘连，减轻疼痛(图2-167)。

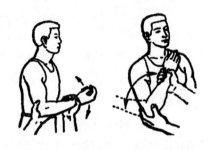

图 2-167 肱骨外上髁炎理筋手法

2. 药物治疗。治宜养血荣筋、舒筋活络，内服舒筋汤，外敷定痛膏或用海桐皮汤熏洗。

3. 针灸和水针疗法。以痛点及其周围取穴，隔日针灸 1 次。或用梅花针叩打患处，再加拔火罐，3~4d 1 次。亦可选用强的松龙 12.5mg 加 1%普鲁卡因 2ml、当归注射液 2ml 做痛点注射。

第四节　腕部筋伤

腕部有 8 块腕骨，分两行排列，近排腕骨与桡骨远端构成桡腕关节。尺骨远端由三角软骨与腕关节隔开。桡、尺骨远端由掌侧、背侧韧带所附着固定，构成下桡尺关节。

腕部的结构较复杂，由于活动频繁，伤筋较多发生。

一、腕部扭挫伤

由于跌仆时手掌或手背着地，或用力过猛，迫使腕部过度背伸、掌屈及旋转活动，引起韧带、筋膜的扭伤或撕裂。

【诊断要点】

伤后腕部肿痛，或酸痛无力，功能障碍。若下桡尺关节韧带损伤，可扪及尺骨小头较为隆起，按压尺骨小头有松动感，检查须与健侧腕部做仔细比较。

要与无移位桡骨远端骨折、腕舟骨骨折相鉴别。无移位桡骨远端骨折肿胀多不明显，压痛局限在桡骨远端；腕舟骨骨折时，肿胀和压痛点局限在阳溪穴部位。

【辨证论治】

1. 理筋手法。伤后在腕部先做抚摩、揉、捏等手法，后拿住拇指及第一掌骨，自外向里摇晃6~7次，然后拔伸，再屈腕。按上法依次拔伸2~5指。最后将腕关节背伸，并快速向尺侧屈。术毕再理顺筋络1次。

2. 药物治疗。初期治宜祛瘀消肿止痛，可内服七厘散，外敷三色敷药或双柏散；后期治宜消肿和络，内服补筋丸，并配合熏洗。

3. 固定。损伤较重者，可用两块夹板将腕关节固定于功能位3周。去除固定后，可用弹力护腕保护。

二、桡尺远端关节分离伴韧带损伤

(一)应用解剖

前臂二骨的连结包括可动连结和不动连结。

1. 不动连结：即前臂骨间膜的连结。

骨间膜为附着于桡尺二骨骨间嵴上的结缔组织膜，加强了二骨的连结。

2. 可动连结。

桡尺近端关节，见前述。

桡尺远端关节呈"Γ"型，其纵形间隙由尺骨下端的环状关节面和桡骨下端的尺骨切迹相对而成，关节囊较紧，关节腔亦较窄，其上有桡尺韧带加固，为车轴关节。横形间隙位于三角纤维软骨与尺骨头远端之间(三角形纤维软骨起于桡骨远端尺骨切迹与桡骨远侧关节面之间，附着于尺骨茎突的基底与腕尺侧副韧带相连，桡尺远端关节的掌、背面关节囊，韧带也附着于此软骨)。

桡尺近端和远端关节共同活动完成前臂的回旋运动(实际上尺骨不动，只是桡骨围绕尺骨活动)。

(二)发病原理

桡尺远端关节分离伴韧带损伤较常见，以青壮年尤其妇女多见。常有前臂急性过度旋转扭伤史或常期担任前臂回旋活动的工作(如用解刀、拧衣服等)而致腕部慢性积累性损伤。

(三)临床表现

1. 前臂旋前或旋后活动受限，并伴疼痛(偶有弹响)，腕关节背屈下压疼痛加重。

2. 患手不能端举重物，腕部无力。

3. 尺骨小头向掌侧(或背侧)移位，前臂远端变平、变宽。

4. 指压尺骨小头有浮动感或"沙沙"作响。

【辨证论治】

1. 手法复位。以右手桡尺远端关节分离为例（图2-168）。伤病员掌心向下，将伤臂伸平。术者右手拇、食二指分别捏住桡骨远端的背侧和掌侧，余三指扶持手掌桡侧鱼际部；左手食指半屈曲，以末节的桡侧顶住尺骨小头，拇指扶持尺骨小头的背面。

嘱伤者放松前臂，术者用自己的两手腕关节活动带动伤者腕关节顺时针做环行活动，在环转之时，术者右手固定桡骨下端，左手食指末节向上顶托尺骨小头，同时和拇指协同将尺骨小头向桡骨靠拢，有时可听到响声复位，或下压尺骨小头已无浮动感，说明桡尺远端关节已复位，伤病员即刻感到症状明显减轻。

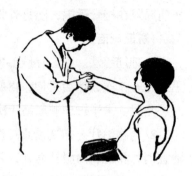

图2-168 桡尺远端关节分离复位

2. 调治。

（1）用布带（忌用纱布绷带）包扎伤臂桡尺下端一周。

（2）陈旧性损伤者可包扎2~3周，其间可外敷中药（附后），3d换1次，7次为1疗程。

附：展筋膏

药品组成：当归25克，川芎15克，土鳖虫15克，海桐皮20克，萆薢20克，黄芪15克，松节10克。

用法：共研细末，陈年黑醋调糊后外敷。

作用：补气血，通利关节，修补韧带。

3. 嘱伤者治疗期间切勿旋转前臂。

注：

临床桡尺远端关节分离伴韧带损伤患者多数不伴三角形纤维软骨的损伤。

三、桡侧伸腕肌腱周围炎

前臂桡侧伸肌群主要有桡侧伸腕长肌、桡侧伸腕短肌、外展拇长肌和伸拇短肌。在前臂背侧中下1/3处外展拇长肌和伸拇短肌从桡侧伸腕长肌、桡侧伸腕短肌之上面斜行跨过，该处没有腱鞘，仅有一层疏松的腱膜覆盖。由于伸腕肌活动频繁，又无腱鞘保护，故容易引起肌腱及其周围的劳损。

在桡侧伸腕长、短肌将腕关节固定于背伸位的情况下用力握物或提重物，因与外展拇长肌腱、伸拇短肌腱运动方向不一而互相摩擦，引起肌腱及其周围筋膜的损伤。多见于木工、砖瓦工等。较长时间的超乎耐力的劳动也是引起伸腕肌腱周围炎的原因。例如原为文职人员，突然改变工种从事紧张伸肘腕的劳动，也可发生本病。如及时治疗，经1~2周即可恢复，如不痊愈，易反复发作。

【诊断要点】

起病较快，前臂中下段之背桡侧肿胀、疼痛、灼热、压痛，腕部活动受限，检查时用拇指按住肿痛处，嘱患者握拳并做腕关节伸屈时，即可感觉到捻发感。症状轻者，不易检查出。

【辨证论治】

1. 理筋手法。急性期一般不适宜行理筋手法，肿胀稍退后可做轻拿捏和理顺手法。

2. 药物治疗。治宜祛瘀消肿、舒筋止痛，内服舒筋丸，局部贴宝珍膏，肿痛减轻时可用海桐皮汤熏洗。

3. 固定。用硬纸板或夹板两块固定腕关节1~2周，待捻发感消失后去除外固定，逐步恢复工作。

四、腕三角软骨损伤

腕三角软骨为纤维软骨组织。软骨基底部附着于桡骨远端关节面的尺侧缘，软骨尖端附着于尺骨茎突基底部，软骨的掌侧缘与背侧缘均与腕关节囊相连，因而把腕关节腔与尺桡下关节腔隔开。

腕三角软骨具有限制前臂过度旋转的功能，因此当腕关节遭受突然的过度旋转暴力时，可引起三角软骨的损伤或破裂。

腕三角软骨损伤可并发于桡骨远端骨折或腕部的其他损伤，因此腕三角软骨损伤的早期症状常被其他严重损伤所掩盖。

【诊断要点】

多数有明显外伤史。初期肿胀、疼痛局限于腕关节之尺侧，活动功能障碍，腕伸屈旋转动作时因挤压软骨盘可引起疼痛。

后期肿胀基本消退，但尺骨小头部仍有微肿及压痛，酸楚乏力，将腕关节尺偏，并做纵向挤压，可引起局部的疼痛。做较快的伸屈旋转动作时可发出弹响声。

部分患者可并发下尺桡关节韧带的松弛或断裂，临床检查见尺骨小头移动度增大。月骨无菌性坏死同样有外伤史，但压痛点在腕正中部，可与本病相鉴别。

【辨证论治】

1. 理筋手法。先行相对拔伸，并将腕部环转摇晃6~7次，然后再在桡骨远端和尺骨小头的侧方互相挤压以复位，最后痛点按压。

2. 药物治疗。初期治宜祛瘀消肿，内服七厘散，每次1.5g，一日2次；外敷三色敷药或消瘀止痛膏。后期以温经止痛为主，内服加减补筋丸，每次5g，一日2次；外用海桐皮汤煎水熏洗。

3. 水针治疗。可选用当归注射液2ml、强的松龙12.5mg加1%普鲁卡因2ml，注射至尺骨茎突内侧做痛点封闭，5~7d 1次，连续3~4次。

4. 固定和练功活动。损伤初期要注意固定制动，用两块夹板将腕关节固定于功能位4~6周，然后在无痛的情况下，逐步进行功能活动。慢性期症状加重时，也可做短期的固定制动。

五、腱鞘囊肿

腱鞘囊肿是发生于关节或腱鞘内的囊性肿物，内含有无色透明或微呈白色、淡黄色的浓稠黏液。古称"腕筋结""腕筋瘤""筋聚""筋结"等，腱鞘囊肿实际上不是肿瘤。

本病多为劳累所致，或为外伤所致。患者往往在没有明显外伤史的情况下发现囊性的肿块。因此，劳损是发病的较常见因素。

【诊断要点】

腱鞘囊肿患者以青壮年和中年多见，女多于男。囊肿常发生于腕背部，偶有发生于前臂、手腕的掌侧、踝前、足背等处，表面光滑皮色不变，与皮肤不相连，局部温度正常，肿块基底固定或推之可动，橡皮样硬或有囊性感，压痛轻微或无压痛。发生于腘窝内者，直膝时可如鸡蛋大，屈膝时则在深处不易摸清楚。部分腱鞘囊肿可自消，但时间较长。

【辨证论治】

1. 理筋手法。对囊壁薄者，可做指压法。如囊肿在腕背部，将手腕尽量掌屈，使囊肿更为高突和固定，术者用拇指压住囊肿，并加大压力压破之（图2-169）。此时囊肿内黏液破囊壁而出，散入皮下，囊肿即不明显。再用按摩手法散肿活血，局部并用绷带加压包扎1~2d。

2. 药物治疗。囊壁已破，囊肿变小，局部仍较肥厚者，可搽茴香酒或展筋丹，也可贴万应膏，使肿块进一步消散。

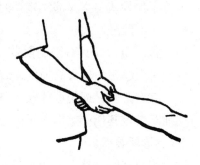

图2-169 腱鞘囊肿按压法

3. 针灸治疗。对囊壁厚、囊内容物张力不大、压不破者，可加针刺治疗。用三棱针刺入肿块，起针后在肿块四周加以挤压，可使囊肿内容物挤入皮下，部分胶状黏液可从针孔中挤出，然后用消毒敷料加压包扎，可减少复发。

六、桡骨茎突腱鞘炎

桡骨茎突部有外展拇长肌腱和伸拇短肌腱的共同腱鞘。在日常的劳动中，拇指的对掌和伸屈动作较多，使拇指的外展肌和伸肌不断收缩，以致造成该部位发生狭窄性腱鞘炎。与之相比，尺骨茎突部发生狭窄性腱鞘炎者则十分罕见。

手腕部过度劳累可导致本病的发生。如家庭妇女、轻工业工人、钢板誊写员等工作，使外展拇长肌及伸拇短肌的肌腱在共同的腱鞘中过多地来回磨动，日久劳损，即可使腱鞘发生损伤性炎症，造成纤维管的充血、水肿、肥厚、管腔变窄，肌腱在管内滑动困难而产生相应的症状。

体弱血虚、血不荣筋者更易发生本病，如局部病变迁延日久，腱鞘纤维化和挛缩，腱鞘腔越变狭窄，将使症状更为顽固。

【诊断要点】

多数缓慢发病，偶有因特殊劳累而起病稍快者。自觉腕部桡侧疼痛，提物乏力，尤其不能做提热水瓶倒水等动作。患侧桡骨茎突处有隆起，或可有结节，在桡骨茎突及第一掌骨基底部之间有压痛。部分患者局部有微红、微肿、微热，疼痛可放射至手及前臂。

检查时将拇指尽量屈曲握于掌心，同时将腕关节尺倾，可引起患处剧痛（图2-170）。

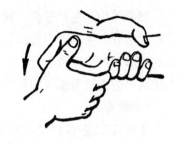

图2-170　桡骨茎突腱鞘炎检查法

【辨证论治】

1. 理筋手法。术者一手托住患手，另一手于腕部桡侧痛处及其周围做上下来回地按摩及揉捏，然后按压手三里、阳溪、合谷等穴，并弹拨肌腱4~5次。再用左手固定患肢前臂，右手握住患手，在轻度拔伸下将患手缓缓旋转及伸屈。最后用右手拇、食二指捏住患手拇指末节，向远心端突然拉伸，可引起弹响，起舒筋作用。结束前再按摩患处1次。理筋手法每日或隔日1次。

2. 药物治疗。治宜调养气血、舒筋活络为主，可用桂枝汤加当归、首乌、灵仙等，外用海桐皮汤熏洗。

3. 针灸治疗。取阳溪为主穴，配合谷、曲池、手三里、列缺、外关等，得气后留针15min，隔日1次。

4. 水针疗法。可选用当归注射液2ml、强的松龙12.5mg加1%普鲁卡因1ml做局部注射，以药液注入腱鞘内为佳。

5. 固定。疼痛严重时，可用胶布、塑料夹板或硬纸板一块包扎固定腕关节于桡侧，拇指伸展位3~4周，以限制活动，可缓解症状。

6. 腱鞘松解术。用1mm直径的骨圆针，长约6cm，尖端磨成斜坡刀口2~3mm，消毒皮肤，在局麻下刺入皮内，抵达腱鞘，顺肌腱方向切开腱鞘，起针后用消毒纱布包扎。或可考虑切开腱鞘，行肌腱松解术。

七、腕管综合征

腕管系指掌侧的腕横韧带与腕骨所构成的骨——韧带隧道。腕管中有正中神经，拇长屈肌腱和4个手指的指屈深、指屈浅肌腱（图2-171）。

腕管综合征是由于正中神经在腕管中受压而引起以手指麻痛乏力为主的症候群。近20年来证实在切断松解腕横韧带后，可使症状缓解或消失，说明腕管综合征系腕管狭窄所引起，故又名"腕管狭窄症"。

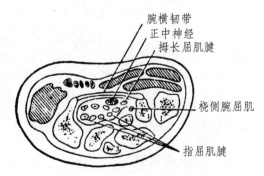

图2-171　腕管横剖面

腕部外伤，包括骨折、脱位、扭挫伤等，引起腕横韧带的增厚；或腕管内各肌腱周围组织的水肿、增厚等引起腕管内容物增大；或腕管内有脂肪瘤、腱鞘囊肿等而引起腕管内容物增多，均可导致腕管的相对狭窄，使正中神经受压，发生腕管综合征。部分患者无外伤史，可为慢性劳损等因素所引起。

【诊断要点】

主要症状是第1、2、3、4四个手指的麻木和刺痛，或呈烧灼样痛，患手握力减弱，握物端物时，偶有突然失手的情况。劳动后、入睡前、局部温度增高时症状可加重。寒冷季节患指可有发冷、紫绀等改变。检查时，按压腕横韧带部或尽量背伸腕关节时，可使症状明显。病程长者可有大鱼际肌的萎缩。

临床上应注意与其他疾病鉴别。例如颈椎病和颈椎间盘突出症引起神经根受压时，则麻木区不单在手指，往往前臂同时也有痛觉减退区，并且运动、腱反射也出现某一神经根受压的变化。脊髓肿瘤压迫第6、7神经根时，神经根受压的症状进行性加重。多发性神经炎症状常为双侧性，并不局限在正中神经，桡尺神经也受累，呈手套状感觉麻木区。

【辨证论治】

1. 理筋手法。用茴香酒等外搽局部后，按压、揉摩外关、阳溪、鱼际、合谷、劳宫及痛点等穴，然后将伤手在轻度拔伸下，缓缓旋转、屈伸腕关节。术者左手握住腕上，右手拇、食二指捏住伤手拇指末节，向远心端迅速拔伸，以发生弹响为佳。依次拔伸第2、3、4指，以上手法可每日1次。

2. 药物治疗。治宜祛风通络，内服大活络丹，外贴宝珍膏或万应膏，并用八仙逍遥汤熏洗患手。

3. 针灸治疗。取阳溪、外关、合谷、劳宫等穴，得气后留针15min，每日或隔日1次。

4. 水针疗法。选用当归注射液2ml、强的松龙12.5mg与1%普鲁卡因混合液注射，以药液注入腕横韧带内为宜。

5. 症状严重患者经治疗无效时，可考虑切断腕横韧带以缓解压迫。

第五节　腕及手部筋伤

人们的体力劳动必须通过手的活动来进行，故腕及手部筋伤很常见。特别在球类运动、劳动生产等过程中，受伤的机会较多。

一、应用解剖

手骨的连结包括桡腕关节、腕骨间关节、腕掌关节、掌指关节和指间关节，其特点分述如下。

1. 桡腕关节。关节头由舟骨、月骨、三角骨的关节面联合组成，关节窝由桡骨下端的腕关节面和向尺骨茎突方向的三角形关节盘联合组成，此关节盘将桡腕关节与桡尺远端关节分开，因此，尺骨不参加关节之形成。桡腕关节属椭圆关节，能做冠状轴上的屈伸运动和矢状轴上的内收、外展运动。

2. 腕骨间关节为微动关节。

3. 腕掌关节。4个远侧腕骨和5个掌骨底部关节面相对形成的关节，总称为腕掌关节。大多角骨和小多角骨、头状骨分别和1、2、3掌骨底相对；钩骨和4、5两个掌骨底相对，除第一腕掌关节外，余为微动关节，第一腕掌关节为鞍状关节，所以拇指可做对掌、内收和外展运动。

4. 掌指关节均属球窝关节。

5. 指间关节。各指节骨之间的关节都是滑车关节，只能做屈伸运动，关节囊的两侧都附有韧带，以加强关节的坚固性。手指部筋膜特别发达，在手指背面和伸指肌、蚓状肌、骨间肌等肌束结合组成指背腱膜；在手指掌面，筋膜形成半管状的纤维鞘，在手指两侧缘和骨膜结合。因此，纤维鞘和骨膜共同形成骨性纤维管，在管内有包绕以肌腱滑液鞘的屈指肌腱通过。所以，手指掌面有滑液鞘，手指的背面无肌腱鞘，仅有指腱膜。关节处有环状韧带及侧副韧带（图2-172）。

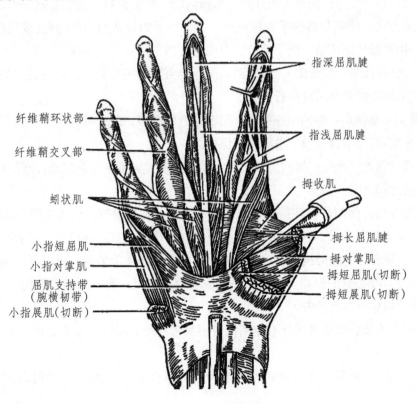

图2-172 手部肌群浅层

二、指间关节扭挫伤

指间关节扭挫伤多见于青壮年。当手指受到撞击压轧，或间接暴力而过度背伸、掌屈和扭转等均可引起。例如球类运动中，当某一个指尖受到猛烈冲撞时，即可引起关节面软骨的损伤。如指间关节突然侧向弯曲，则可引起关节囊及对侧副韧带的损伤，甚至脱位等。

【诊断要点】

指间关节扭挫伤可发生于各手指的远侧指间关节，也可发生于近侧指间关节，而以远侧较多见。受伤后，指间关节剧烈疼痛，并迅速肿胀，常强直于几乎伸直位置，严重者手指不能伸屈，病程往往较长。少数可伴有关节边缘的撕脱骨折。

并发脱位、明显畸形患者，多在当时自行复位。发生半脱位者，因常伴有软骨面的塌陷，并有轻度偏歪成角现象，不易完全矫正。

检查伤指关节有明显压痛，做被动侧方活动时疼痛加重。如侧副韧带断裂，则指关节不稳，有侧向异常活动。

【临床表现及治疗手法】

1. 第一腕掌关节挫伤：多见于打球等不慎拇指尖被球猛击而造成腕掌关节的挫伤。

(1)症状：伤处疼痛，关节周围肿胀，拇指内收、外展和对掌功能受限。

(2)整复方法：伤病员将伤手五指分开，术者一手四指从拇指的桡侧(或尺侧)握住伤指，然后，用拇指按压住第一腕掌关节，握伤指之四指用力向远端牵引，同时术者拇指向下按压关节处(按压第一掌骨底)，可听到响声，说明鞍状关节完好，再将关节囊周围软组织顺正，关节周围肿胀日后可自行消失。

2. 指间关节扭挫伤：多发生在第一、二节指骨间关节，此为滑车关节，关节周围有侧副韧带(十字韧带)及指背腱膜、滑液鞘等保护。

(1)症状：指关节肿痛，指间关节屈曲，伸直受限，多呈半屈曲状态(应除外末节指骨背侧的撕脱骨折)。

(2)整复方法：伤病员将伤指伸出，术者一手拇食二指末节捏住指关节近端的指骨桡尺两侧，并向近心端牵引。另一手拇食二指末节捏住伤指关节远端指骨，无名指屈曲扶持于患指侧面，术者二手做对抗牵引，同时内收、外展指间关节远端，可以突听响声，关节复位。同时握远端指骨的拇指可触察指关节囊及侧副韧带，有否剥离、损伤，顺手复位，关节囊肿胀，日后可自行消失。

(3)如伤指关节肿胀明显或伴有侧副韧带剥离者可用热醋浸泡患处，每天1次，共2~3次。

3. 药物治疗。初期治宜活血祛瘀、消肿止痛，内服七厘散。后期用海桐皮汤煎水熏洗。

4. 固定和练功活动。有侧弯畸形者，初期可用铝板、塑料夹板或硬纸板固定于功能位

2~3 周，3 周后去除固定，进行练功活动，亦可在练功前先热敷。禁止做被动的猛烈伸屈活动。

三、屈指肌腱腱鞘炎

屈指肌腱腱鞘炎又称"弹响指""扳机指"。多发于拇指，亦有单发于第二、三指，少数患者为多个手指同时发病。

掌骨颈和掌指关节掌侧的浅沟，与鞘状韧带组成骨性纤维管，屈拇长肌腱，屈指深、浅肌腱分别从各相应的管内通过。当局部过劳，血不荣筋，或受凉时，引起气血凝滞，不能濡养经筋而发病。手指经常屈伸，使屈肌腱与骨性纤维管反复摩擦，或长期用力握持硬物，使骨性纤维管受硬物与掌骨头的挤压而发生局部充血、水肿，继之纤维管变性，使管腔狭窄，屈指肌腱受压而变细，两端膨大呈葫芦状。屈指时，肌腱膨大部分通过狭窄的纤维管，便出现手指的弹跳动作。

【诊断要点】

初起为患指不能伸屈，用力伸屈时疼痛，并出现弹跳动作，以晨起和劳动后症状较重，活动后或热敷后症状减轻。检查时压痛点在掌骨头的掌侧面，并可摸到米粒大的结节，压住此结节，再嘱患者做充分的屈伸活动时，有明显疼痛，并感到弹响由此发出。由于伸屈受限，对工作和生活带来不便，严重者患指屈曲后因痛不能自行伸直，须健手帮助伸直。

【辨证论治】

1. 理筋手法。术者左手托住患手腕，右拇指在结节部做按压、横向推动、纵向推按等动作，最后握住患指末节向远端迅速拉开，如有弹响声则效果较好。每日或隔日 1 次。

2. 针灸治疗。取结节部及周围痛点针刺，隔日 1 次。

3. 水针疗法。可用强的松龙 12.5mg 加 1%普鲁卡因 1ml，做鞘管内注射，5~7d 1 次，注射 3~4 次。

4. 挑割治疗——腱鞘松解术。以米粒状结节为中心，局麻后，用眼科小手术刀或三棱针以平行于肌腱方向刺入结节部，沿肌腱走行方向做上下挑割，不要向两侧偏斜，否则可损伤肌腱、神经和血管。如弹响已消失，手指活动恢复正常，则表示已切开腱鞘。术后创口较大者缝合一针，创口小者可不缝合，以无菌纱布加压包扎。

第六节　髋部筋伤

髋关节周围的肌肉和韧带比较坚实稳固，伤筋的发生率较低。《医宗金鉴·正骨心法要旨》曰："跨骨，即髋骨也，又名髁骨。若素受风寒湿气，再遇跌打损伤，瘀血凝结，肿硬筋翻，足不能直行。"指出如髋部在外邪侵袭的基础上再受损伤，将会加重症状。

一、髋部扭挫伤

多因摔跤或高处坠下时，髋关节过度展、收、屈、伸所致，其周围肌肉和韧带、关节囊可能有撕伤或断裂、水肿等现象。

【诊断要点】

受伤后局部疼痛、肿胀、功能障碍。患肢呈保护性姿态，如跛行、拖拉步态、骨盆倾斜等。患侧腹股沟部有明显压痛及轻度肿胀，在股骨大转子后方亦有压痛，髋关节各方向运动时均可出现疼痛加剧。偶有患肢外观变长，但X线摄片检查却无异常发现。本病预后较好，往往2~3周后可痊愈。若经久不愈，髋关节功能进行性障碍，或伴有低热，则应注意与股骨头骨骺炎、髋关节结核等病相鉴别。

【辨证论治】

1. 理筋手法。患者取俯卧位，术者在髋部痛点做按压揉摩，然后改仰卧位，将患肢轻柔地做伸屈、转摇动作，以舒顺肌筋。

2. 药物治疗。治宜活血祛瘀、舒筋通络，内服舒筋丸，成人早晚各服1丸，外贴宝珍膏。

3. 固定。不需严格的固定，但患者应卧床休息，或患肢不负重，以利早日恢复。

二、股骨头骨骺炎

股骨头骨骺炎又称股骨头无菌性坏死、股骨头软骨炎，后期易形成扁平髋等。大多发生于3~10岁的儿童，男多于女，多数为单侧，少数为双侧。其发病与外伤有关，髋关节由于过度跑跳劳累而反复多次地造成损伤，局部气血瘀阻，经脉不通，使股骨头部失去正常的气血温照和濡养而致本病。

【诊断要点】

病程缓慢，初期症状和体征不明显，可出现髋部或膝部轻微疼痛，轻度跛行，以长时间行走及活动后明显。活动期跛行加重，疼痛较甚，大腿及臀部肌肉萎缩，但全身症状不明显，检查髋关节有轻度屈曲及内收畸形，内收肌痉挛，髋活动受限，以外展及内旋为明显，大转子突起。修复期症状逐渐缓解，以至完全消失，有的经治疗后关节活动大部恢复，有的遗留外展和旋转受限，患肢轻度短缩，大转子明显上移。X线检查很重要，初期表现为关节囊阴影扩大，关节间隙增宽，股骨头中心骨质轻度致密，股骨颈上端骨质疏松；活动期的股骨头骨质普遍致密并变扁平，逐渐骨质密度不匀，有囊状间隙或呈"碎裂"现象，股骨颈变宽并短缩；恢复期的骨质密度逐渐恢复正常，有的股骨头、颈轮廓接近或恢复正常，有的股骨头变扁，股骨颈变宽而短，大小转子相对地向上移位。

【辨证论治】

治疗原则是限制患肢负重、避免继续损伤、防止发生关节畸形和用药物调养亏虚。

1. 药物治疗。治宜温通经络、补益肝肾、强壮筋骨,用补肾壮阳汤加减,或服健步虎潜丸,早晚各服 10g。

2. 固定。一经发现,应嘱患儿卧床休息,患肢禁止负重,一般 2~3 个月后跛行可以明显好转,严重者亦可减轻。症状好转后,要坚持 3~6 个月患肢不负重,多数患者可获治愈。对于病程长、合作差、疗效不显的患儿,可做胶布皮肤牵引或外展夹板固定。

三、小儿髋关节扭伤

常见于学龄前儿童(成人少见),因互相打闹,跌仆或急跑摔倒猛力扭转髋关节,或自高处跳下,单脚落地而致伤。

【诊断要点】

1. 伤侧髋关节部疼痛、肿胀。

2. 下肢不能着地,或明显跛行。髋关节屈曲、伸直受限。

3. 检查:嘱伤者仰卧,被动屈膝屈髋,在大转子内下方可触及肌筋不正,有皱折,或沿大腿纵轴方向有 (0.2~0.5)cm×(1~2)cm 大小条索样的韧带剥离,压痛明显。

4. X 线片无异常。

【手法治疗】

患儿取仰卧位,术者站在伤侧,面对患儿,将伤肢夹于术者腋下(或一手捏拿住伤膝关节),不时外旋或屈膝屈髋,环转髋关节,另一手食、中二指触及股骨大转子及其关节囊,借髋关节内收、内旋或外展、外旋之力,多在大转子内下方(转子窝)可触及肌筋不正,或有皱折,使其按原方向顺正,然后自上而下顺压 2 遍,患儿症状多立即消失,行走正常,嘱患儿 2~3d 内勿急跑(图 2-173)。

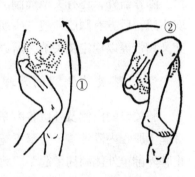

图 2-173 髋关节扭伤复位手法

附:

患儿病程较长,或症状已拖延,手法检查无明显阳性发现者,应首先除外髋关节股骨头无菌性坏死(6~8 岁儿童多见),X 线片可帮助确诊。

四、大腿内收肌扭伤

常见于学龄儿童(成人少见),多由于下肢过度外展,或用力蹬空致伤。

应用解剖:大腿肌肉的内侧群,包括长短不同的 5 块肌肉,在最内侧是扁而长的股薄肌,其深面由上而下并列着耻骨肌、内收长肌和内收大肌。内收长肌和耻骨肌的深面是内收短肌,其间夹以闭孔神经,各肌均使大腿内收。

【诊断要点】

1. 大腿内侧疼痛,脚尖不敢着地,取下肢半屈曲位,伤儿需搀扶或背抱。

2. 大腿不敢内收、外展。

3. 检查伤侧内收肌或耻骨肌较正常变硬，多伴有肌筋不正，压痛明显。

【辨证论治】

嘱伤病员站立，两足跟着地（图 2-174），两脚分开，与肩等宽，旁人稍搀扶。术者蹲下双手拇指按压疼痛之肌肉，用分筋法左右分拨，之后顺肌肉走行方向上下舒通 2 次，顺筋归位，使血脉流畅、筋络舒展，疼痛多即刻消失，跑跳如常。

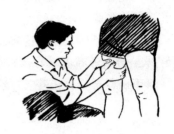

图 2-174 大腿内收肌扭伤复位手法

第七节　膝部筋伤

膝关节是个负重较大的关节，由一个比较平坦的胫骨平台和两个弧形的股骨髁部相抵接。除骨骼外，还有关节周围的肌肉、韧带、关节囊的支持，使膝关节稳定。如前方有股四头肌，后方有腘肌、股二头肌，外侧有髂胫束，内、外侧各有一条侧副韧带，关节内有交叉韧带等以稳定膝关节，所以古代有"膝为筋之府"之称。膝部伤筋临床上较多见。

一、膝关节侧副韧带损伤

膝关节的内侧及外侧各有坚强的副韧带所附着，是膝关节组织的主要支柱。内侧副韧带起于股骨内髁结节，上窄下宽呈扇状，与内侧半月板相连，下止于胫骨内髁的侧面，防止膝外翻；外侧副韧带起于股骨外髁结节，呈条索状，下止于腓骨小头，防止膝内翻。屈膝时侧副韧带较松弛，使膝关节有轻度的内收、外展活动，伸膝时侧副韧带较紧张，膝关节无侧向运动。膝伸直时，膝或腿部外侧受到暴力打击或重物压迫，迫使膝关节做过度的外翻动作时，可以发生内侧副韧带的损伤或断裂。在少见的情况下，外力迫使膝关节过度内翻，可发生外侧副韧带的损伤或断裂。单纯的侧副韧带损伤较少见，多与膝关节囊、交叉韧带或半月板同时损伤。

【诊断要点】

多有明显外伤史，局部肿胀、疼痛、有瘀斑，压痛明显，膝关节屈伸功能障碍。内侧副韧带损伤时，压痛点在股骨内上髁；外侧副韧带损伤时，压痛点在腓骨小头或股骨外上髁。检查侧向试验有重要的临床意义：内侧副韧带断裂时，在膝伸直位小腿可做被动的外展活动，若该韧带部分撕裂时，则小腿不能做被动的外展活动，但膝内侧疼痛可加剧（图 2-175）；外侧副韧带完全断裂时，小腿可做被动内收活动，若韧带部分撕裂时，则小腿不能被动内收而膝

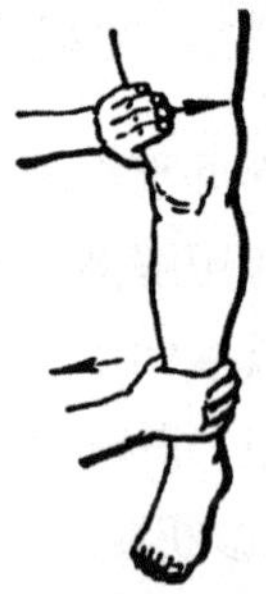

图 2-175 检查膝关节内侧伤筋手法

关节外侧疼痛加剧。若有半月板损伤，常发现关节血肿。

伤膝的内侧（或外侧）在局麻后置双膝关节于外翻（或内翻）位 X 线正位摄片检查，可发现韧带损伤处关节间隙增宽，有助于诊断，并注意有无骨折。

【辨证论治】

1. 理筋手法。侧副韧带部分撕裂者，初诊时应予伸屈一次膝关节，以恢复轻微之错位，并可以舒顺卷曲的筋膜。这种手法不宜多做，否则有可能加重损伤。在后期可做局部按摩。

2. 药物治疗。早期治宜祛瘀消肿为主，内服三七粉，每次 1.5g，一日 2 次，或服舒筋丸，每次 1 丸，一日 2 次。局部可敷三色敷药或消瘀止痛膏。后期以温经活血、壮筋活络为主，内服小活络丹，每次 5g，一日 2 次，或服健步虎潜丸，每次 5g，一日 2 次。局部可用四肢损伤洗方或海桐皮汤熏洗患处，熏洗后贴宝珍膏。

3. 固定和练功活动。侧副韧带有部分断裂者，应固定膝关节屈曲 20°~30°的功能位 3~4 周，并做股四头肌舒缩锻炼，解除固定后练习膝关节的屈曲活动。外侧副韧带完全断裂，多用非手术疗法；若内侧副韧带完全断裂，应尽早做修补术。

二、膝关节半月板损伤

膝关节有内外两个半月软骨，胚胎期此软骨为盘状。出生前一月，软骨中心软化，在十字韧带两侧裂开，逐渐分为内外侧两个分离的半月板。最后，在成人仅仅边缘的一部分继续残留，呈月牙状（如胚胎时软骨盘因不明原因不发生萎缩，在成年人可呈盘状软骨）。半月软骨中心薄边缘厚，与胫骨连系较坚强，内侧半月板与侧副韧带和关节囊紧密相连，而通过侧副韧带关节囊又与半膜肌相连，半膜肌的腱纤维交织入关节囊内侧部，由于解剖结构的特点，内侧半月板较外侧半月板更为固定，因而常受损伤，外侧半月板则较灵活。

半月板为位于股骨髁与胫骨平台之间的纤维软骨，附着于胫骨内外髁的边缘，因周边较厚而中央部较薄，故能加深胫骨髁的凹度，以适应股骨髁的凸度，使膝关节稳定。半月板可分为内侧半月板与外侧半月板两部分，内侧较大，弯如新月形，前后长，左右窄，其后半部与内侧副韧带相连，故后半部固定；外侧半月板稍小，似"O"形，前后角距离较近，不与外侧副韧带相连，故外侧半月板的活动度比内侧大。外侧半月板常有先天性盘状畸形，称先天性盘状半月板。半月板具有缓冲作用和稳定膝关节的功能。

半月板本身无循环系统，血液供应完全来自紧连关节囊的凸起部，此部能看到来自关节囊和滑膜方面的血管网，所以，如果半月板仅在关节囊的附着处部分断裂，则在良好条件下可能愈合，但如果半月板内侧部损伤则修复力很弱，切除半月板后可以再生。

半月板损伤多见于球类运动员、矿工、搬运工等。当膝关节完全伸直时，内外侧副韧带紧张，关节稳定，半月板损伤的机会少。当膝关节处于半屈曲位时，半月板向后方移位，此时半月板容易损伤。引起半月板破裂的外力因素有撕裂性外力和研磨性外力两种。撕裂性外力发生在膝关节半屈曲状态下的旋转动作，股骨牵动侧副韧带，韧带牵动半月板的边缘部而发生撕裂，研磨性外力多发生在外侧半月板，因正常膝关节有3°~5°外翻，外侧半月板负重较大，若为先天性盘状半月板，长期受关节面的研磨（如长期下蹲位工作），可产生外侧半月板慢性损伤，常见为分层破裂（图2-176）。

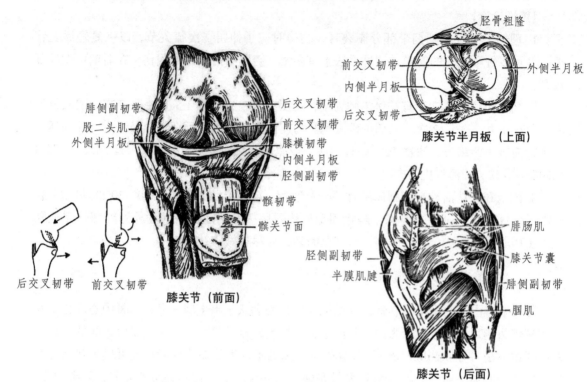

图2-176 膝关节

膝关节在半屈曲位时，关节附近的韧带和肌肉失去紧张，关节不稳。所以，多在下肢屈曲跳起落地突然旋转而损伤。当膝关节屈曲内收着地时，身躯内旋，迫使小腿突然外旋，膝关节伸直，外侧半月板未能及时地复原到原来位置，即被挤压在股骨外髁与胫骨上端外髁关节面之间而引起外侧半月板损伤（相反动作可引起内侧半月板损伤）。

【诊断要点】

多数患者有膝关节扭伤史。伤后膝关节立即发生剧烈的疼痛，关节肿胀，屈伸功能障碍，早期由于剧痛，难于做详细的检查，故早期确诊比较困难。

慢性期或无明显外伤史的患者，病程漫长，持续不愈，主要症状是膝关节活动痛，以行走和上下坡时明显，部分患者可出现跛行。伸屈膝关节时，膝部有弹响，约有1/4的患者出现"交锁征"，即在行走的情况下突发剧痛，膝关节不能伸屈，状如交锁，将患膝稍做晃动，或按摩2~3min，即可缓解并恢复行走。检查时见患膝不肿或稍肿，股四头肌较健侧萎缩，膝关节不能过伸和屈曲，关节间隙处的压痛点常为诊断半月板破裂的重要依据。

对半月板损伤，还可结合其他检查。如患者仰卧，充分屈髋屈膝，检查者一手握住足部，一手置于膝部，先使小腿内旋内收，然后外展伸直，再使小腿外旋外展，然后内收伸直(图 2-177)，如有疼痛或弹响者为回旋挤压试验阳性，半月板可能有损伤；患者俯卧位，患膝屈曲 90°，检查者在足踝部用力下压并做旋转研磨，如半月板破裂者可引起疼痛，则为研磨试验阳性(图 2-178)。必要时做关节空气造影、碘溶液造影或关节镜检查。

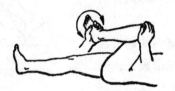 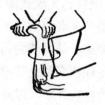

图 2-177　膝关节仰卧旋转检查　　　图 2-178　俯卧屈膝旋转检查

【临床表现】

1. 一般性损伤。

(1)相当于半月板的关节囊附着处，有轻微红肿和局部压痛。

(2)疼痛，患肢活动受限，周期性出现绞锁现象。

(3)反复出现少量关节内积液。

(4)麦氏征，研磨试验(+)。

(5)患侧股四头肌萎缩。

2. 半月板嵌顿性损伤。半月板的功能是加深胫骨髁的凹陷，作为股骨内外髁之衬垫，与胫骨连系并不紧密，随关节的运动而产生一定的运动，当关节伸直时其向前滑动，屈曲时向后滑动，小腿内外旋转时，则内外半月板一个向前、一个向后。所以，当膝关节运动时，在某种不协调的姿势下就可能使半月板的边缘嵌于股骨和胫骨内外髁之间，不足以造成半月板的撕裂，而形成半月板边缘挫伤，导致患处的充血、肿胀，同时涉及相邻的侧副韧带，以内、外侧半月板前缘多见。症状特点：

(1)有外伤史或不明显的外伤史。

(2)患膝疼痛，走路跛行。

(3)膝关节不能伸直和全屈。

(4)检查患膝伸直时在髌韧带两侧关节间隙处可以触及一软组织充填关节间隙，同时向外明显隆起，范围局限(1~3cm 长)，压痛明显，触诊钝厚(正常膝关节可伸直 180°，膝关节间隙呈一下凹的浅沟或平直线状，无软组织嵌夹或隆起，无压痛)。

(5)关节腔无积液。

这种损伤临床常误诊为侧副韧带损伤，以致久治不愈，复位后症状明显减轻，疗效卓著，配合药物治疗(醋酸强地松龙 25mg+2%普鲁卡因 2ml，局部封闭，每周 1 次，共 2 次)很快恢复。

【诊断与鉴别诊断】

根据外伤史和临床表现诊断不难，但需与髌骨软化症及侧副韧带损伤相鉴别。

1. **髌骨软化症**：该病多由于外伤引起髌骨软骨面的软化、破裂，甚至于完全破坏而使软骨下的骨质外露。所以，在临床上间歇性膝关节疼痛，当膝关节屈曲成直角时，髌骨有叩击痛，单侧肢体半蹲试验(+)（图 2-179，病人以患足站立并逐渐下蹲，如出现膝痛、"膝软"的感觉为阳性），无绞锁现象。X 线摄片早期多为阴性，晚期膝关节充气摄片髌骨有时可显裂纹。

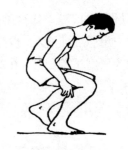

图 2-179 单侧肢体半蹲实验

2. 侧副韧带撕裂：膝关节的内外侧分别有一坚强的韧带以加强膝关节的稳定性，在膝关节伸直时内外侧副韧带紧张，避免膝关节过度的内收或外展，以及股骨与胫骨间的侧移位与旋转。当膝关节突然过度的内收或外展时极易损伤外或内侧副韧带（内侧副韧带为片状，临床多见；外侧副韧带为绳状较坚韧，故临床少见），在跑跳时疼痛最剧，严重者，不能屈伸，走路跛行，膝关节侧方运动异常（膝关节伸直，向内出现异常动，为外侧副韧带撕裂；若向外出现异常活动，为内侧副韧带撕裂）。

检查：用双拇指触诊法，可触及侧副韧带的剥离经常为(0.5~1)cm×(0.1~0.3)cm 大小的纤维束，触痛明显，局部可有轻度的肿胀，医者顺方向复位后症状明显减轻或消失，固定 1~2 周可愈（侧副韧带完全断裂者主张早期切开，缝合，石膏托外固定）。

【辨证论治】

1. 手法治疗。以外侧半月板损伤为例。

患者正坐靠背椅上，自由屈曲伤肢（图 2-180、181）。

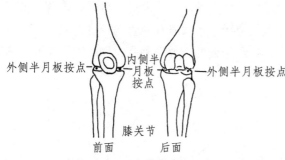

图 2-180 膝关节半月板按点

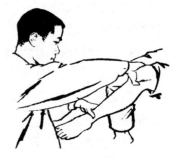

图 2-181 外侧半月板损伤复位手法

(1)术者面对伤者蹲在椅前，一手握住足踝部。另一手拇指按压外侧半月板按点，余四指扶持膝关节部。

握足踝部之手，首先使患膝屈曲，然后使小腿内收、外旋，再逐渐使膝部关节伸直，另一手拇指同时借机向内按压外侧半月板前角，伺后拇指顺关节间隙向下按压外侧半月板之外缘，偶而可听到半月板破裂处的闭合声。

(2)如为内侧半月板损伤，复位时使小腿外展、内旋同时使膝关节伸直。另一手复位方法相同。

(3)如为半月板嵌顿性损伤，复位方法相似，就是推挤半月板按点之手，借机除向内推挤半月板外还沿关节间隙向外顺滑下压，使嵌顿隆起之软组织复平，症状立即减轻，患者即刻能伸直和完全屈曲膝关节。必要时可用醋酸强地松龙 12.5mg + 2% 普鲁卡因 4ml 局部封闭 1~2 次。

绷带包扎固定 2 周，其间可用热醋浴 2~3 次。必要时可外敷中药。

2. 药物治疗

早期治宜消肿止痛，内服桃红四物汤或舒筋活血汤，外敷三色敷药。局部红热较明显者，可敷清营退肿膏。

后期治宜温经通络止痛，内服健步虎潜丸或补肾壮筋汤，并可用四肢损伤洗方或海桐皮汤熏洗患处。

附：半月板外敷中药方

(1) 一号半月板伤外敷药

白芨 50 克，白芍 50 克，甜瓜子 50 克，合欢皮 50 克，续断 50 克，千年健 50 克，土鳖虫 25 克，远志 25 克，萆薢 25 克，白芷 25 克，甘草 15 克（半月板损伤患者为中年人时，可加檀香、黄芪、广木香各 25 克）。共研细末，用陈年黑醋调敷，可逐寒、散瘀、消肿、止痛、续筋。

(2) 二号半月板伤外敷药

海桐皮 5 克，紫荆皮 5 克，土鳖虫 10 克，木香 10 克，牛膝 10 克，羌活 5 克，独活 5 克，续断 10 克，儿茶 10 克。共研细末，陈年黑醋调敷，可适用于膝关节半月板损伤伴有韧带损伤患者。

3. 固定和练功活动

急性损伤期用夹板置伤肢屈膝 10°位，以限制膝部活动，并禁止下床负重。3~5d 后，肿痛稍减，应鼓励患者进行股四头肌的舒缩锻炼，防止肌肉萎缩。3 周后解除固定，除加强股四头肌锻炼外，还可练习膝关节的伸屈活动和步行锻炼。因半月板之边缘部血运较好，所以损伤在边缘部分者通过上述治疗多能获得治愈。对于其他类型的半月板损伤，如迁延不见好转者，可考虑手术治疗，以防止继发创伤性关节炎。

三、膝交叉韧带损伤

交叉韧带位于膝关节之中，有前后两条，交叉如"十"字，又名十字韧带。前交叉韧带起于股骨髁间窝的外后部，向前内止于胫骨髁间隆突的前部，能限制胫骨向前移位；后交叉韧带起于股骨髁间窝的内前部，向后外止于胫骨髁间隆突的后部，能限制胫骨向后移位，因此交叉韧带对膝关节的稳定有重要作用。

膝交叉韧带位置深在，非严重的暴力不易引起交叉韧带的损伤或断裂。一般单纯的膝交叉韧带损伤少见，多伴有其他损伤，如膝关节脱位、侧副韧带断裂等。

当暴力撞击小腿上端的后方时，可使胫骨向前移位，造成前交叉韧带损伤，有时伴有胫骨隆突撕脱骨折、内侧副韧带和内侧半月板损伤；当暴力撞击小腿上端的前方时，使胫骨向后移位，造成后交叉韧带损伤，可伴有膝后关节囊破裂、胫骨隆突撕脱骨折、外侧半月板损伤。

【诊断要点】

伤后膝关节有严重肿胀及疼痛，不能伸屈，功能丧失，后期关节松弛，肌力弱。抽屉试验是诊断交叉韧带损伤的重要方法。抽屉试验又称推拉试验：检查时伤病员仰卧，屈膝90°，足平放床上，检查者以一肘压住伤足背做固定，两手环握小腿上段做向前拉及后推的动作，正常情况胫骨平台前后滑动仅0.5cm左右，当前交叉韧带断裂或松弛时，伤膝向前移动度明显增大，当后交叉韧带断裂或松弛时，伤膝向后移动度明显增大（图2-182）。

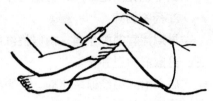

图2-182　膝关节交叉韧带检查

【辨证论治】

无移位的交叉韧带损伤，可抽尽血肿后夹板固定。对有移位的交叉韧带损伤和伴有侧副韧带、半月板损伤，可考虑手术治疗。

1. 理筋手法。适用于后期。以膝部为中心按摩推拿，并可帮助做屈伸膝关节锻炼。

2. 药物治疗。早期治宜活血祛瘀、消肿止痛，内服舒筋活血汤，外敷消瘀止痛膏或清营退肿膏。后期治宜补养肝肾、舒筋活络，内服补筋丸或活血酒，肌力软弱者可服健步虎潜丸或补肾壮筋汤，外贴宝珍膏。

3. 固定和练功活动。胫骨隆突骨折轻度移位者，可将伤膝用夹板固定于屈膝10°~15°位6周，并及早进行股四头肌舒缩锻炼，防止肌肉萎缩。解除固定后，可练习膝关节屈曲，并逐步练习扶拐行走。

四、膝关节外伤性滑膜炎

膝关节滑膜面积广泛，构成多个滑囊，并有滑液分泌，以滑利关节。正常情况下各滑囊无明显积液，但在外伤、炎症、风湿等各种病理情况下，可形成滑膜炎，产生积液。现介绍较常见的外伤性滑膜炎。

《内经·生气通天论》："湿热不攘，大筋緛短，小筋弛长，緛短为拘，弛长为痿。"因为热伤血不能养筋，故为拘挛；湿伤筋不能束骨，故为痿弱。膝关节骨折、脱位，韧带断裂，软骨损伤等，都可使膝关节滑膜同时损伤，伤后迅速积瘀积液，湿热相搏，使膝关节发热胀痛，热灼筋肉而拘挛，致关节不能伸屈，称为急性滑膜炎。如受伤较轻，或多次轻伤，加上寒湿侵袭而致膝部渐肿，病程较长者，称为慢性滑膜炎。

【诊断要点】

膝关节外伤性滑膜炎可以单独发病，但多在膝部其他损伤的情况下并发，如膝关节脱位、髌骨骨折、侧副韧带断裂等，都可伴有滑膜损伤而产生外伤性滑膜炎。单发的膝关节外伤性滑膜炎关节肿胀、轻度胀痛不适、伸屈功能受到限制等。如为髌前滑囊炎，肿胀范围在膝部髌骨前方（图2-183）；如为髌下滑囊炎，则髌韧带两侧的正常凹陷消失；如为髌上滑囊炎，因囊腔大且与关节腔相通，故肿胀范围广，浮髌明显。浮髌试验：检查者一手放在髌骨近侧，并轻压，将髌上囊中的液体挤入关节腔，另一手的食、中二指急迫按压髌骨，如感到髌骨碰击股骨浮髌，则试验阳性（图2-184）。慢性滑囊炎较多见，肿胀持续不退，休息后减轻，过劳后加重，虽无明显疼痛，但胀满不适，皮肤温度正常，股四头肌可有轻度萎缩。病程久则滑膜囊壁增厚，摸之可有韧厚感。对于积液多、浮髌感明显者，可在无菌操作下，抽出关节积液，对诊断其性质有一定意义。

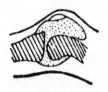
图 2-183　膝关节囊积液造成浮髌

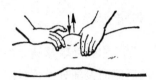
图 2-184　浮髌测试

【辨证论治】

1. 理筋手法。外伤当天，应将膝关节伸屈一次。先伸直膝关节，然后充分屈曲，再自然伸直，可使局限的血肿消散，疼痛减轻。慢性期可在肿胀处及其周围做按压、揉摩、拿捏等手法，以疏通气血、温煦筋膜、消散肿胀。

2. 药物治疗。急性期滑膜损伤，瘀血积滞，治宜散瘀生新为主，内服桃红四物汤加三七末3g，外敷消瘀止痛膏。慢性期水湿稽留，肌筋弛弱，治宜祛风燥湿、强壮肌筋，内服羌活胜湿汤加减或服健步虎潜丸，外贴万应膏，或用熨风散热敷。

3. 水针疗法。对膝关节积液较多者，穿刺抽除积液后，注入强的松龙25mg加1%普鲁卡因2ml，然后用弹性绷带加压包扎，可促进消肿。

4. 固定和练功活动。早期应卧床休息，抬高患肢，并禁止负重。治疗期间可做股四头肌锻炼，后期加强膝关节的屈伸锻炼。

五、胫骨结节骨骺炎

胫骨上端骨骺在其前部有向下延续约2cm长的舌状骨骺，称为胫骨结节骨骺，在11~18岁出现，是髌韧带的附着处。青少年筋骨未坚，骨骺未愈合，在剧烈运动如跳跃、奔跑、球类运动时，股四头肌的强力收缩通过髌韧带而牵拉胫骨结节骨骺，引起局部慢性损伤，血运障碍，引起缺血性坏死。

【诊断要点】

多数起病缓慢。胫骨结节部疼痛、肿胀、压痛，无全身不适，活动多或上下楼梯时可使疼痛加剧，休息时疼痛减轻或消失，病程较久者胫骨结节肥大突起，若患者不注意减少活动量，会使病情延久不愈，可长达1~2年，甚至到骨骺愈合后症状才消失。X线侧位摄片早期常无明显异常发现，病程较久者，可见胫骨结节骨骺呈轻度分离或有碎裂现象。

【辨证论治】

1. 药物治疗。治宜强壮筋骨、和络止痛，内服补肾壮筋丸，每次5g，一日2次，外贴万应膏。

2. 水针疗法。当归红花注射液或强的松龙12.5mg加1%普鲁卡因做痛点注射，有一定疗效。

3. 固定。应限制下肢的运动。根据症状的轻重，分别采取制动或不制动。轻者禁止奔跑跳跃等剧烈运动和长途跋涉，中等程度者卧床休息，严重者可做石膏固定等。待症状完全消失后，再逐渐恢复活动。

六、髌骨劳损

髌骨劳损又称髌骨软骨软化症、髌骨软骨病，是一种较常见的膝关节疾患。

髌骨的后侧面大部分为软骨结构，与股骨两髁和髁间窝形成髌股关节。当膝伸直而股四头肌松弛时，髌下部与股骨髁间窝轻轻接触；当膝屈至90°时，髌上部与髁间窝接触；当膝全屈时，整个髌骨的关节面紧贴髁间窝。膝关节在长期伸屈中，髌股之间反复摩擦、互相撞击，致使软骨面被磨损而致本病。如田径、登山运动员和舞蹈演员膝部的过度伸屈活动，使髌股之间长期猛烈摩擦而引起劳损。与此同时，关节滑膜及髌韧带也可有一定程度的充血，渗出增加等变化。

【诊断要点】

起病缓慢，最初感膝部隐痛、乏力，以后髌后疼痛，劳累后加重，上下楼梯困难，严重者影响步行。

检查膝部无明显肿胀，髌骨两侧之偏后部有压痛。患膝伸直，用拇、食二指将髌骨向远端推压，嘱患者用力收缩股四头肌，此时会引起髌骨部疼痛者为阳性。此项伸膝位抗阻试验称"挺髌试验"，髌骨劳损者多为阳性。

X线检查早期没有明显的改变，后期的侧位及切线位片可见到髌骨边缘骨质增生，髌骨关节面粗糙不平、软骨下骨硬化，髌股关节间隙变窄等改变。

【辨证论治】

1. 药物治疗。治宜活血温经止痛，内服小活络丹，每日早晚各服5g，外用熨风散局部热熨。

2. 固定和练功活动。减轻劳动强度或减少运动量，对影响工作者宜休息。

第八节　足踝部筋伤

一、踝关节扭挫伤

足踝部肌腱鞘及韧带：

小腿横韧带：外踝到内踝间。

小腿十字韧带：外侧固定于跟骨，内侧分裂为二支似"丫"形，其上支附着于内踝，下支经足内侧与足底深筋膜相融合。

足背部腱鞘均在小腿横韧带及十字韧带之下，按由外踝向内踝腱鞘顺列为伸趾长肌腱、伸𨂂长肌腱、胫骨前肌腱鞘。在外踝后有腓骨长、短肌腱及腓骨肌总腱鞘，在内踝后有胫骨后肌腱鞘、屈趾屈𨂂长肌腱鞘（见图2-185~187）。

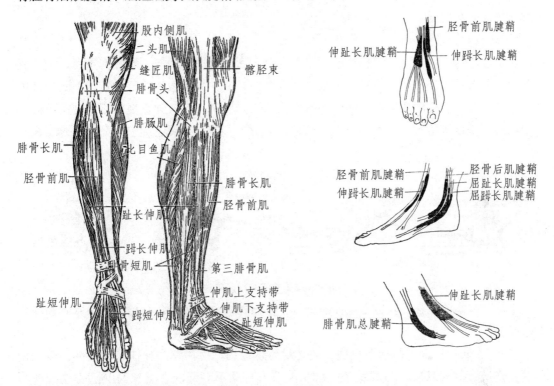

图 2-185　足背部肌腱鞘图　图 2-186　足背外侧肌腱鞘图　图 2-187　足部腱鞘示意图

踝关节周围主要的韧带有内侧副韧带、外侧副韧带和下胫腓韧带。内侧副韧带又称三角韧带，起于内踝，自下呈扁形附于足舟状骨、距骨前内侧、下跟舟韧带和跟骨的载距突，是一条坚强的韧带，不易损伤；外侧副韧带起自外踝，止于距骨前外侧的为腓距前韧带，止于跟骨外侧的为腓跟韧带，止于距骨后外侧的为腓距后韧带；下胫腓韧带又称胫腓联合韧带，为胫骨与腓骨下端之间的骨间韧带，是保持踝关节稳定的重要韧带。

踝关节扭挫伤甚为常见，可发生于任何年龄，但以青壮年较多。

行走不平道路，上、下楼时不慎，或骑车跌倒时，如踝关节处于距屈时，因距骨可向两侧轻微活动而使踝关节不稳定，可引起损伤。临床上分内翻扭伤和外翻扭伤两类，以前者多见。距屈内翻时，容易损伤外侧的腓距前韧带；单纯内翻损伤时，容易损伤外侧的腓跟韧带；外翻姿势时，由于三角韧带比较坚强，较少发生损伤，但可引起下胫腓韧带撕裂。直接的外力打击，除韧带损伤外，多合并骨折和脱位。

【诊断要点】

受伤后踝部立即出现肿胀疼痛，不能走路或尚可勉强走路，伤后2~3d局部可出现瘀斑。内翻扭伤时，在外踝前下方肿胀、压痛明显，若将足部做内翻动作时，则外踝前下方发生剧痛；外翻扭伤时，在内踝前下方肿胀、压痛明显，若将足部做外翻动作时，则内踝前下方发生剧痛。严重扭伤疑有韧带断裂或合并骨折脱位者，应做与受伤姿势相同的内翻或外翻位X线摄片检查。一侧韧带撕裂往往显示患侧关节间隙增宽，下胫腓韧带断裂，可显示内外踝间距增宽。

【辨证论治】

1. 理筋手法。对单纯韧带扭伤或韧带部分撕裂者，可进行理筋。瘀肿严重者，则不宜重手法。患者平卧，术者一手托住足跟，一手握住足尖，缓缓做踝关节的背伸、跖屈及内翻、外翻动作，然后用两掌心对握内外踝，轻轻用力按压，有散肿止痛作用。并由下而上理顺筋络，反复进行数遍，再在商丘、解溪、丘墟、昆仑、太溪、足三里等穴按摩（图2-188）。

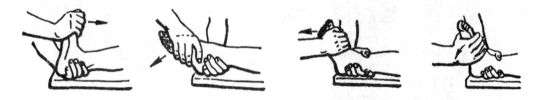

图 2-188　踝关节伤筋理筋手法

足踝部损伤的检查及复位方法：伤病员正坐靠背椅上，双小腿自然下垂，术者蹲在伤者正面。

（1）一手四指在上，拇指在足底，握住足背部，另一手用掌心托住足跟踝部，嘱伤病员放松伤肢，轻轻环转一下踝关节，如果关节有松动不对缝的感觉和"扎扎"作响或碎裂声，说明踝关节及其跟、距、骰、舟等所组成的距跟、距舟、跟骰三个微动关节有错缝（见图2-189，此三个关节司足的内收、外展以及内外翻运动），伤者多感到走路时有轻微疼痛，不能长途行走。

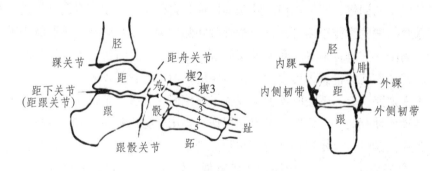

图 2-189　踝关节外侧面及后面示意图

复位方法：助手面对术者，双手握住伤肢膝下部，以对抗术者的拉力。术者左手掌托住足跟部；右手掌心握住足背部，沿小腿纵轴方向纵身向后，用均衡的力，离心牵引与助手密切配合，可同时听到"咯吱"声，已示复位，顺正肌筋和韧带即可(图2-190)。

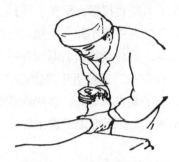
图 2-190 踝部错缝复位法图

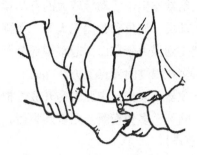
2-191 足背肌腱检查法

(2)术者右手拇食二指按踇趾至小趾的顺序分别牵拉和旋动踇趾至小趾，同时左手拇指腹借牵引之力，分别顺摸伸趾、伸踇及胫骨前肌腱，看有否位置异常。正常情况下，拇指腹触及肌腱时有一钝圆的感觉，如肌腱离位，可触到肌腱有一棱面向上，感到拇指腹下有一锐边，复位方法简单，即借牵引之力，按方向拨动顺压即可复位(见图2-191)。

(3)嘱伤病员足跟着地，术者一手按住踝关节上方，另一手食指和中指分别触及外踝和内踝后的肌腱有否位置错动。外踝后的韧带松弛，在过度背曲和外翻情况下，常造成腓骨长肌腱或/和腓骨短肌腱由其沟内变位，向前滑落在踝骨之上，非常疼痛，复原位后包扎，伤者症状立即减轻，内踝后肌腱也常有位置错动，但少于外踝，复位方法相同。

(4)经常因踝关节内翻而使跟外侧皮神经位置错动(图2-192)造成走路时明显疼痛。复位方法：术者食指触到离位高起的神经后，顺手按揉于原位，伤者即刻疼痛减轻至消失。

(5)足部软组织损伤，常伴有足背静脉脉网（尤其是足背外侧）的破裂出血、肿胀和韧带的撕裂，在受伤后，除按上述检查外，还嘱伤病员用热醋洗，每日2次，共4次可有明显消肿止痛作用，对促进愈合有很大帮助，但皮肤破裂时禁忌。

图 2-192 跟外侧神经支解剖图

2. 药物治疗。早期治宜活血祛瘀、消肿止痛，内服七厘散及舒筋丸，外敷五黄散或三色敷药。后期宜舒筋活络、温经止痛，内服活血酒或小活络丹，并可用四肢损伤洗方熏洗。

3. 固定和练功活动。早期敷药后用绷带包扎，保持踝关节于受伤韧带松弛的位置，并暂时限制走路。根据损伤程度不同而选用绷带、胶布或夹板固定踝关节于中立位置，内翻扭伤采用外翻固定，外翻扭伤采用内翻固定，并抬高患肢，以利消肿。一般固定3周左右，固定期间做足趾屈伸活动。若韧带完全断裂者，固定4~6周。解除固定后，开始锻炼踝关节的伸屈功能，并逐步练习走路。

二、跟腱损伤

小腿的腓肠肌与比目鱼肌腱联合组成跟腱，止于跟骨结节，能使踝关节做跖屈运动。

在行走、奔跑或跳跃等活动中，跟腱承受很大的拉力。

跟腱损伤常发生于活动量较大的青壮年，可因间接暴力或直接暴力所致。间接暴力损伤多见于运动员、演员和搬运工人等，在剧烈运动或劳动时，由于小腿三头肌的突然收缩，使跟腱受到强力牵拉而引起跟腱部分撕裂或完全断裂，此种撕裂伤的断面参差不齐，其主要断面多在跟腱附着点上方3~4cm处，少数有断于跟腱附着部或近于肌腹部。直接暴力多见于锐器割裂伤，因此多为开放性损伤，在肌腱处于紧张状态时，被踢伤或器械击伤亦可发生断裂，多为横断。跟腱断裂后，近端由于小腿三头肌的收缩而向上回缩。

【诊断要点】

有明显外伤史。跟腱断裂时，可有断裂声，跟腱部疼痛、肿胀、压痛、有瘀斑。足跖屈无力，活动受限，跛行，但由于足趾的屈肌和胫后肌腱的代偿，跖屈功能不一定丧失。如系完全断裂，断裂处可摸到凹陷空虚感；如系陈旧伤，因跟腱撕裂时腱鞘多数仍完整，腱鞘内积血机化时，空虚感可不明显。跟腱部分撕裂者，各项症状均较轻。开放性跟腱断裂者，在检查创口时要注意回缩的跟腱。

【辨证论治】

对跟腱部分撕裂者，可用非手术治疗。

1. 理筋手法。将患足跖屈，在肿痛部位做较轻的按压、揉摩，并在小腿三头肌肌腹处做揉摩，使肌肉松弛以减轻近段跟腱回缩。

2. 药物治疗。治宜活血祛瘀止痛，内服加减补筋丸或补肾壮筋丸，外贴宝珍膏，后期用海桐皮汤熏洗。

3. 固定和练功活动。在理筋手法后，用夹板或胶布将踝关节保持完全跖屈位，并抬高患肢以利消肿，禁做踝关节背伸活动。3~4周后逐步练习踝关节的伸屈活动及行走。

若跟腱完全断裂，应做早期缝合。

三、跟部滑囊炎

跟腱止点的前、后部和前下部，各有微小的滑囊。若小腿三头肌过多的收缩，如长途跋涉和奔跑、过度跳跃，使跟腱周围受到反复的牵拉和摩擦，引起跟部某个滑囊及其周围的损伤、积瘀等而引起跟部滑囊炎。

【诊断要点】

多有慢性损伤史，多为一侧足跟痛，在行走过多、站立过久或剧烈运动之后，足跟部疼痛加剧。局部轻度肿胀，跟腱止点部压痛明显，有时可摸到捻发音。

检查时应与跟骨骨骺炎、跖腱膜炎等疾患的压痛点相鉴别（2-193）。

X线摄片检查多无异常发现，部分患者踝关节侧位片上可见在后方的透亮三角区模糊或消失。病程久而影响行走者，可有局部脱钙、骨质稀疏表现。

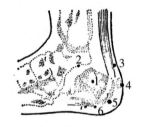

图2-193 常见足部压痛点

【辨证论治】

1. 理筋手法。以温运气血为主，在痛点及其周围做按摩、推揉手法，使气血流通，局部温热以减轻疼痛。

2. 药物治疗。早期治宜祛瘀舒筋止痛，内服舒筋活血汤，外用四肢损伤洗方或八仙逍遥汤熏洗，每日晨、晚各 1 次。或可选用强的松龙 12.5mg 加 1% 普鲁卡因 3ml 做痛点局封。

3. 固定和练功活动。急性期宜休息，并抬高患肢，症状好转后应避免长途步行，鞋子以宽松为宜，勿使鞋帮压迫跟腱部。

四、跟痛症

跟痛症主要是指跟骨底面由于慢性损伤所引起的疼痛，常伴有跟骨结节部的前缘骨刺。

跟痛症多发生于 40~60 岁的中年和老年人。《诸病源候论》说："夫劳伤之人，肾气虚损，而肾主腰脚。"说明劳累过度与肾气不足可引起腰脚痛。但 60 岁以后的老人，患足跟痛者又较少见。《类经》注解《内经·痹论》认为："营卫之行涩，而经络时疏，则血气衰少，血气衰少则滞逆亦少，故之不痛。"说明老人气血衰少，活动减少，可以没有显著症状。

跖腱膜自跟骨跖面结节起，向前伸展，止于 5 个足趾近侧趾节的骨膜上，如果长期、持续的牵拉，可在跖腱膜的跟骨结节附着处发生慢性损伤，引起局部疼痛。

【诊断要点】

起病缓慢，多为一侧发病，可有数月或几年的病史。早晨起床后站立时疼痛较重，行走片刻后疼痛减轻，但行走过久疼痛又加重。局部检查不红不肿，在跟骨跖面的跟骨结节处压痛，如跟骨刺较大时，可触及骨性隆起。

X 线摄片可帮助诊断，但临床表现常与 X 线征象不符，有骨刺者可无症状，有症状者可无骨刺。

本病应与足跟部软组织化脓感染和骨结核鉴别。足跟部软组织化脓感染虽有跟痛症状，但局部有红、肿、热、痛，严重者有全身症状；跟骨结核多发于青少年，局部微热，肿痛范围大。

【辨证论治】

1. 药物治疗。治宜养血舒筋、温经止痛，内服当归鸡血藤汤，外用八仙逍遥汤熏洗患足，或用熨风散热熨。

2. 针灸治疗。取昆仑、仆参、太溪、水泉等穴，用补法，隔日 1 次。亦可选用强的松龙 12.5mg，不加普鲁卡因，从侧面进针，做痛点封闭，药液最好注射至腱膜或骨的表面。

3. 固定和练功活动。急性期宜休息，症状好转后仍宜减少步行，并在患足鞋内放置海绵垫。

五、跗管综合征

跗管综合征是指胫后神经在踝部屈肌支持带深面的跗管中被压而引起的一组综合征。

跗管位于足内踝之后下角，由后上向前下走行。跗管为内踝之后下方与距、跟骨和屈肌支持带所构成的一个缺乏弹性的骨纤维管。管内有肌腱、神经和血管通过，由前向后排列着胫后肌腱、屈趾长肌腱，胫后神经和胫后动、静脉，屈𧿹长肌腱等。若踝部扭伤、劳损、骨折畸形愈合，或发生腱鞘炎等，尤其是屈𧿹长肌腱受到反复牵扯，引起腱鞘充血、水肿、鞘壁增厚，使管腔相对变窄，压迫管内胫后神经而产生跗管综合征。

【诊断要点】

主要症状为足底和足跟内侧疼痛、麻木，劳累后明显，休息后减轻。若病程较长可出现足底灼痛，夜间或行走后更为严重。部分患者局部可有皮肤干燥、汗毛脱落、无汗，严重者胫后神经所支配的足部内在肌萎缩。压迫或叩击跗管部，踝过度背伸或足外翻时可使疼痛增加。肌电图检查有助诊断。

【辨证论治】

1. 理筋手法。早期可在内踝后部做推揉摩擦，并教给患者可自行做推揉摩擦，有活血通络止痛的作用。

2. 药物治疗。治宜祛风和络，内服大活络丸，每日1丸，外贴宝珍膏或万应膏，并用腾药熏洗或热熨患足，每日1~2次。

3. 水针疗法。可选用当归红花注射液2ml或强的松龙12.5mg加1%普鲁卡因3ml，跗管内注射。

若症状严重经治疗无效时，可考虑做屈肌支持带切断，胫后神经松解术。

六、平足症

平足症是指足弓扁平、弹性消失引起的足痛。平足又称平底足、扁平足，包括先天性平足和后天性平足。

足是人负重、行走和吸收震荡的结构。为了行走和吸收震荡，足形成了内、外两个纵弓和一个横弓，足弓由足骨、韧带及肌肉维持。疲劳或慢性劳损可以造成后天性平足，患者多为发育尚未完全的青少年，如长期站立、负重过多、过于肥胖或久病卧床在起床后行走过多等，可引起足部韧带的劳损，足内、外侧肌萎缩，继之使内侧纵弓降落（图2-194）。最常见的是内侧三角韧带和跟舟韧带劳损，若过度牵拉后可以变长，使跟骨之载距突与舟骨间的距离变宽，导致距骨头下降，足内缘凸起。由于改变了足的正常结构，因此引起足部疼痛等症状。此外，足部骨折畸形愈合（如跟骨及跗骨），胫前肌、胫后肌麻痹，鞋跟过高等都可以引起平足症。

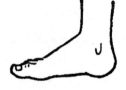

图2-194 扁平足

足骨、韧带或肌肉先天性发育异常可造成先天性平足，从而引起足痛等症状。

【诊断要点】

初期部分患者可无疼痛或不适，但多数患者常感足部酸痛、疲乏，负重时明显，休息后减轻，若病情发展，足弓发生塌陷。检查患足时可发现足纵弓低平，足跟外翻，前足外展，舟骨结节处向内侧凸出并有压痛，第一跖骨头及跟内缘可能有胼胝，患者鞋跟内侧磨损较多，用石膏粉印足底时可见足底完全着地（图2-195）。病程久者，足强直于外展位，甚至呈外翻位，同时骨骼和关节也继发适应性的变化，几乎不能做被动内翻动作。

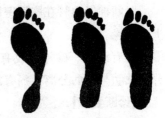

图2-195 足印迹法

【辨证论治】

1. 理筋手法。主要恢复距舟关节的正常位置，对畸形明显的平足，可用手法予以矫正。患者平卧，先在踝前部及小腿下部做按摩及轻轻摇晃踝关节，然后术者左手提住足跟部，右手握住足前部，为便于用力，可将患足跟部顶于术者大腿作为支点，尽力将患足内翻，当患足内翻时，可闻细微的软组织撕裂声，局部有疼痛。此时，术者两手仍需握住跟部及足前部，尽量保持内翻位，同时用硬纸板衬绷带或石膏将患足固定于内翻位。由于长期处于畸形位置，患足仍有继续外翻的趋势，可以教给患者经常用手将足内翻。术后3d可再做一次手法矫形。在治疗期间，要严格禁止患足行走，3周后畸形若有改善，可穿矫形鞋逐步恢复行走。

轻型平足不需手法治疗，要避免负重过多或站立过久，症状轻微者可用平足鞋垫，以有利于维持正常的足弓。症状较重者可长期穿用平足矫形鞋，矫形鞋内置平足鞋垫。合适的矫形鞋可以使跟骨略呈内翻位，使足的负重力线比较正常。

2. 药物治疗。可较长期服用健步虎潜丸等强壮筋骨药。酸痛者局部用海桐皮汤或八仙逍遥汤熏洗。

对治疗效果不佳者，可考虑手术治疗。

第九节 胸壁挫伤

胸壁由骨性胸廓和软组织所构成。当胸壁直接受到暴力撞击或挤压，未足以使肋骨骨折可造成胸壁软组织挫伤，引起局部剧烈的疼痛，尤其在咳嗽或深呼吸时加重。

应用解剖：胸壁软组织包括胸壁固有肌（肋间内肌、肋间外肌、肋内筋膜、胸横肌）、肋间神经、血管、淋巴等组织。除此外，在胸壁前后还有作用于肩关节及肩胛骨的肌肉。

肋间外肌走行方向是后上方至前下方斜行，均附于两相邻的肋骨边缘上。由肋骨和肋软骨的结合部向前方达胸骨侧缘的部分，无肋间外肌而被肋间外韧带所代替。

肋间内肌纤维束恰与肋间外肌方向相反，由后下方向前上方斜行，由肋骨角向后方的部分由肋间内韧带所代替。

胸横肌是在胸骨体下部及剑突的内面两侧起始的几个小肌束，是腹横肌退化的遗迹。

肋间神经血管在胸后壁同位于肋骨下沟内,至胸前壁神经、血管分开,分别行于肋骨上、下缘。

如有跌打、碰撞,或有由高坠下、重物压砸,可致胸部挫伤。胸部挫伤可有两种之分,软肋与硬肋分离,痛有定处,为软、硬挫伤;伤之筋肉气血,痛无定处,则为挫伤。

【诊断要点】

遇有此症,患者以手扶按痛处,伤处微肿,疼痛难忍,呼吸困难,咳嗽作痛,弯腰时疼痛加重。检查时,医者用拇、食二指自胸前骨起,徐徐寻按软肋,局部微肿,按之痛甚者,为挫伤;如软、硬肋骨接交处塌岗不平,按之剧痛,则为软、硬肋错伤。

1. 胸壁受击处明显疼痛、肿胀;尤其深呼吸时最剧,并且迁延许久,疼痛不见明显缓解。

2. 局部明显触压痛。

3. 双拇指触诊患处,可触及肋骨膜厚钝或有线状剥离,压痛明显。肋间隙肌肉紧、韧(肿胀的感觉),有时能触及一滚动的条索样物,谓之肋间肌肌纤维剥离。

【治疗】

患者正坐方凳上。术者站在患者伤侧,一手将病人患侧上肢拉起,展胸。另一手顺肋间肌走行方向舒顺肋骨膜和紧、韧之肌纤维,将剥离和成束高起的肌纤维复平,之后再顺肋间隙顺压两遍即可,晚上睡觉时勿压患侧(见图2-196)。

局部在施手法后可配合热醋外敷或硫酸镁湿热敷、醋离子透入理疗等。

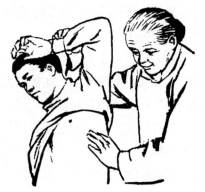

图2-196 胸臂挫伤手法治疗

按:

胸部挫伤,是由直接外力所引起的一种胸壁软组织损伤,包括胸壁软组织(筋膜、肌肉)、肋骨与肋软骨的骨膜损伤,和胸肋关节半脱位及肋骨与肋软骨交接处的半脱位,临床上比较多见。

胸壁挫伤,可能有皮肤擦伤,肌肉挫伤以及骨膜的损伤,使呼吸、咳嗽均感疼痛,压痛位置局限。如为胸肋关节半脱位、肋骨与肋软骨的半脱位,则疼痛较为剧烈,局部可扪及凸凹不平之畸形。重者可有呼吸困难。

文中的手法是一种有效的治疗方法。通过轻轻地提端摇晃,使胸部各肌肉韧带皆呈自然紧张状态,而后再深吸气,使胸廓内压力增高,胸廓膨隆,然后在身体向前屈的同时,用手向下戳按高起之骨,使其复位,效果良好。

附:岔气(胸壁扭伤)

如有强力举重,用力过猛;或搬扛重物用力不当;或挤压;或因身体扭转;或咳嗽时发生气机失调,胁下作痛者,为岔气,亦称努伤。有伤气、伤血之分。

【诊断要点】

岔气后胸胁部胀满，不敢深呼吸，不敢咳嗽。

咳嗽或动转时疼痛加重。伤气者外无形迹，唯觉胸胁胀满，痛无定处，伤血者痛有定处。但临症多为气血两伤。检查时，医者用拇、食二指沿肋缘自后向前徐徐寻按，伤处按之痛甚，肋挡宽窄不一，即是"并挡"。

【辨证论治】

1. 手法：以右侧岔气为例。

提端法：患者坐在凳上。助手蹲在患者前方，用双手按住患者两腹股沟部，医者右手持毛巾，站在患者背后，两臂自患者腋下穿过，抱住患者。

将患者轻轻摇晃6~7次，用提端法提起，嘱患者深吸气后，用毛巾捂住患者口鼻，并使患者身体向左侧倾斜。

再使患者身体斜向右侧，同时速撤捂口鼻之手，将手改按在伤处戳按，同时令患者用力咳嗽。此手法可重复2~3次。

再用捋顺法，沿肋骨走行方向，徐徐捋按舒筋（图同胸壁挫伤节）。

2. 药物：可服活血理气药物，如复元活血汤、努伤化瘀丸、三黄宝蜡丸等，效果更佳。

3. 调养：百日内不可剧烈运动，忌荤腥油腻、内寒急气。

胸壁是由胸椎横突的肋凹和肋骨小头构成肋椎关节，其前方借肋软骨与胸骨联接，加上肋间肌肉、韧带、筋膜等组织共同构成的。

"岔气"亦称努伤。系指因间接暴力造成的肋椎关节半脱位及肋间软组织牵拉伤。由于肋椎关节半脱位，而使肋骨向下移位，造成肋间隙不等宽，即所谓"并挡"；或因肌肉韧带撕裂伤，造成的组织间出血、渗出、酸性代谢产物的积聚，从而压迫或刺激了肋间神经，引起肋间神经痛。患者往往自觉窜痛，痛无定处，有时出现带状灼痛区。中医辨证为伤气、伤血和气血两伤。

手法治疗，能使肋椎关节半脱位复位，亦有缓解肌肉痉挛、舒筋活血、减轻疼痛之作用，效果良好。

第十节　腰部筋伤

详见《腰痛》。

第五章 "骨折病"的预防和治疗

"骨折病"是指在骨折治疗过程中合并发生的骨关节病变,"骨折病"的主要内容有关节僵硬或关节活动功能受限、肌肉萎缩、肌腱粘连、骨质疏松、骨折迟延愈合或不愈合等。这些在骨折治疗过程中发生的病变,多是由于治疗方法不当而产生的并发症。如在骨折治疗中只注意了骨折复位后需要固定制动的有利一面,忽视了因固定制动而带来的气血运行不畅、伤肢瘀肿消散迟缓,造成瘀不去新不生的局部病理状态,进一步加重了伤肢的气血郁滞,从而发生一系列的病理变化,势必影响气血的温煦、濡养功能;再加长期制动骨的废用性改变,终将导致关节僵硬、筋肉萎缩、肌腱粘连、骨质疏松、骨折迟延愈合甚至不愈合。反之,若忽视了有效固定,不控制其有碍骨折愈合的扭旋和剪切伤力,也将影响骨折的正常愈合,甚至造成骨折不愈合。

第一节 "骨折病"的预防

骨折治疗过程中的并发症,多数是可以避免的,预防为主的方针对"骨折病"尤为重要。因绝大多数骨折治疗中的并发症是可以通过适当有效的措施加以避免,至少可以降低其发病率或程度。

其预防措施,首要的是在骨折治疗中要认真执行筋骨并重的原则。具体方法有以下几方面:

1. 早期柔和的手法复位。既可为骨折的修复创造有利条件,又不致增加局部损伤,从而有利气血畅通、瘀消肿散,以收瘀去新生的效果。

2. 适度有效的局部固定。即在有效的前提下,其固定物的选用、固定范围、松紧等要适度,既要保持骨折的对位,而又尽可能不影响气血的循行与关节活动。

3. 加强管理,严密观察。特别是对配合持续牵引者,骨折复位固定后,即应在短时间内逐步减少牵引为维持量,严防过度牵引而引起分离移位。若一旦发生分离移位,即应及时采取有效措施加以消除。如患者自我的肌紧张性收缩和纵向挤压等,使分离逐步变为嵌插力。及时调整固定及体位,经常保持固定的合理有效和保持对位对线的最佳体位。

4. 加强指导下的功能锻炼。对"骨折病"并发症的预防有极其重要的意义。首先应使患者明确功能锻炼的意义和掌握功能锻炼的方法，才能自觉主动地进行锻炼。功能锻炼应根据损伤和患者的具体情况及伤后的不同阶段，活动量由小及大，时间由短到长，循序渐进，持之以恒，直到骨折愈合，功能恢复。

5. 辨证施治。应根据患者年龄、体质、损伤程度等综合辨证，内外用药，使瘀肿早日消散，以利骨折的早日愈合。

以上各项是预防"骨折病"的综合性措施，既要做到系统掌握，认真执行，又要根据骨折治疗的不同阶段，有重点地贯彻实施，这样骨折治疗中的并发症是可以避免的。

第二节　"骨折病"的治疗

骨折治疗中的并发症，若能认真执行上述综合性预防措施，"骨折病"绝大多数可以避免，若一旦发生，即应采取积极有效的措施进行治疗，使骨折早日愈合，肢体功能尽快恢复。

1. 关节强硬或功能障碍的治疗。积极主动地功能锻炼既是预防关节强硬的主要措施，也是治疗关节强硬的有效方法。患者主动地功能活动，痛苦小又不易产生并发症。活动应循序渐进，持之以恒，既要坚定信心，又不能操之过急，以免增加损伤。只要能坚持锻炼，多数关节强硬都可获得良好预期效果。

按摩活筋是治疗关节强硬的重要医疗手段，运用得当，对克服筋肉挛缩、肌腱和关节粘连有良好的效果。针对不同关节的主要生理功能和强硬程度，采取相应的按摩活筋手法，也可配合药物按摩。手法要稳健，用力应适度，每次都应达到病人的最大忍耐程度。力度要由轻及重，活动范围由小到大，循序渐进。切不可操之过急，手法粗暴，以免增加病人痛苦和新的损伤。手法应在病人主动配合下进行，方能取得良好效果。手法可每日进行1次，之后要指导病人主动锻炼，以保持和巩固手法治疗效果。

药物也是治疗关节强硬的有效方法。常用方法有内服温经活血、舒筋利节之养血止痛丸、加味身疼逐瘀汤（原方加伸筋草、麻黄、桂枝）等。外用药物对关节强硬的治疗尤为重要，常用的有温经通络利节之活血伸筋汤、舒筋活血散、苏木煎等。合并寒湿邪侵、酸沉疼痛者，加川乌、草乌、苍术。

若关节强硬严重，各种疗法久治不效而严重影响关节功能者，可采用手术方法治疗。

2. 肌肉萎缩和骨质疏松的处理。骨折治疗中并发的这两种病变，主要是肢体长期制动、功能锻炼不够而导致的废用性病变。因此，积极主动地功能锻炼，包括适时地外固定保护下的逐步增加的肢体负重等生理性刺激，是治疗肌肉萎缩、骨质疏松的根本性措施，只要能持之以恒地坚持下去，绝大多数肌肉萎缩和骨质疏松都可逐步恢复。除此之外，根据肝主筋、肾主骨、脾主肌肉的原理，可内服补中益气、滋养肝肾类药物，如加味补中益气汤(原方加续断、补骨脂、白芍)或加味黄芪桂枝五物汤(原方加党参、续断、补骨脂)以调补中气、滋养肝肾。

3. 骨折迟延愈合和不愈合的处理。只要严格贯彻骨折的治疗原则，措施恰当及时，绝大多数骨折都可顺利愈合。若一旦发生骨折迟延愈合和不愈合，应针对具体情况，采取上节的有关方法处理。需要注意的是，只要骨折的位线能达到功能恢复要求，就不要再勉强手法矫正；反之，应根据畸形情况，采用相应手法矫正，然后给予有效固定，指导功能锻炼。具体方法见《治疗骨不连经验》。

第三节　骨伤、骨病治疗基本原则

骨伤治疗既包括骨与关节等硬组织的治疗，又包括脊髓、神经、血管、肌肉、肌腱、韧带、皮肤等软组织的治疗，有时尚需通过颈胸腹途径处理脊柱疾患。骨伤、骨病种类繁多，随着科学和医学的发展，疗法也日新月异。有的以往不可思议的疗法，今日已成为常做手术，例如断肢(指)再植；有的以往难治的伤、病，现在正在攻克，例如骨肿瘤的化疗和放疗；有的由于新材料和新器械的不断问世，新开展了很多新手术，例如人工关节置换术等；有的由于新药物的不断发明，例如抗生素、激素等，以往的治疗理论、范围和疗效正在迅速改变；有的由于专业的发展，新的亚专业正陆续建立，新疗法的疗效更好，如此等等，今日的骨伤治疗已与半个世纪以前大不相同。但是，骨伤、骨病有其固有的特点：①骨、关节、肌腱、韧带等结构的伤、病愈合特别慢，连年累月，旷日持久。②肌肉骨骼系统的功能是支持、负重和活动，疗效不佳者将形成不同程度的残废。③一部分骨伤、骨病为慢性，都有某种程度的心理创伤。急性骨伤常伴有致命的合并伤和并发症，治疗犹如星火之急，应争分夺秒。④同为骨伤、骨病，有时疗法可有十余种之多，繁简不一，各有优缺点。⑤骨伤的亚专业很多，专业人员的治疗效果确实较好。

首先必须强调医疗总则：①选择疗法的推理依据；②医疗的指导思想。又须牢记两个"自然规律"，即：①人体组织的反应规律；②人的反应规律。

一、绝不损害病人

面对五花八门的许多骨伤疗法，可供应用者确实很多，但有利必有弊，必须从正、反两方面考虑问题。所谓"医源性病"大多是在"善良的愿望"下做出的。愿望必须与效果相结合，选择疗法时必须慎重权衡其潜在的利弊。若疗效不能改善病情，则不应采用；若反使病情恶化，那是对病人的蹂躏。

二、须有正确的诊断和预后估计

显然，诊断错误，治疗必然无效，反而有害。若将急性化脓性骨髓炎当作风湿热治疗，或将骨肉瘤当作骨髓炎治疗，必然不能奏效，反而赔误病情，危害患者。同样，只见症状，不知病因，治标不治本者，也将招致严重后果，例如仅治麻痹性足畸形而未诊断出脊髓肿瘤。同时，对原本预后良好的疾病而施以复杂的大手术，或主观认为预后良好，其实不然的患者，忽略了治疗，都对患者有害。人们总以为这些错误是少见的，但很遗憾，事实并非如此。

三、为了病人的特殊问题而选择治疗

每个患者都有他的特殊要求和特殊问题，必须按照他的特殊问题，采取特殊治疗，达到特殊目的。一个农村少年，7岁时两髋患化脓性关节炎而强直于两侧蛙式位。18岁时，他虽有两髋严重畸形，但仍能从事田间劳动、杀猪、游泳等。然而，到医院要求矫正畸形，医师为他做了两侧髋人工关节。手术成功了，外貌改善了，但给他带来莫大痛苦：不能再从事农业劳动、不能长途步行，并有人工关节的种种后遗症，后悔莫及。显然，他的特殊要求是矫正畸形找寻配偶；他的特殊问题是在一个青年农民身上的畸形，既要考虑改善外貌，又要考虑他的生活来源。要求是患者提出的，问题是要医师全面考虑的。

四、必须与"自然规律"合作

伤、病都由大自然治愈的，而医师只是配合大自然进行医疗。要相信大自然的巨大康复能力，并与之配合。顺应其规则者，必大有所获。反其道而行之者，必将失败或收益不大。长骨干骨折，在正确的闭合复位和外固定下，不会增加骨折部位多大损伤，骨折愈合快，并发症少。切开复位，内固定者，将严重损伤骨折碎段的血供，骨折愈合慢，甚至不连接，或许还存在许多手术并发症，这是"人体组织反应的自然规律"。道理人人懂，但有多少骨折是按此自然规律治疗的？答案是极少数。这就难怪手术愈做愈多，所谓"骨折病"的病人愈来愈多。其次，还须顺应"人的反应的自然规律"，患者对医师有种种殷切要求，包括对他病情的深刻了解，对他治疗方案的精心策划，对他的治疗认真细致，对他的护理亲切备至，使他能放心把他的生命和健康信托医务人员去治疗。我国医务人员对这一"自然规律"是很容易理解的，也是必须做到的，因为我们的医德标准是全心全意为患者服务。

五、治疗必须实事求是、有充分把握

有些疗法，理论上很吸引人，但对所治患者是否可行、是否有效，那是另一回事。要用普通常识做合理的判断，但并不排斥书本知识。要知道理论和事实有一定距离，实验结果与临床实践有一定距离，他人经验与我的条件有一定距离，别人的疗效与具体特殊患者有一定距离等等。脚趾或踇趾移植再造拇指是手外科的一大进展，有较高的成功率，但须损失一只脚趾，损害脚的一部分功能，并且不是100%成功，是否适合你所面对的特殊患者，有一定距离。因此，在决定每项疗法时，要提出下列问题，用常识做合理判断：①此疗法有何特殊目的？②按你条件能否达到此目的？如果不能，能否创造条件达到此疗法的目的？③为了进行此疗法，患者是否值得冒手术或疗法的痛苦和生命危险、局部并发症的危险、长期脱离工作和学校学习的损失？如果回答是否定的，则须另选现实、可行和有效的疗法。

六、"病人"不是"病例"

20世纪60年代初，我国首先成功了断肢再植，随之而发展成手外科和显微外科，成为国际先进水平。当时各地竞相开展这一手术，但一些医院不顾断肢的时间和条件，争做再植，致患者深受其害。前一时期，对骨折患者争做加压钢板固定术，造成一些"骨折病"。更有甚者，为了积累"病例"数而故意施行某一疗法。这些情况的根源在于一念之差，就是把"病人"当"病例"。作为医务人员，我们的天职应该是救死扶伤。

附：全身主要骨骼古今名称对照表

部位	古　称	今　称
头颅	颅骨（《灵枢》），巅顶骨、天灵盖骨（《医宗金鉴》）	顶骨
	凌云骨、额骨（《医宗金鉴》）	额骨
	山角骨（《医宗金鉴》）	上下颞线部
	天贤骨（《证治准绳》）	额骨左上角
	天贵骨（《证治准绳》）	额骨右上角
	眉棱骨（《伤科汇纂》）	额骨眉弓
	睛明骨（《医宗金鉴》）	眼眶四周骨骼
	鼻梁骨（《医宗金鉴》）	鼻骨
	中血堂（《医宗金鉴》）	犁骨、筛骨等组成的鼻道处
	枕骨（《洗冤集录》），后山骨（《医宗金鉴》）	枕骨
	颧骨（《灵枢》），钓骨（《医宗金鉴》），钩骨（《伤科汇纂》）	颧骨
	玉梁骨（《医宗金鉴》）	颞颌窝至外耳门前方
	寿台骨（《医宗金鉴》），颔车骨（《肘后方》）	颞骨乳突
	颊车骨（《洗冤集录》） 地阁骨、下巴骨（《医宗金鉴》）	下颌角及下颌支　⎫ 下颌骨体　　　　　⎭ 下颌骨

续表

部位	古　称	今　称
躯干	柱骨(《灵枢》),颈骨(《证治准绳》),玉柱骨、天柱骨、旋台骨(《医宗金鉴》)	颈椎
	大椎骨(《医宗金鉴》)	第七颈椎
	脊骨、背骨、脊梁骨、膂骨(《医宗金鉴》)	胸椎
	腰骨(《医宗金鉴》)	腰椎
	尻骨(《素问》),骶骨(《灵枢》),八髎骨(《医宗金鉴》)	骶椎
	尾蛆骨(《洗冤集录》)	骶尾骨
	尾骨(《灵枢》),橛骨(《素问》),尾闾、穷骨(《医宗金鉴》)	尾骨
	龟子骨(《洗冤集录》) 胸骨(《医宗金鉴》) 心坎骨(《洗冤集录》),蔽心骨、鸠尾骨(《医宗金鉴》)	胸骨 ⎫ 胸骨柄及体 ⎬ 胸骨 胸骨剑突 ⎭
	肋骨(《洗冤集录》)	肋骨
	岐骨(《医宗金鉴》)	7~10肋肋软骨相连部分
	㐁骨(《医宗金鉴》)	浮肋(11、12肋)
上肢	缺盆骨、支骨(《证治准绳》),血盆骨(《洗冤集录》),锁子骨(《医宗金鉴》)	锁骨、锁骨肩峰端
	髃骨(《医宗金鉴》)	肩峰
	肩胛骨、饭匙骨(《洗冤集录》),琵琶骨(《伤科汇纂》)	肩胛骨
	髆骨(《素问》),臑骨、胳膊骨(《洗冤集录》),肱骨(《医宗金鉴》)	肱骨
	肘骨、鹅鼻骨(《医宗金鉴》)	鹰嘴突
	臂骨(正骨)(《医宗金鉴》)	尺骨
	臂骨(辅骨)、缠骨(《医宗金鉴》)	桡骨
	上力骨(《证治准绳》),腕骨(《医宗金鉴》)	腕骨
	驻骨、搦骨(《证治准绳》),掌骨(《伤科汇纂》)	掌骨
	助势骨(《证治准绳》),指骨、锤骨、竹节骨(《医宗金鉴》)	指骨

续表

部位	古　称	今　称
下肢	胯骨(《仙授理伤续断秘方》),髋骨(《洗冤集录》),髁骨(《医宗金鉴》)	髋骨
	横骨(《灵枢》),下横骨(《伤科汇纂》)	耻骨联合
	楗骨(《证治准绳》),交骨(《伤科汇纂》)	坐骨
	髀枢(《灵枢》)	髋臼
	股骨(《素问》),腿骨(《洗冤集录》),大楗骨(《医宗金鉴》)	股骨
	髀杵(《医宗金鉴》),髀枢(《伤科补要》)	股骨头和颈
	髌骨、膝盖骨(《医宗金鉴》)	髌骨
	内辅骨(《伤科补要》)	股骨内上髁和胫骨内髁
	外辅骨(《伤科补要》)	股骨内上髁及腓骨头
	骱骨(《素问》),骭骨(《证治准绳》),臁胫骨、小腿骨(《医宗金鉴》)	胫腓骨
	胫骨(《仙授理伤续断秘方》),成骨(《医宗金鉴》)	胫骨
	辅骨(《素问》),劳堂骨(《医宗金鉴》)	腓骨
	跟骨(《医宗金鉴》)	跟骨
	跂骨(《洗冤集录》)	距骨
	三毛骨(《灵枢》)	足舟骨
	外髁骨(《灵枢》)	腓骨外髁
	脚掌骨(《洗冤集录》)	跖骨
	附骨(《医宗金鉴》)	足跗骨、跖骨
	趾骨(《灵枢》)	趾骨

卷三 玉第永芳

　　玉门位于甘肃省河西走廊西端，是酒泉市管辖县级市。祁连山下，疏勒河畔的历史风烟中，邓氏先民在这片土地上以专门工接骨医名闻乡里。

　　邓氏中医正骨疗法从创立之初就坚持"一保生命、二保肢体、三保功能"的治疗原则，尤其擅长"七分手法三分药"救治伤病员。是以祖国传统医药为基础，结合现代医学知识，运用世代相传正骨手法、方、药，辅以简单器物支撑治疗骨伤、骨病的一种传统治疗方法。由于长期流行于农耕、游牧的河西地区，该疗法保有中原正骨疗法的基本特征，又融有域外民族正骨疗法的独特风貌。清朝中叶以来，代有名手，不但手术精良，而且方剂奇效，备受百姓拥戴。

　　清·乾嘉年间，山西人太医邓官避祸塞外，开创玉门邓氏中医正骨疗法。先民是征，后贤式从。晚清时候，第五代邓天福将祖传接骨八法、上骱八法以及治筋八法融会贯通为邓氏正骨八法，并立"破""活""补"三期用药原则。民国时期，第六代邓燕昇归纳总结成"气血辨证理论"以及"三原则""四方法"，曾被邓宝珊将军誉为"名震关西"。20世纪60年代，第七代邓宝善提出"接骨十要"。他在祖传三仙丹基础上，成功研制出邓氏回春丹；修合成正骨散3号、金不换膏、打老丸。进入21世纪，第八代邓朝义、邓朝智、邓朝信创新扩展为"四原则""六方法"，并构建"平衡理论"体系。

　　"医者仁心，药者慧心"，治疗骨伤、骨病，邓氏中医正骨疗法始终站在现代医学前沿。

　　本卷就玉门邓氏中医正骨疗法流派学术思想的传承与创新进行阐述。

第一章 邓氏中医正骨疗法流派学术思想传承

第一节 邓氏中医正骨疗法气血辨证理论

气和血是人身之至宝，人的生、长、病、老无不根于气血。气是人体生命活动的动力，因此气宜补不能泻；血在脉管中环周运行不息，为全身各脏腑器官提供营养，因此血宜行不能滞。气和血在生理上互根互用；在病理上相互影响；在治疗上调治气血则相得益彰，乃为治本之法。

一、辨气血失调

气血平衡则泰，气血失调则病。临床上常见的气血失调症候有气滞血瘀证、气虚血瘀证、气血两虚证、气不摄血证、气随血脱证、血随气逆证等。邓氏正骨理论将其归纳为虚证、实证和虚实夹杂证三大类，其病机为：一是失血过多，气血亏损；二是瘀久致痹，新血不生；三是肝郁脾虚，血气无源。邓氏认为治疗伤科疾病时应遵循辨证施治的原则，根据不同病因病机，以活血化瘀、益气通络、理气滋阴为基本治法。

二、辨气血变化

邓氏正骨理论认为创伤诸证从气血论治，分早、中、后三期，以"破、和、补"为原则。创伤早期，筋脉受损，血溢于脉外，阻碍气机，气血瘀滞为主证，治宜以"破"为主，祛瘀生新，亡血者补而兼行；中期瘀未尽祛，新骨待生，气血不和，经络不通，治宜以"和"为主，和营消肿，活血接骨；后期久病体虚，肝血不足而筋脉拘挛，肾精虚损而髓空，脾胃虚而气血生化不足则气血虚，治宜以"补"为主，益气养血或滋补肝肾、壮筋骨，兼通经络、利关节。

三、辨气病、血病特点

气病多虚，血病多瘀；气贵旺，血贵运；治气以补为要，治血以活为旨。在治疗伤科疾病上，邓氏正骨理论认为应大剂量使用补气药，以推动和激发脏腑组织器官的功能。伤科疾病易阻滞气机，故治疗时应补气、行气为先，兼以疏肝理气；临证时多为血脉损伤，血行受阻，治宜益气行血、活血化瘀。

四、辨伤科杂病气血病理特点

邓氏正骨疗法理论认为，伤科疑难杂病多为创伤后血瘀气滞，复感风寒湿邪，或痰瘀互结，形成顽痰瘀血不化之证，治疗以调理气血为主，同时顾护脏腑，祛瘀豁痰。

五、审气血辨证与整体辨证关系

气血的生成变化与五脏六腑的功能活动、病理变化息息相关，相互影响。因此，在治疗伤科疾病的过程中，邓氏正骨以气血辨证为纲，整体辨证施治，融气血辨证与整体辨证为一体。

第二节 邓氏中医正骨疗法三原则

邓氏正骨疗法三原则包括整体辨证、内外兼治、筋骨并重。

一、整体辨证

邓氏正骨理论强调，人是一个有机的整体，组成人体的皮肉、筋骨、脏腑、经络、气血及各组织器官在结构上互为一体不可分割，在功能上相互依存、相互协调、相互为用、相互制约。医者应从患者整体考虑，分清轻重缓急，急则治其标，缓则治其本，或标本兼治。

二、内外兼治

筋骨损伤，必伤及脏腑气血，故应全面观察和掌握病情，内损之伤与外形之伤两者兼顾。在辨证施治调理气血的同时，又要注意以手法接骨理筋、推拿按摩；在治法上内服药物与外敷药物同用。

三、筋骨并重

筋与骨是相互依存、相互为用的。筋伤会影响到骨的功能，反之，骨伤也常合并筋伤并影响其功能。邓氏正骨理论强调，筋健则骨强，骨强则筋健；即使是单纯的筋伤，在治疗开始时就应注意不断维持和发挥骨的支撑以及发挥筋的约束与运动功能。

第三节　邓氏中医正骨疗法四方法

邓氏正骨四方法包括治伤手法、固定方法、药物疗法、功能疗法。

一、治伤手法

1. 复位手法：骨折、脱位一般均有移位，骨折如不能愈合；脱位若不恢复正常，则功能必然或多或少受到影响。"上骱不与接骨同，全凭手法及身功。"因此，邓氏中医人总结出手摸心会、拔伸牵引、旋转屈伸、提按端挤、摇摆触碰、夹挤分骨、折顶回旋、推拿按摩"邓氏正骨八法"，并强调医者要熟练掌握运用，综合分析病情，以恢复筋、骨的正常形态、位置和功能为目的，在辨证的基础上进行手法复位。

2. 治筋手法：骨正筋柔，气血自流。在治疗筋伤过程中，邓氏正骨运用通经活络法、拍打敲击法、活筋法、循经点穴法、理筋法及揉药法，可以达到舒筋活络、消肿止痛、调理气血、强壮筋骨、通利关节的目的，使损伤肢体恢复正常。

二、固定方法

"效""便""短"是邓氏正骨固定方法的特点。外固定首先要求"有效"，即有效限制各种不利于创伤修复的活动，同时保留、保护各种有利于创伤修复的活动。小夹板及系列经皮外固定器具不仅具有轻便、简便、方便的特点，还具有良好的固定效果，而且又不影响行X线检查，有利于早期进行功能锻炼和肢体功能的恢复。邓氏正骨认为固定物在保证固定效果的基础上应尽量的短、小；在保证达到固定目的的前提下，固定时间越短越好，一旦骨折达到临床愈合，尽早解除固定，配合正确的功能锻炼，促进功能的恢复。

三、药物疗法

在药物疗法上，邓氏正骨提出了"破、活、补"三期用药原则，即"早期祛瘀接骨、中期活血接骨、后期补肾壮骨"的辨证施治原则，使骨折药物治疗有章可循，成为治疗骨折的"法"和"纲"，形成了邓氏正骨传统药物及其用药方法。邓氏正骨药物疗法以整体与局部并重、内治与外治并举为原则，以八纲、脏腑、经络、卫气营血、三焦等辨证方法为依据，以气血辨证为纲，采用辨病与辨证相结合，标本兼治，以恢复人体平衡。

四、功能疗法

功能疗法是邓氏正骨的精髓之一，是"动静结合"的重要组成部分，是功能恢复的关键。

适当的功能锻炼可促进气血循行，使瘀血消散，舒筋活络利关节，防止肌肉萎缩与骨质疏松等，是促进骨折愈合、恢复患肢原有生理功能的重要手段。邓氏正骨强调功能疗法应贯穿于疾病治疗与康复的全过程，与手法、固定、药物等疗法并驾齐驱，相辅相成。

第二章　邓氏中医正骨疗法流派学术思想创新

第一节　邓氏中医正骨疗法原则的创新

第八代邓氏中医正骨人在继承邓氏正骨疗法学术思想的基础上，不断创新和发展，将邓氏正骨"三原则"扩展为"四原则"。即"整体观念，审因论治，倡导筋骨并治，讲求医患配合"。

一、辨证论治，整体观念治疗骨伤病

整体观念是中医学的重要思想，贯彻于辨证、治疗的整个过程。局部疾病是整体出现问题的具体反应，反之亦然。邓氏正骨疗法理论认为，中医整体观念无疑是治疗疾病的重要思想，但在诊治具体疾病，特别是一些骨外科疾病时应辨证运用整体观念，正确处理好整体与局部的关系。一味地强调整体统一，忽视局部损害的重要性，忽视局部损害对机体的可能影响，也是违背科学的。例如急性化脓性关节炎，虽然因身体内部细菌感染引起，可以出现寒战、高热、苔黄、脉数等症状，但同时多有关节局部严重的红肿热痛和脓液，此时在全身中西医清热解毒、扶正抗炎的同时，必须突出关节穿刺、药物外敷、手术引流等局部治疗，否则即使全身炎症消退，关节局部也将遗留功能障碍。又如腰椎间盘突出症，多数可以用中药内服等方法缓解炎症甚至消除瘀浊，但如突出巨大，压迫神经严重则应考虑局部手术解除压迫。邓氏正骨疗法理论认为，所谓辨证的整体观，即是在强调整体的同时，更注重整体与局部的辨证关系，要根据具体病情辨明此时此刻整体与局部的主次轻重。当局部损害严重，全身病理反应剧烈时，应全身、局部并重同治；当全身生理稳定而局部损害突出时，应以局部治疗为主；当因局部损害导致全身病变或全身、局部病情均重但局部损害更为突出时，在二者同治时仍应重点治疗局部损害。邓氏正骨疗法理论认为，这种辨证的整体观是诊断、治疗骨外科疾病的重要原则。

二、辨证求因，审因论治骨伤病

辨证是临床的关键，也是正确治疗的基础。只有正确辨证求因，才能清楚审因论治。例如颈椎病，一般认为其原因是颈椎骨关节的退变、增生，而退变增生的原因多责于肝肾

不足、筋骨失养，治疗也多以补肝肾、强筋骨为大法，然而临床疗效往往并不令人满意。临床观察也发现不是所有的肝肾不足者都出现颈椎或其他骨关节增生退变，也不是所有颈椎增生退变者都出现临床症状，通过治疗使症状消失者其骨关节退变增生并未消除，这些疑问都提示颈椎病症状的出现至少并不完全责之于骨关节退变增生和肝肾不足。通过大量的临床观察和研究，邓氏正骨疗法理论认为，肝肾不足是中老年人生理改变的自然规律，增生主要是骨关节退变的代偿反应，或者是症状出现的前置基础因素，通过治疗可以延缓其发展。颈椎病等的基本病机是气血湿浊瘀阻，经络阻塞不畅，是局部组织的炎症及炎性物质刺激、压迫的结果。邓氏正骨疗法以此病因拟用活血化瘀通络法治疗并研制颈椎活血汤，达到了颇为理想的临床疗效。对颈椎病这种病因病机的独特理解和分析充分体现了邓氏正骨疗法理论辨证求因、审因论治的诊疗思想。

三、倡导筋骨并治

邓氏正骨理论认为，大凡骨折伤筋在先，骨折在后。诸筋附于骨，外力作用于肢体时，肌肉、韧带、骨膜等组织首当其冲，进一步深入才造成骨折。因而必须把筋骨并治放到同等重要的地位，贯穿骨折治疗的全过程。复位时注意对软组织的保护，复位后加强对软组织的调治，包括调整筋位、解除痉挛、活血通络、消肿止痛诸方面，尽量减少固定物对软组织的压迫和束缚。骨折中期配合按摩手法和舒筋药物，防止粘连和肌肉萎缩，嘱病人做功能练习。邓氏正骨所治病人很少留下关节功能障碍，原因即在于此。上肢骨折强调尽量恢复正常的运动功能，下肢骨折则保证其负重能力，旋转功能。不能一味追求解剖复位而牺牲肢体功能。

四、讲求医患配合

充分调动病人的主观能动性，最大限度地配合治疗，是邓氏正骨疗法治疗骨折的又一特色之一。强调在治疗前要将治疗目的和可能出现的反应向病人讲清楚，使其明白配合的重要性及如何进行配合。如牵引时病人不紧张，主动放松配合，复位就容易的多。复位后应严密注意固定的松紧、肢体的位置、疼痛的程度，一旦发现异常及时复诊。后期功能练习时，对练功方法、力度、动作幅度应详细指导，还要注意存在着成年人对骨折再移位的顾虑较多而练功不足；儿童则由于控制力差而过早活动的不同。各种因素都要考虑周全，因人制宜地拟定每一个环节的治疗计划，才能保证疗效。医生遵循疾病的发展规律，制定治疗方案，创造条件使患者康复，而患者的起居饮食、精神状态决定着疾病的康复，所以只有在患者的内在因素和主观能动性充分发挥的情况下，医生的医疗措施才能实施。患者才是治疗与康复的主体，医生扮演的角色是引导、帮助患者，由此可见医患关系协调，则能促进疾病的康复。

第二节 邓氏中医正骨疗法方法的创新

邓氏正骨第八代传人邓朝义兄弟将"四方法"扩展为"六方法",即"手法传承、复位与固定、药物疗法、功能疗法、活血通络治疗骨伤病、以中医为主治疗骨伤病"。

一、手法传承

邓氏正骨八法是基本手法的主要内容。八法以手摸心会为首,它是骨科医生的专长。是衡量一个正骨医生水平高低的试金石。这在基层,在缺乏诊断仪器的诊所作为重要的诊断手段是其他方法不能替代的。邓氏正骨疗法历代强调要勤练苦练,认真体会正常与异常的细微区别,鉴别伤筋与伤骨的不同,骨缝有无开错,张力有无差异,肌温是否相同,通过摸法皆可明了。临床实践中,有意识地锻炼触觉,细心体会,反复验证,不断总结,不断修正自己的判断力,持之以恒,最终达到"虽在肉里,以手扪之,自悉其情"的水平。熟能生巧,巧就是灵感,灵感就是绝活。达到了"一旦临证,机触于外,巧生于内,手随心转,法从手出"的境界。巧用患肢杠杆力,巧妙利用患者的心理,正所谓"宜轻宜重是高手,兼吓兼骗是上工",诊断治疗,从容不迫,正骨治筋,得心应手。

二、复位与固定

"正骨接实,心慈术狠","骨合缝,筋纳槽"是对邓氏正骨疗法的高度提炼。在复位与固定问题上,邓氏正骨更强调复位的重要性。认为稳定而良好的复位才能减少再移位的发生。不要奢望用固定来矫正移位,过度的外固定常会造成压疮和肢体血运障碍。邓氏正骨善用自制的沙枣树皮小夹板外固定,认为沙枣树皮具有良好的通透性及可塑性,可根据损伤部位,灵活裁剪塑形,以适应不同损伤部位;良好的弹性和韧性可适应肌肉收缩和舒张时所产生的肢体内部压力变化,具有足够的支持力,不易变形及折断。同时,沙枣树皮质轻,可减轻患者的负担,便于肢体练功活动,并且不妨碍 X 线检查。骨折复位后,局部敷贴接骨膏,以纱布包绕作为内衬,根据骨折类型决定是否放置纸压垫,骨突周围放置棉垫避免压伤,然后放置沙枣树皮小夹板。初期一般放置超临近骨折端的一个关节,避免因为关节活动造成骨折再移位,后期可适当缩短夹板,解放骨折临近的关节。外围以绷带结扎,"先松后紧,松紧适宜"为原则,有效固定,为骨折愈合创造相对静止的环境。

三、药物疗法

邓氏中医正骨疗法在研究、学习古方的同时,注重师其法而不泥其方,结合自己多年的临床经验，对邓氏祖传 9 个老药方进行整理、化裁，除去豹骨、麝香等名贵药材；砒石、生马钱子、生藤黄等毒性药材。重新组方，使辨证更精当，配伍更合理，价格更便宜。对骨创伤，尤其术前术后持久性骨不连、不愈合，疗效显著。视患者不同病情，加减辨证施用，解决诸如强直性脊柱炎、骨坏死、慢性化脓性骨髓炎等一系列临床难点问题，弥补现代医疗技术不足。

四、攻邪祛瘀、活血通络治疗骨伤病

在骨伤科疾病的具体治疗方法上，邓氏中医正骨疗法深受张子和、李东垣和王清任的思想影响，擅长攻邪祛瘀、活血通络。邓氏正骨疗法认为，骨伤疾病从病因看大多与外伤、劳损、六淫等外因有关，从病机病理看多为瘀浊、痰湿所致，因此治疗提倡攻邪为先，善用活血化瘀、通络止痛法。该法不仅将活血通络法用于骨折脱位等外伤疾病的治疗，也用于颈椎病、腰椎间盘突出症、髌骨软化症、膝关节骨关节炎、股骨头坏死、强直性脊柱炎、慢性化脓性骨髓炎、类风湿性关节炎等骨科疑难病的治疗。邓氏正骨疗法根据每种疾病、每个患者的具体情况，提出并使用活血化瘀、益气活血、软坚散结、攻坚破积、温经通络、祛风通络、养血通络等多种治法；既善于辨证使用活血通络的中药内服，也善于使用活血通络的中药外敷、熏洗。邓氏中医正骨疗法创制的正骨散 1 号、2 号、3 号和展筋汤、接骨续筋汤、关节熏洗方、腰突散等方药无不贯穿了活血通络的思想。活血化瘀、通络止痛法可谓其众多治法中的核心法则。

五、以中医为主，结合西医治疗骨伤病

中医学博大精深，阴阳五行、气血经络等理论对我们的临床诊断和治疗有着极其重要的指导价值。以解剖学、生理学、病理学为基础的西医，治疗疾病靶向明确，成为当今世界医学主流。两者相比，中医的优势一是理论丰富、方药众多；二是强调人体与自然、局部与全身的整体观念，重在辨证论治。西医的优势在于诊查手段的先进性、对局部病变病理认识的深刻性及对应治疗相对的彻底性。如何融会传统中医和现代西医的优点，发展体现时代精神的现代中医之路，成为既不拘泥于古老中医，又不西化的现代中医，成为目前临床中医界一大困惑。邓氏中医正骨疗法在长期的医疗实践中，在坚持中医诊治思想的同时不断吸取西医的长处，逐渐形成了"西学中用，以中为主，中西结合"的诊治思想。所谓"西学"，是指包括西医学的现代科学技术，所谓西学中用，就是运用包括西医学的现代科学技术来整理、发扬传统中医，并与之结合，就像西方医学与影像学结合那样。使传统中医从古代哲学的束缚中解脱出来，与不断发展的自然科学结合，最终形成新的医学。邓氏中医正骨疗法认为，很多情况下中医证候代表疾病的"本"，西医的局部病理改变代表疾病的"标"。一般情况下先治本后治标，先治全身后治局部，或标本同治，但当局部病损为疾病的主要矛盾时，应先治局部。例如对腰腿痛患者，首先通过病史、体检、X 线片或 CT 检查确定为腰椎间盘突出症，分析明确突出物的大小、位置以及对硬膜、神经根的影响，

然后以中医脏腑、气血理论分析临床表现，确定其中医病因病机（如瘀浊内聚）以及具体证型（如气滞血瘀），配合相应中药内服。但如果突出物巨大，甚至压迫马尾神经，则应选择手术摘除突出的椎间盘组织。

邓氏中医正骨疗法的学术思想既继承了中医的传统理论和方法，又体现了西医的先进技术；既融合了中西医的精华，又摒弃了中西医的缺陷。从某种意义上说，邓氏中医正骨疗法的这种思想和方法是真正意义上的中西医结合，是现代中医。

第三节　邓氏中医正骨疗法学术理论的创新

邓氏正骨疗法学术思想中蕴含着宝贵的、朴素的辩证法思想，邓氏正骨第八代传承人邓朝义、邓朝智、邓朝信在中医正骨理论的基础上，结合祖国传统文化及中医基础理论，从宇宙、自然界万事万物的生存变化特点入手，审视现代医学及个人生活、疾病变化特点，系统总结出了邓氏正骨疗法"平衡理论"，即气血共调平衡论、筋骨互用平衡论、动静互补平衡论、五脏协调平衡论、形神统一平衡论、天人合一平衡论、标本兼顾平衡论、膳食平衡论、起居有常平衡论，进一步完善了邓氏正骨疗法学术理论体系。

一、气血共调平衡论

邓氏正骨理论认为，气血平衡既是健康的标志，也是治疗伤科疾病的关键，气血的平衡并非静止和绝对的，而是处在动态平衡之中，故调理气血的平衡是治疗伤科疾病的关键环节。

二、筋骨互用平衡论

邓氏正骨理论认为，筋骨是人体复杂而平衡的运动系统之总称。在人体中，肌肉收缩产生的力通过肌腱、韧带作用于骨，不同部位的筋通过骨将力进行有效整合，从而产生协调统一的运动模式，因此筋与骨之协调是保持关节运动动态平衡的基础。

三、动静互补平衡论

邓氏正骨理论认为，"动"与"静"是对立统一的，互补互用，相对平衡。邓氏正骨动静互补平衡论包含着丰富的哲学辩证思想，它源于中医学之"阴阳平衡理论""整体观念""辨证论治理论"，故"动"与"静"的平衡因人、因时、因地而异。在伤科治疗中，适时的"动"可促进损伤修复过程中所必需的"静"，而适当的静又可促使筋骨发挥更有效的"动"。两者互助互用，保持动态平衡，促进康复。

四、五脏协调平衡论

邓氏正骨理论十分重视人体的统一完整性，认为"牵一发而动全身"，局部的病变会引起五脏六腑、气血经络等的病变；并且注重构成人体的各组成部分之间相互为用，相互协调，在病理上也相互影响。五脏的平衡，可促使气血的循环，而筋骨的动态平衡，则有赖于气血的滋养，故五脏的平衡可维护筋骨的动态平衡。

五、形神统一平衡论

邓氏正骨理论认为，形神统一平衡蕴含着生命科学的重要原理，形与神是组成人体的重要部分，二者相互联系又相互区别；形神情志与五脏六腑、筋骨肌肉、气血津液等有形之体互根互生，相互依赖。形神统一，则身心平衡，气血循环顺畅，从而使筋骨肌肉得养，机体康健；反之形神失调必将导致各种疾病的发生。

六、天人合一平衡论

邓氏正骨理论认为，人生长在自然界中，天地之间，自然界的变化与人体息息相关，直接影响人的生命体征。人体的五脏，通过经络血脉将六腑、五官、九窍、四肢百骸等全身器官与外在的五味、五色、五声、五音等相联系，形成一个表里相合、内外相关的统一体，并通过气血津液的作用，来完成机体协调统一的机能活动。内外失衡，违逆四时，则脏腑失调，筋骨失衡，伤病发生。故整体联系，顺应自然法则，即可未病先防，既病防变，加速康复。

七、标本兼顾平衡论

在诊治伤科疾病过程中，应明确标本轻重缓急，把握标与本的辩证关系，才能在诊治过程中标本兼顾，从而达到良好的疗效。标与本从病因而论，内因为本，外因为标；从病机而论，则正气为本，邪气为标；从本质与现象而论，则内病为本，外病为标；从局部与整体而论，则整体为本，局部为标。故分清标本主次，在治疗过程中才能标本兼顾，从而达到及时判断，把握疾病的变化，以便做出科学的判断。

八、膳食平衡论

人体是一个以"骨"为支架的杠杆系统，全身的骨骼通过筋肉及关节紧密相连。人体赖以膳食的营养，膳食是人类生存的物质基础，而膳食的平衡则是机体与筋骨健康的基本保障。五脏的平衡很大程度来源于膳食的摄入平衡。脾胃为后天之本，气血生化之源；气血的生化首先依赖于胃的受纳，膳食过量、过味、不足或结构失衡，均会导致脾胃运化失职，进而五脏失衡、肝肾不足、气血虚损、筋骨失养，故膳食平衡是机体维持阴阳平衡、保持筋骨健康的基础。

九、起居有常平衡论

起居有常则全身筋骨康健。人体只有在顺应自然界阴阳消长变化及其自身的生理运行规律的基础上,才能做到天人相应,作息有时,劳逸结合,情志愉悦,气血运畅,筋骨强壮。反之则脏腑功能紊乱,气血运行失常,筋骨失养而产生筋弛、筋萎、筋伤等伤科疾病。由此可见,起居有常是筋骨健康的基本保证。

平衡理论是邓氏中医正骨疗法学术思想体系的基础。邓氏正骨认为:健康之法,本于平衡而守于平衡;治伤之要,着眼于平衡,而求于平衡。平衡是人体生命健康的标志,恢复平衡是养骨的目标亦是伤科治疗的目标。养骨强调的是未病先防,治伤强调的是防治结合。邓氏中医正骨疗法理论处处体现着和谐平衡思想。

卷四　附篇

第一章 乐善人家

第一节 传承轶事

邓彦升(燕昇),字平之,晚年号玉山人,玉门下东号人氏。善接骨疗伤,治骨病。自诩"塞上风月一肩挑"。常年奔走于天山南北、河西一带。百姓称邓先生,族人呼八爷。

隆冬时节,先生夜宿哈密沁城。天明,骑着青骡子赶着连夜购买的十几只羊,一日奔走五十里。天黑时分,顺利通过哈密关卡来到阿牙桥。

在一户人家,先生阻止用烧红的铁棍灼烧足部死骨,并告诉大家这是怎么回事。先生施了手法,用上药,效如桴鼓,大家跳起舞感谢先生。

巴里坤大草原返青时候,先生娶奎苏白家庄长一双大脚的小女白氏为二奶奶,哈萨克牧民赶来喝酒。

又一个春天到来时,先生组织村民用骆驼将昌马家什窑红瓦、粗碗、水缸、泥灯等驮去哈密、巴里坤一带贩卖。

在前两年已连续大旱之后,这一年又发生特大旱灾。春耕失种,颗粒无收。天灾连接兵祸。邻县乡民夜间多次抢挖快要干涸的河流,县府多方劝告无效,请先生出面同十几位乡约议定用水办法。

先生带领大家将路边饿殍掩埋在沙岗墩,两个无主孤儿由先生领回家抚养。门口乞讨的人眨巴着被风干的双眼,双手接过先生手中裹着红沙枣的苞谷馍,浑浊的眼球已挤不出一滴眼泪。先生吩咐带着小孩的几位外乡讨荒者,可去沙地搭地窝子居住,以度饥馑。

风搅雪时,先生同羊倌将受伤的红军战士抬入北大窑荒弃的土巷内,以避风寒。归来时路遇匪劫,先生策马狂奔,摔下黑崖子。受伤的先生钻入死马腹腔,侥幸躲过暴风雪。五天后才撑木棍回来。

秋天,村民赵文才用掺了石灰的面粉同北山人换羊,夜里被人掠走。三天后,先生同赵氏家人在水库旁胡杨林里,用两口袋面粉、一袋子小米赎回了人。回来后,发现人的手筋、脚筋都已被挑断了。

土匪部队要去攻打新疆,勒令先生出借粮食十万石。手拿白条的先生眼睁睁看着大小土囤里存贮多年的麦子、玉米、小米被灌装一空。

病人将沙枣树苗悉心地种植在先生沙地新开垦的荒地边。二伯跟着张大爷忙着浇水、灌溉。

秋风起来时,骑兵将先生请去漠北接骨。待到小麦黄时,赶着牛车,铺着毛毡,载着先生及驼毛、羊肉干回来了。

县府知事勒索先生不成,诬先生通匪,拘押半月。亲戚、家人再三哀告,才得回来。

越明年,先生将一只死狗装入锦盒,托人送给正在吃喝的知事们。第二天,先生被抓去县府打的口吐鲜血、人事不省。在凑齐了十个银洋后,家人才将先生抬回来。

春天,先生将大爷学坊里已读了几年书的四弟送入甘肃省立酒泉师范学校。多年后,四弟以督学回来工作。

十月小阳春里,喜鹊叫过的第三天,省府大员邓宝珊到下东号拜访先生,请先生为其足部流脓多年的侄儿刮骨疗伤。当场挥毫写下"名震关西"。先生请人将四字拓于沙地新修庄子门楣里。老者讲,天气晴好时,透过层层沙枣树梢,从新修的汽车路上都能看到门楣闪着金光。

第二年春分刚过,白氏奶奶携四爷、大伯到省城给大员送药。用两千个大洋换回旱峡煤矿。这年冬天,拉回了十几挂大车煤。

沁人心脾的沙枣花香气弥漫村子。

玉山堂里,老年得子的先生沉思半晌,在书桌上写下"邓保善"。

第二节 医话一则

后晌,两人架着一个麻脸人进来。麻脸昏昏迷迷不辨生人熟人,小腿肿的抹不下裤子,整个脚面和脚趾都被血浆成红紫色。先生用剪子剪开左腿的裤子,用水洗了伤口四周的瘀血,皱着眉对大伯、三伯说:"糟咧,是个瞎眼儿!"枪子穿透了身体被称作亮眼儿,未穿透被称作瞎眼儿,弹头还留在小腿肚儿里。

先生解开布包,取出一只带环儿的钢钎儿,刚挨住伤口,麻脸就惨叫起来。先生说:"这人不皮实,绑起!"于是七手八脚把麻脸的身子和手脚都捆绑在木板上。先生说:"我下手了——"话音未落,一下子就把那根带环儿的钢钎子塞进伤口。麻脸撕肝裂肺似地吼叫起来。先生说:"把嘴给塞住,叫得人心烦。"于是又用烂布塞进嘴里。

先生捏着那根钢钎儿在腿肚里寻找弹头,一挖一拐又猛然一提,一串血肉模糊的东西带着一股热血的腥气从小腿肚里拉出来,扔到盛着清水的铜盆里,当啷一声脆响,水面上就绽开一片耀眼的血花。伤口里的血咕嘟嘟涌冒出来,先生不慌不忙拔开药葫芦的木塞儿,把紫红色的刀箭药倒入伤口,拿一只带勺儿的钢钎往伤口里头擩塞,血流眼见着流的缓了少了,随之就止住不流了。

先生又掂起另一只药葫芦儿,往伤口四周撒上一层厚厚的黑色药面儿,然后用布条垫着麻纸缠裹起来。先生瞅着被他折腾得完全昏死的麻脸说："没整，没整，这人没整！招不住我一刀的人都没整。"他摸摸麻脸的额头，拔下塞在麻脸嘴里的烂布，把两粒黑色的药丸塞进口腔，灌下一口水，迫使麻脸咽下去，然后说："抬走。让他睡去，睡醒来就没事了。"

第二天傍晚时分，麻脸睁开眼睛嚷着要喝水。他强撑着坐起来，把伸到眼前的水碗抱住一饮而光。跟着，又喊肚子饿。

麻脸在厢房里住过半月，伤口已长平愈合，始终也搞不清先生葫芦里装着什么神丹丸散，大步走了。

小满时节，麻脸捎着一袋小米，婆姨挎着半筐鸡蛋，两个半大碎娃一人提着一小捆沙枣树苗，满头大汗，寻到正在沙地锄草的先生。麻脸将小米和鸡蛋小心地放在先生脚边土埂上，赶忙招呼一家人，就着马路上半尺厚的黄土跪下磕起头来。

第三节　历　史　渊　源

清朝移民屯垦西路时间，山西人邓关以接骨疗伤谋生玉门。以其正骨手法机巧，用药特殊，疗效显著，有力地改善了边塞古镇人们生病靠燎、吃药靠求的生存窘境，深受一方百姓欢迎。先民是征，后贤式从，始终奉康熙帝御赐诗文："神圣岂能再，调方最近情，存诚慎药性，仁术尽平生"为家训，体先祖远意，若谓生生之原寄于手掌之际，"采访四方"将邓氏中医正骨疗法沿着甘凉古道播撒至街头巷尾、桑陌田间。

县府在村头树碑时候，将"玉山堂"牌匾挂上邓家老药铺门楣。是时，曾祖父邓天福能接活折断的芨芨草。

塞上风云起时，祖父邓燕昇治好了哈密一老者多年的老烂腿；大雪封山前，摔坏腰的哈萨克牧民终于盼来了接骨的邓先生。

大伯邓本善治好了书记老爹摔断的腿骨，去了新疆。

人们怎么也想不明白，三伯邓德善喷水接骨法术为什么那么神奇！素习算造之术的他将快要撇断的马鞍子塞在摔断腿的老奶奶胯下，多日后，老奶奶又跑去打猪草了。好多年以后，已在医院当了专家的儿子告诉家人，那个马鞍子叫托马氏架。

父亲邓宝善医好黑娃第三次骨折，收他为干儿子；医好了石油工人骨髓炎，单位派车拉来钻杆，在保健站旁为村民们打下了第一口机井。

他们的故事和名字留在了家乡的土地。

改革开放初期，玉门镇政府、病室、亲友、开明人士在原玉门县城东门处集资重建玉山堂，占地面积440平方米。劫后余生的邓德善、邓宝善在这里身体力行，用其余生以传统中医骨伤康复为社会人员提供医疗服务。

克绍箕裘,踵武赓续。邓氏中医人在这片古老的土地上默默地守望着自己的健康家园,以专门工接骨医使玉山堂名闻乡里。

第四节 传承谱系

邓氏中医正骨疗法以家族传承为主,邓氏族谱:关(官)、良、定、国、天、颜(燕)、善,朝(廷、龙)、立(雪、元)、太、玉、胥、相、关

第一代	邓 关(官)	男	清·乾嘉年间	
第二代—第四代			姓名,生卒不详	
第五代	邓天福	男	生卒不详　邓一手　著行　称茂乡邦	
第六代	邓燕昇	男	1888—1952　勒之金石　播之声诗	
第七代	邓本善	男	1922—1995　正骨接实　心慈术狠	
第七代	邓德善	男	1930—1999　接骨疗伤　誉满河西	
第七代	邓宝善	男	1940—2009　薪火传承　享誉塞上	
第八代	司马义·买买提	男	1941—2012　新疆焉耆县民族接骨师	(邓本善徒弟)
第八代	邓廷虎	男	1945—2020　新疆农十三师火箭农场	(邓诚善子)
第八代	邓廷林	男	1952—　玉门市电力局退休干部	(邓德善长子)
第八代	邓廷禄	男	1959—　玉门市第二中学退休教师	(邓德善三子)
第八代	梁军龙	男	1956—　新疆乌苏县梁氏中医诊所负责人	(邓宝善徒弟)
第八代	邓朝义	男	1970—　玉门市邓朝义中西医诊所	(邓宝善长子)
第八代	邓朝智	男	1972—　玉门市邓朝义中西医诊所	(邓宝善次子)
第八代	邓朝信	男	1974—　玉门市邓朝义中西医诊所	(邓宝善三子)
第九代	邓明飞	男	1968—　新疆自治区中医院外科主任	(邓廷瑞长子)
第九代	邓雪莲	女	1970—　新疆和静县邓氏诊所负责人	(邓本善孙女)
第九代	邓雪峰	男	1980—　国网玉门市供电公司　干部	(邓廷林长子)
第九代	邓雪勇	男	1986—　武威市凉州区水务局　干部	(邓廷禄子)
第九代	梁 健	女	1986—　乌鲁木齐市友谊医院康复科	(梁军龙长女)
第九代	梁 斌	男	1989—　新疆医科大学附属医院针灸推拿科	(梁军龙长子)
第九代	肖 瑶	女	1996—　成都中医药大学研究生	(邓朝凤长女)
第九代	邓佰灵	女	2004—　甘肃中医药大学中西医临床本科	(邓朝智长女)
第九代	邓明元	男	2008—　在校学生	(邓朝信子)
第九代	邓新元	男	2010—　在校学生	(邓朝智长子)
第九代	邓文元	女	2010—　在校学生	(邓朝义女)
第十代	邓 阳	男	1991—　德国慕尼黑大学传染病研究所博士后	(邓龙恒孙)

第二章 颈椎病中医学术发掘

第一节 邓宝善治疗颈椎病的学术思想探讨

邓宝善是甘肃省"邓氏正骨"流派的第七代传承人,博览中医经典古籍,继承玉门邓氏正骨的精华,刻苦钻研与深入探讨骨伤科疾病的临床经验,毕生专注于接骨疗伤。主持百年老字号"玉山堂"门诊工作半个多世纪,为推动邓氏中医正骨疗法的发展做出了显著贡献。治疗颈椎病方面有自己独到的见解,采用"病多气滞"的理念来分析颈椎病病因,提出"中气伤"理论,完善了颈椎病的中医辨证体系,通过中西医结合、内外兼治从气血平衡理论,动静结合的理念来治疗疾病,取得了满意的临床疗效。

现将邓老关于治疗颈椎病学术思想报告如下。

一、颈椎病的辨证体系

颈椎病是由于颈椎间盘的自身退变或继发改变导致神经根、脊髓、交感神经、椎动脉等组织受刺激或压迫而引起的一系列临床症状。是中老年人的常见病和多发病,发病率男性多于女性,据调查,我国颈椎病的发病率为7%~10%,其中50岁以上人群发病率高达25%左右。祖国医学对此疾病早有认识,属于"项强""痿症""痹症""眩晕"等范畴。随着现在社会科技的进步,冰箱、空调的普遍使用,加上电子产品对人们工作方式和生活节奏的改变,慢性的劳损及遭受风寒湿邪机会的增多,故颈椎病的发病率不断增加,并且发病年龄越来越小。邓老认为颈椎病是自身的退变加上姿势性劳损及感受风寒湿外邪后出现疼痛异常感觉增重等一系列综合征,有虚实和缓急之分。正邪交织,必有偏重,常有痰湿、气滞、气虚、虚劳、正气不足等病因,结合辨证与辨病,形成"急者治标,缓者治本,中西结合,临证三辨,标本兼治"的学术思想。以脏腑、气血、经络理论为指导,病多气滞等学说,指导治疗颈椎病的中医辨证理论体系,在临床治疗上获得满意的疗效。

二、颈椎病的病因病机

颈椎病属于"痹症"范畴,与风寒湿三气有密切的关系,"风寒湿三气杂至,合而为痹也,其风气盛者为行痹,寒气盛者为痛痹,湿气盛者为着痹"(《素问·痹论》)。说明风寒湿邪是颈椎病的病因之一,中医认为风邪为百病之长,常兼其他邪气合而伤人,为外邪致病的先导；寒邪具有凝结、收引特性，寒邪入侵，容易出现经脉闭阻，气血津液凝结，不通则痛，或经络、筋脉收缩拘急而痛；湿邪具有黏滞、重浊特性，滞留脏腑导致脏腑气机升降失调，经络阻滞，不通则痛，有因湿邪胶着难解，故病程长，反复发作，缠绵难愈。因此风寒湿邪入侵，邪气滞留颈部，关节、肌肉、经脉闭阻，不通则痛引发颈椎病。

痰饮为人体水液代谢障碍的病理产物，滞留颈部经络、筋脉，阻滞气血津液的运行，出现气血运行不畅，导致颈肩部疼痛麻木等颈椎病的症状，痰饮蒙蔽清窍，出现头晕目眩，"无痰则不作眩"（《丹溪心法·头眩》）指出痰饮容易诱发椎动脉型颈椎病。瘀血是人体内血液停滞的病理产物，它停于颈部，阻滞气机的运行，形成血瘀气滞，气滞又加重血瘀，导致恶性循环，久之形成颈椎病。瘀血阻滞长久出现血脉运行不畅，不能濡养肢体经脉，导致肢体软弱无力，甚至萎废出现脊髓型颈椎病的发生，血脉的不畅通导致髓海失聪引起头痛、眩晕出现椎动脉型颈椎病的症状发生。

综上所述，颈椎病的病位在肌肉、筋骨，不管是风寒湿邪，还是痰饮、血瘀病因，最终导致脏腑气机的失调、经脉气血的闭阻。而邓老认为颈椎病多气滞，不管病因或病果，气滞是主要矛盾方面，气滞导致气、血、津液在病灶部位聚集，引发经络、脏腑浊气不降而呕吐，头目眩晕；亡血过多，气血双亏而头晕目眩；颈椎病之眩晕因颈椎生理弓变强直，影响椎动脉的血运供应而产生眩晕。应以杞菊地黄汤为主，配合卧床垫枕水平颈椎牵引，纠正颈椎病生理弓，伴呕吐者，与六君子汤复方加减为宜。气血阻滞，气滞痛，痛传肩臂是气窜筋之症，古籍记载"痛位渐增谓传痛，痛如虫行谓曰移，左右传递痛谓之换，痛上连下曰牵及"。邓老根据中西医结合理论知识，把颈椎病分为肿胀迫涉神经根（风寒湿型）、扭项激惹神经根（气滞血瘀型）、椎间盘突出压迫神经根（肝肾亏虚型）和眩晕症颈椎病（中气伤型）。从气滞的角度分析病因、病机及治疗方案，可以获得满意的临床疗效。

三、颈椎病的治则

(一) 从风寒湿痹症论治

颈椎病多为中老年患病，有颈椎退行性改变，加上长期的姿势不良，除自身正气不足、肝肾亏虚外，风寒湿邪乘虚而入，导致气血经络阻滞而诱发气滞痛。邓老以补益肝肾为主，配上驱邪外出、增强免疫力的药物为辅，以养血柔筋汤为基础方剂，对于风邪偏盛者可适量加上独活、羌活、秦艽等，对于寒邪偏盛者可配制附子、干姜等，湿邪偏盛者配木瓜、防己等，手指麻木重者加桑枝、桂枝，伴瘀血症状可加红花、桃仁、没药等，气血虚弱配熟地、黄芪等。

(二) 从气滞血瘀论治

当外伤、劳损、退变患者有过大或过猛的扭项活动，会使从颈部发出的神经根水肿或神经根贴近周围组织水肿，涉及神经根及周围水肿。邓老认为血瘀可导致气滞之挛痛，则是"瘀血之下必有气伏"，即触动伤处有肌肉挛痛，反之，"气滞之后必有瘀血"，气滞与瘀血症可相互促进，难分难离。应以"益气化瘀、调和气血"为理论指导，益气化瘀、消肿理气止痛为基本法则，可以"防治结合、标本兼顾"的原则，在配合中药汤剂的基础上，配合少量激素消肿，口服维生素 B_1 抗神经根炎症，中西医结合综合治疗为颈椎病非手术治疗提供新的思路和方法。

（三）从中气伤论治

《医宗金鉴》中提到："有因服讨伐之剂太过，中气受伤，以致眩晕；有因亡血过多，以致眩晕者，如兼腹胀呕吐，宜用六君子汤；兼发热作渴不思饮食者，宜十全大补汤。"根据病多气滞的理论，邓老认为中气受伤，清气不升、浊气不降而呕吐、头目眩晕；亡血过多，气血双亏而头晕目眩，颈椎病之眩晕因颈椎生理弓变强直，影响椎动脉的血运供应而产生。治疗应以杞菊地黄汤为主，配合卧床垫枕水平颈椎牵引，纠正颈椎生理弓，伴呕吐者，予六君子汤复方加减为宜。

（四）从中西医结合，标本兼治论治

颈椎的生物力学稳定性有椎体、椎间盘及与之相连韧带结构内源性结构来维持颈椎静力平衡和颈部肌群维持的外源性颈椎动力平衡。当任何环节遭受破坏，可造成颈椎力学稳定失衡，如退变、肌肉劳损可引起颈椎力学稳定失衡引起颈椎病的发生，颈椎周围软组织尤其是颈伸肌群与颈椎病的发生密切相关。邓老认为骨不正则筋不顺，治疗过程中需要筋骨并重。通过正骨理筋手法来缓解局部痉挛的肌肉，恢复颈椎的动静力量的平衡，整复小关节紊乱，促进局部血液循环，恢复正常的"骨合缝，筋纳槽"的结构。维持和恢复颈椎正常的生理曲度是治疗该病的基础，邓老通过颈椎牵引改善颈椎生理曲度，对于颈椎中上段病变，采用颈椎牵引重量为3~5kg，前屈角小于10°；颈椎下端病变，牵引重量为4~6kg，前屈角度为15°~30°。颈椎病急性期采用西药消肿，卧床休息，配合颈椎牵引，缓解期配合正骨理筋手法，临证三辨，根据症型配中药汤剂治疗取得良好的临床疗效。

（五）从调和气血、动静结合论治

气血是人身之至宝，气血紊乱是病邪致病的总纲。气血平衡，则机体安，气血失衡，则疾患生。人体是一个有机的整体，局部的病变可影响脏腑功能情况，导致气血运行的紊乱，骨伤科疾病的核心就是调整气血的平衡。气属阳，主煦之，主动；血属阴，主濡之，主静。气血是人体活动的物质基础，气为血之帅，气能生血，气能行血，气能摄血；血为气之母，血能生气，血能载气。气中有血，血中有气，二者相互依存，不可分离。《素问·调经论》曰："气血不和，百病乃变化而生。"气血平衡则泰，气血失衡则疾。它是疾病的主要病机，调和气血是治疗疾病的基本法则。邓老认为对于颈椎病患者，通过调理气血的平和，增强机体抵抗力，不仅避免风寒湿外邪的入侵，而且避免机体产生痰饮、瘀血内因的发生来防治疾病。而动静结合即动中有静、静中有动，两者对立与统一，把必要的暂时制动限制在最短时间和最小范围内，把无限的适度的活动贯穿骨伤科整个疾病的治疗过程中。"流水不腐，户枢不蠹，动也；形不动则精不流，精不流则气郁。"（《吕氏春秋》）说明运动方法能够治疗人体筋脉弛缓，萎软无力的疾病。邓老认为对于颈椎病早期采用暂时静即颈椎牵引，给予暂时制动来缓解病情，后期长期的动即坚持做颈椎保健操来预防该疾病的

再次发生。

四、颈椎病的治疗方法

邓老在临床治疗颈椎病时重视中药治疗，擅长手法治疗，注重功能锻炼。其"稳准深透、力达病所"的正骨手法和独到的辨证用药对颈椎病的治疗效果显著。总结如下，以飨同道。

(一)重视中药治疗

邓老认为，颈椎病是人体营卫气血、脏腑经络功能失调的结果。根据颈椎病的不同病机、主证及特点，邓老把颈椎病分为三型即眩晕型、痹阻型、瘫痪型进行论治。

1. 眩晕型

风邪阻络者，治宜祛风止眩，方用自拟刺蒺防风汤，其药物组成：蒺藜12g，防风15g，蔓荆子15g，钩藤12g，天麻15g，茯苓12g，法半夏10g，泽泻10g。痰浊中阻者，治宜除湿化痰，方用半夏白术天麻汤，其药物组成：半夏15g，天麻10g，白术12g，陈皮12g，茯苓10g，生姜10g，大枣10g，甘草8g。

2. 痹阻型

该型主要是由于患者素体虚弱，正气不足，腠理不密，卫外不固，复因久居湿地，涉水冒雨，气候剧变，冷热交错，汗出当风等，引起风寒湿邪乘虚侵入，注于经络、肌肉、关节，致使气血不畅，经脉阻塞而成。治宜祛风除湿、行气活血，方用蠲痹汤，其药物组成：羌活12g，姜黄12g，当归6g，赤芍9g，黄芪15g，防风10g，炙甘草6g，生姜6g。项背痛甚者加葛根12g、威灵仙10g；头痛甚者加白芷12g、藁本12g；肌肉发硬者加白芍15g、防己10g、木瓜10g；肢体沉重者加苍术12g、鹿衔草12g；手麻者加天麻10g、威灵仙10g、海桐皮12g。

3. 瘫痪型

治宜祛瘀通络、活血养筋，方用自拟活血通络汤，其药物组成：丹参15g，桃仁12g，当归10g，川芎8g，葛根12g，鸡血藤15g，黄芪20g，地龙10g，土鳖虫10g。

邓老认为该病大多起病缓慢，病情反复缠绵日久，根据中医"久病入络"的理论，多数患者兼有瘀阻，故其方中多有益气化瘀、活血通络的中药，以使经脉通而利关节、瘀血除而痛自消。另外，邓老对颈椎病的分型不同于以往的医家以证候来分型，其主要从疾病的症状、临床表现来分型，此种分型方法有利于辨证施治、针对性用药、确定治疗重点，更能做到药随症变、中病即止。

(二)擅长手法治疗

在治疗颈椎病的方法中，手法治疗占有极其重要的地位，其特点是应用手法的不同方式，施用不同方位的力，作用于不同部位的肌群、筋腱，在肌体外进行"外平衡"调节，解除各种临床症状。邓老治疗颈椎病的手法分为基础手法和加减手法。

1. 基础手法

①患者取坐位，颈肩部肌肉放松；术者用拇指指腹对患者颈椎棘突及其两旁进行揉法、分筋、理筋治法，从枕部至大椎反复进行数遍。②对颈三角部施以轻手法按揉、分筋理筋手法，尤其是肌腱韧带附着处以及肿胀、压痛点处重点按揉，从头至双侧肩井穴处反复数遍。③用拇指与其余四指拿揉双侧冈上肌、三角肌、斜方肌、大小圆肌、菱形肌、颈椎棘突两旁项肌10余遍。④用轻柔捏、拿手法放松胸锁乳突肌，双侧数遍。⑤用拇指指腹揉拨双侧肩胛骨内侧缘的菱形肌、小圆肌、大圆肌10余次。⑥用指腹点颤风府、风池、大椎、天宗、肩井、缺盆、曲池、列缺、合谷、内关、外关等穴。

2. 加减手法

①颈肩痛甚，颈部活动受限者，可弹双侧斜方肌外缘，力度以弹起为度，不可过大。②伴有头痛、头晕、耳鸣、视力下降、恶心、肢软乏力者，可采用刮眉棱骨法，即用中指指腹沿眼眶自攒竹穴，经鱼腰穴推至丝竹空穴；点印堂、太阳、头维、神庭、百会、四神聪、脑户、听宫、听会等穴；用指叩法沿督脉、膀胱经从前至后叩击头部数遍。③若颈椎棘突偏歪即颈椎旋转移位可采用定点旋转扳法，其操作方法为：以颈椎向左移位为例，患者坐于矮凳上，术者先用右前臂托住患者下颌骨体部，向上稳妥牵引颈椎，使颈椎失稳；然后向右稍做旋转（45°左右），左手拇指同时向右推压患椎椎板，常可听到弹响声。

邓老的这套手法具有稳准深透、力达病所的特点，其在施用这组手法时特别强调指法的应用，特别是大拇指。其意有二：一是拇指接触面小，压强大，作用力易于深透，且能深入至颈部细小肌肉间隙间进行治疗，力达病所，从而使治疗部位针对性更强；二是由于拇指罗纹面感觉灵敏，因此在治疗时可感知到肌肉、筋膜、韧带和骨关节细小变化，并根据这些变化确定治疗重点、调整治疗方法，做到法随证变、重点突出。此外，邓老认为颈椎病的疼痛不仅与局部的病变有关，还与其周围相关联的肌肉、筋膜、韧带的牵拉、粘连刺激有关，因此治疗时除了局部病灶进行按摩外，还需对这些关联组织进行揉拨、提拉疏理；有时因局部病灶症状严重，不宜直接施以按摩，揉拨疏理这些周围相关联的组织反而效果更显著，这充分体现了整体观念。

邓老这套治疗颈椎病的手法特点是在调节经气的基础上，将颈部推拿和头部推拿有机结合，相辅相成，增强疗效。颈部推拿主要针对颈椎外源性稳定失衡之本，以滚、揉、拿法作用于颈椎棘突及其两旁，可以活血、舒筋、解挛，舒理颈部经脉，调节颈部诸经筋脉失和，缓解颈部肌肉的牵拉和神经根的激惹，从而减轻症状。头部推拿主要针对外邪之标，重在清利头目，改善头昏、头痛症状；揉拨、捏弹分筋法主要是针对该病的病机关键——软组织粘连，通过牵拉粘连组织，由浅至深，逐层松解粘连，调节气机升降，从而使筋脉通畅，气血调和。颈部扳法主要是针对颈椎筋失其和、骨失其位而施行的，通过扳法使颈椎筋骨复槽，经脉顺畅。总之，诸手法合用，攻补兼施，标本同治，重在治标，充分体现了其注重整体、辨证施治、简洁实用的学术特点。

(三)注重功能锻炼

功能锻炼是通过肢体主动活动，锻炼肌肉、关节，辅助疾病康复的一种治疗方法，古代称为"导引"。邓老对颈椎功能锻炼十分重视，认为颈椎病的预防与自我管理非常重要，在一定程度上超过了治疗，而对颈椎病的预防和自我管理主要又体现在颈椎功能锻炼上。认为通过自我功能锻炼可以重新建立颈椎生物力学平衡，恢复正常颈椎解剖结构，使颈椎更加稳定；通过恢复颈椎周围肌肉张力，剥脱一些局部肌肉的粘连；加强前后纵韧带的张力，使椎间盘有回纳的趋势，从而来防治颈椎病的发生和发展。邓老对现在电视上或一些医生给患者推荐的做"米"字操、头部写繁体"鳳"字的动作不是很赞成，他认为这是对患者的一种误导。这是因为颈椎病患者本身颈椎的生物力学平衡已被打破，正常解剖结构已被破坏，如果每天再左右旋转颈椎，无疑是增加颈椎的损伤，加重病情的变化；而且较多的头部旋转动作不论是顺或逆时针方向，均使颈项肌处于松弛状态，可使骨间软组织遭受进一步损伤，平衡进一步破坏，在恢复颈椎活动的同时，可能以进一步破坏平衡为代价，甚至加重病情。邓老认为，合理的颈椎肌肉功能锻炼能安全有效地恢复颈椎外源性稳定，即肌肉的动力平衡，保持或增强肌肉与颈椎关节韧带的代谢，从而可以稳定颈椎的平衡；在治疗中必须注重颈椎的相对制动，锻炼动作宜在颈项肌肉紧张状态下进行，动作不可过快。他提倡颈肩背后伸功能锻炼，其锻炼方法为"飞燕点水"：患者取俯卧位，双上肢后伸，头、颈、肩部以及双侧下肢并拢后伸，持续3~5s后再做下一组。此功能锻炼可以增加颈后部肌肉的力量，提高颈椎的稳定性，有助于恢复颈部肌力平衡，延缓颈椎退变。但是，锻炼时应注意以下事项：①适可而止，过犹不及；②动静结合，主动为主；③循序渐进，贵在坚持。另外，邓老还嘱咐患者在日常生活中应注意以下预防调护：①工作、生活中要保持良好的坐、站姿；②枕头不宜过高或过低，以自己拳头高度为准；③切忌平日经常摇晃颈椎。

邓老之所以如此注重功能锻炼，是因为他认为颈椎病既是一种常见病，又是一种治疗起来较为棘手的疾病，与其让患者在发病时痛苦万分，在治病中耗时费钱，不如在平时就通过自身的功能锻炼来预防患病，做到防患于未然。正如《素问·八正神明论》云："上工救其萌芽……下工救其已成。"《医学源流论·表里上下论》云："善医者，知病势之盛而必传也，预为之防，无使结聚，无使泛滥，无使并合，此上工治未病之说也。"

五、体会

由于科技的进步，人们生活习惯的改变，颈椎病的发病率不断增加，并呈年轻化趋势，该疾病越来越受到重视，治疗方法多样化。总结邓老对该疾病治疗经验，对于颈椎病患者采用"病多气滞"的理念来分析颈椎病病因，提出"中气伤"理论，完善了颈椎病的中医辨证体系。从调和气血、标本兼治、中西医结合的治疗方法，在临床上治疗颈椎病时重视中草药治疗，擅长手法治疗，按照动静结合的理念指导患者进行后期的功能锻炼，对颈椎病的治疗效果显著。

第二节　邓氏正骨手法治疗神经根型颈椎病

神经根型颈椎病是颈椎病中最常见的类型，占颈椎病的 42%~60%，患者主要表现为受累神经根所支配区域的疼痛、麻木和功能障碍，严重影响日常工作和生活。对于该类型颈椎病的治疗目前主要以非手术治疗为主，其中手法干预疗效确切，应用广泛。我们在继承传统邓氏正骨手法的基础上，结合现代医学理念，探索出针对神经根型颈椎病的特色手法。

一、诊断标准

参照第三届全国颈椎病专题座谈会确定的神经根型颈椎病诊断标准自拟诊断标准：①具有较典型的根性症状（麻木、疼痛），且范围与颈脊神经所支配区域一致；②椎间孔挤压试验或臂丛神经牵拉试验阳性；③X 线片示颈椎曲度变直、反弓，节段性不稳或椎体钩椎关节骨质增生，颈椎间隙狭窄，椎间孔变小，棘突偏歪，椎体滑移等改变；MRI 示颈椎增生、椎间盘突出等。

二、临床治疗

采用邓氏手法治疗：①患者俯卧，术者以一指禅推法、滚法和按揉法在颈项、肩及上背部常规操作 10min；②患者仰卧，术者站于其头端，双手重叠置于患者颈下，自 C_3、C_4 椎体下将其颈部稍微托起拔伸，着力点位于棘突之间，持续 1min 以上，重复 5 次；③术者以食、中、环三指指腹着力，自下而上沿督脉和两侧膀胱经颈段平推，两手协同，交替进行，每条线各 6 次；④以中指指腹着力，以中等强度力量沿项韧带及其两侧自下而上弹拨，双手交替进行，重复 5 次；⑤以中等强度力量勾揉风池穴、风府穴、阿是穴，按揉肩井穴，每穴 2min；⑥在拔伸状态下左右旋转颈椎至极限位（约 45°），不做扳法，重复 5 次；⑦自颈根部将颈椎微微向上托起，双手一边拔伸一边向发际滑移，重复 5 次；⑧患者坐位，采用非定点旋扳法调整颈椎，左右各 1 次。邓氏手法治疗每周 2 次，共治疗 4 周。

三、讨论

我们采用的邓氏正骨手法是根据中医学"骨错缝、筋出槽"理论发展起来的手法。"骨缝"是指骨关节的正常间隙，自古以来在中医骨伤科疾病的检查中就被人们所重视，如《仙授理伤续断秘方》中就有"凡左右损处，只需相度骨缝，仔细捻捺、忖度，便见大概"的论述。《素问·五藏生成》中对"筋"的描述为"诸筋者皆属于节"，可以看出中医学中的"筋"是指连接骨关节的组织，如关节囊、滑囊、肌腱、韧带、软骨和椎间盘等。筋、骨紧密相连，通过筋的"束骨"作用，维系着骨关节及其与周围组织的正常解剖关系，保证生理范围内各种功能活动的正常完成。当骨关节之间的正常位置或间隙发生改变时就形成了"骨错缝"，如《医宗金鉴·正骨心法要旨》就有"骨节间微有错落不合缝者"的记载。"筋出槽"是指筋的形态结构、空间位置或功能状态发生了异常改变，可表现为筋强、筋歪、筋断、筋走等多种形式。临床上"骨错缝、筋出槽"可发生于任何关节，脊柱则是其好发部位之一。《医宗金鉴·正骨心法要旨》曰："背骨，自后身大椎骨以下，腰以上之通称也。先受风寒，后被跌打损伤者，瘀聚凝结，若脊筋隆起，骨缝必错。"清代钱秀昌在其《伤科补要》中对背脊骨伤的论述如下："若骨缝叠出，俯仰不能，疼痛难忍，腰筋僵硬。"对于"骨错缝、筋出槽"的治疗，《医宗金鉴》指出："手法者，正骨之首务，当先揉筋，令其和软，再按其骨，徐徐合缝，背膂始直。"《伤科补要》也指出："轻者仅伤筋肉易治，重则骨缝参差难治，先以手轻轻搓摩，令其骨合筋舒。"可以看出，手法是治疗"骨错缝、筋出槽"的首选方法。

在长期的医疗实践中，邓氏手法治疗神经根型颈椎病的疗效优于常规非手术方法，这可能与其作用特点有关。既往研究显示，邓氏手法中的拔伸类手法和旋转类手法可以调节颈肌、韧带和关节囊及椎间盘的过度张力和负荷，尤其是在顺应颈椎曲度的前提下，利用头部自身重力拔伸牵引颈椎，可促进小关节面之间的相对滑动，有利于减轻椎间盘和小关节内的异常应力负荷。常规非手术方法疗效相对较差，也可能与其治疗的作用点不确定有关。

第三章　颈椎病中医学术创新

　　一些颈椎病、伤可有肩部或上肢放射痛或感应痛，而一些肩与上肢疾患也可感应痛至颈部；故在我国常将颈痛和肩痛一起叙述，称为颈肩痛。实际，各有各的内容，不可混为一谈。

　　颈椎病一词1948年由神经科专家布莱恩和保尔·约翰提出。由于当时对其病因、病理不甚明了，故将一组由颈椎疾患引起的临床征象称为颈椎病。实际，这组颈椎疾患是由颈椎间盘退行性变或突出及其继发的骨、关节、软组织的病理变化所组成。笔者认为这一病名很不合理，应予商讨和修改，理由如下：①经过几十年的临床实践，业已证实所谓颈椎病是颈椎间盘的退变或突出及其继发病变，尤其下颈段。同样病变发生在下腰段者，则明确命名为腰椎间盘变性或突出，再多称为腰椎间盘综合征，而非腰椎病。时至21世纪，实无理由再沿用当初不明病理的病名。颈椎病一词应随之改正，或按其病理而命名，或通称为颈椎间盘综合征，但须冠以上颈段或下颈段。②由于解剖关系，上颈段和下颈段疾患的临床表现截然不同。上颈段（颈$_{1～4}$）的脊神经组成枕大、枕小神经，颈丛神经和膈神经，而下颈段（颈$_5$~胸$_1$）的脊神经组成臂丛神经。二者发病后的神经症状完全不同，现用的颈椎病一词实际上指的是下颈段椎间盘综合征。基于此，应明确分清上、下颈段的病变。但是由于改变任何病名都须慎重、统一，故在未获学会讨论、同意前，本文仍用颈椎病一词。

第一节　颈椎病发病因素的流行病学研究概况

　　颈椎病（Cervical spondylosis）又称颈部综合征（Cervical syndrome），也称颈椎综合征，可以引起肩臂痛或眩晕、瘫痪等各种症状，但以肩臂痛占大多数，故亦称为颈臂综合征。

　　颈椎病被认识的历史并不长，1948年Brain和Ball提出将颈椎骨质增生、颈椎间盘退行性改变及其所引起的临床症状，综合起来称之为颈椎病，即颈椎椎间盘组织退行性改变及其继发病理改变累及周围组织结构（神经根、脊髓、椎动脉、交感神经等）并出现相应临床表现者。随着人类平均寿命的延长，社会老龄化及劳动方式的改变，屈颈次数的增加，加之交通事故的增多等，颈椎病的发病率较前有明显的提高，已成为影响青、中、老年人的常见病、多发病。颈椎病发病因素的流行病学研究较晚，至今进行的大部分仍属描述性流行病学研究，以及在此基础上的分析性或实验性研究，而病因学的研究在临床医学中是诊断、预防和治疗疾病的基础。因此，开展对颈椎病病因学的研究具有十分重要的意义。

一、颈椎病发病因素五种学说

目前颈椎病的病因及发病机制尚未完全明确，通过对国内外有关文献资料的复习整理，将颈椎病的发病因素归纳为颈椎退变、慢性劳损、畸形合并外伤、咽喉颈部感染及有关疾病相关性五种学说。分述如下。

(一)颈椎退变学说

1. 年龄因素。目前较一致的观点认为颈椎病是中年人以上的一种多发病，40~60岁为高发年龄，60岁以后有自愈倾向。大量报告支持此观点，即颈椎病的患病率随年龄增长而升高。但上升后的趋势有两种意见，一是认为仍持续上升，Irvine的结果显示70岁以上患病率为100%，曹英山等也认为年龄与患病率呈近似直线增高。另一观点认为50岁前后颈椎病形成高峰，其后有一定程度的下降，并且发现在60岁以上的调查对象中，分别有相当比例的病人(35/79，10/21)症状体征消失。青年颈椎病有增多趋势。姚宝祥等通过对384例颈椎病调查，发现30岁以下者47例，占12%，指出发病急骤、颈痛剧烈是其主要临床症状，颈椎发育因素、损伤及感染是主要病因，而颈椎退行性病变并不明显。

2. 性别因素。关于性别对颈椎病患者影响，各家调查结果不一。刘岩和Irvine的调查结果是男性明显高于女性。Miller对600具尸体椎间盘退变X线表现测量也证实男性椎间盘退变早于女性。胡嘉彦等则报告男女患病率差别无显著性；而更多学者的调查是女性高于男性。

3. 地理环境因素。曹英山等调查西宁地区918例成人，临床患病率13.72%，X线诊断患病率50%，这高于国内外文献颈椎病10%的患病率报告，认为与西宁地区海拔较高、空气稀薄、大气压较低、氧分压低、气候寒冷干燥、昼夜温差大、紫外线较强等恶劣的地理条件和自然环境对颈部的影响有关。Irvine对西欧一煤矿职工调查，患病率58.53%。王拥军曾对淮北地区两煤矿1060名职工(井上420名，井下640名)抽样调查，结果颈椎病患病率井上28例(6.67%)，井下71例(11.09%)，$\chi^2=4.91$，$P<0.05$，说明煤矿井下工人长期处于风寒湿较重的环境下，加之坡多路滑，颈肌长期处于痉挛状态或受外伤机会增加，导致其患病率上升。

4. 骨赘因素。骨质增生是病因还是病理产物，目前尚无定论。一般认为骨赘是椎体退行性变和适应运动负荷过程中的代偿结果，对维持颈椎静力性平衡起一定作用。张进禄等调查127例，因骨质增生被放射科诊断为颈椎病者51例，但临床检查无一例有典型颈椎病的症状体征。说明骨质增生是否导致颈椎病，主要在于有无临床症状体征。

5. 个体差异及遗传因素。胡嘉彦等对 702 名（颈椎病 148 名）身长、项长、颈围进行测量，对 362 名（颈椎病 35 名）身长、项长、颈围测量，统计学处理 t>2.5，说明颈部长短、粗细、身体高矮与是否发生颈椎病无关。Palmer 对 23 对孪生兄妹颈椎退变研究指出，孪生兄妹颈椎形态非常相似，退变的方式和结果也相近，说明颈椎病可能与遗传有关。

6. 生活饮食习惯。有研究发现高枕睡眠组一般在 5 年后出现颈椎病，且患病率明显高于对照组（统计学上有显著性）。头顶重物的朝鲜族妇女颈椎病患病率高 4 倍。胡嘉彦等的调查认为睡眠体位与颈椎病患病率之间无关（χ^2=3.305 1，P>0.05），但饮酒者（每天 100g 白酒，连续 1 年以上者作统计）患病率高于非饮酒者（χ^2=24.992 0，P<0.05）。章明等对 28 例临床发作期颈椎病、18 例缓解期颈椎病、14 例正常人头发微量元素（Zn、Cu、Fe）测定，结果显示临床发作期者 Fe 含量明显低于缓解期者和正常人（P<0.01 及 P<0.25），并进行单变量分析和总体相对危险度计算，推断发现 Fe 低（< 32μg·g^{-1}）可能是颈椎病临床发病的危险因素，说明不良饮食习惯致缺铁性贫血也应引起注意。

(二)慢性劳损学说

1. 职业因素。目前讨论较多的是长期低头伏案工作人群和重体力劳动人群。长期低头工作几乎公认是引起慢性劳损最直接的病因，因为低头伏案致颈肌痉挛，久之颈肌力减弱使动力平衡破坏而影响静力平衡。Jackson 通过对 8000 例颈椎病的临床观察，指出长期低头伏案工作人群好发颈椎病。朱凤华等调查会计、编辑、行管等长期低头工作者 430 人，患病率 20.4%，对照组是站立工作营业员 308 人，患病率 13.96%，χ^2=5.2，P<0.05。邱云峰对 514 例教师的调查也支持这一观点。朱启星采用颈椎病患病率寿命表对 509 名金融系统伏案工作职员及 240 名作为对照的工人进行颈椎病患病率调查，用个体累计低头工作时间（$\sum_{MT}$）的方法，结果调查组人均每天低头工作时间 5.38h，颈椎病患病率 17.88%；对照组每天低头工作时间小于 1h，患病率 5.00%，P<0.01，RR=3.58；$\sum_{MT}$ 对数值与颈椎病患病率概率间存在高度直线相关（r=0.935 9，P<0.001）。占磊等采用低头指数对某医科大学 658 名教职工进行颈椎病危险因素分析，单因素分析 χ^2=12.866，OR=1.209 7，P<0.01，说明颈椎病的发病率随低头指数升高而增加。至于重体力劳动因素，Irvine 及 Relen 的调查支持，但胡嘉彦、曹英山的病因调查则显示与之无关。

2. 全身及局部振动因素。国外学者对全身振动和伴有强制坐位因素联合作用致脊柱退行性变进行多次讨论和调查，指出全身振动加之不合适的座椅、起动和急刹车是脊柱退行性变的主要原因。国内学者对全身振动造成腰椎损害研究较深入。至于局部振动对颈椎的损害，袁暗等调查了 75 名男性井下煤矿电钻工人，并以 75 名男性装煤工为对照组，经对数线性模型分析，接振组颈椎唇样增生率明显高于对照组（P>0）。振动导致椎间盘退变及颈肌劳损愈来愈受学者们的重视，Holt 研究证实振动可导致动物肌组织及椎间盘缺氧、氧硫转运障碍、乳酸浓度升高，提示振动与退变、劳损的因果关系。斋藤和雄的研究证实，油锯工接触振动时间是影响颈椎 X 线改变的主要因素，而年龄是混杂因素。

(三)畸形合并外伤学说

1. 先后天畸形。潘之清分析了 64 例各类颈椎先天性畸形,其中 5 例颈椎隐裂在 25~58 岁时发生颈椎病,5 例颈椎椎体融合及 4 例颅底凹陷症均合并颈椎病;50 例颈肋、第 7 颈椎横突肥大患者中,42 例合并颈椎病,并认为主要因为平衡失调及运动点移动所致。王秋泰测量 100 例脊髓型颈椎病患者 X 线片,有 40 例伴有发育性颈椎椎管狭窄。Payne 等调查颈椎病瘫痪者也支持此看法。杨阳明取 109 套无增生或轻度增生的成人颈椎,椎管矢状径平均 12.5~13.6mm,正常值下限为 11.67mm,男女差别 0.5mm;杨克勤测 102 例正常国人干燥颈椎骨(C_{3-4})椎管前后径,男平均 16.2mm,女平均 14.9mm,总平均 15.5mm。党耕町认为,发育性椎管狭窄是颈椎病重要的发病因素之一,国人的颈椎椎管发育状况尚缺乏客观的流行病学研究。目前其定义是:椎管中矢径与椎体中矢径的比值≤0.75 为发育性椎管狭窄,出现相应的脊髓受累症状者为发育性椎管狭窄症。

2. 头颈外伤因素。国外资料有创伤性颈椎病及创伤后颈脑综合征等术语。Jackson 报告在 8000 例颈椎病中,外伤(多属车祸)占 90%,而 William 报告颈椎病患者中有外伤史者在 10%~35%之间,外因起着基本的作用。Irvine 则指出在 31~39 岁年龄组受外伤因素影响较明显,40 岁以上因外伤因素被老年退变优势所掩盖。国内赵定麟、曹英山、吴毅文的调查均显示颈椎病外伤者比不曾有过颈部外伤者患病率为高。赵定麟对颈椎病 100 例手术者及 100 例非手术者进行调查,施术者 62 例有头颈或臀部外伤,非手术者 71 例有外伤,从受伤到出现症状,间隔期自伤后立即出现到 5 年不等,并指出一般头颈部外伤引起并加速颈椎间盘退变,且可破坏颈椎原有的平衡,促进血管病理性改变,加速椎间盘退变后继发性改变进程。所以认为外伤既是颈椎病发生的主要因素之一,又是加速病情恶化的主要原因。

3. 畸形合并外伤。邓昌报告 11 例创伤性颈椎病多合并发育性颈椎管狭窄症。孙静宜认为头颈部外伤导致颈椎骨间不稳定使发育性颈椎狭窄的椎管内压力变化剧增,调查 400 例外伤引起的各种类型颈椎病患者,有 152 例合并椎管狭窄症,占 38%。赵定麟认为椎管矢状径与颈椎病的发生及症状轻重有直接关系,按外伤后颈椎病症状出现的时间分四型:其中急发型(伤后 1 周内)36 例有 29 例椎管矢状径<12mm,占 80%;早发型(伤后 6 个月至 1 年)26 例仅有 5 例,占 19%;而迟发型(1 年以上发病)43 例未发现矢状径<12mm 者,这充分说明头颈部外伤后颈椎椎管矢状径大小与颈椎病发病时间长短成正比,与发病率高低有密切的相关性。

(四)颈、咽喉部感染学说

施杞教授临床研究证实颈椎病患者常有咽喉部急慢性炎症,经初步流行病学调查,痰瘀热结型颈椎病占 30%;并指出颈椎和咽喉解剖位置彼此密切相邻,咽喉部炎症沿淋巴、血管扩展到颈部关节囊,导致炎症充血,颈肌痉挛,继之关节脱钙,韧带松弛,破坏颈椎的稳定性。尤其是青年期颈椎病,几乎 100%有较重的咽喉炎,用益气化瘀清咽利湿法治疗,咽喉部不适治愈后,随之颈椎病症状也相应改善,说明两者有一定的联系。Khare 对

200 例颈椎病患者观察 1~4 年(平均 2.5 年),放射学发现与临床因素之间没有相关性基础,并发现寄生虫感染在多因素病因学调查中起重要作用,用驱虫剂治疗颈椎病比用传统治疗可收到更好的效果。Cailliet 认为分布于椎间盘的血管几乎在 20 岁以内即闭锁,此后它的营养依靠吸收和渗透作用供给;但 Yasuma 最新研究指出从 40 岁开始椎间盘中有外周血管的侵入,并被认为血管侵入是椎间盘退变的一种征象;对 600 例腰椎间盘突出外科手术病人椎间盘突出物的小血管进行观察,发现 101 例完全脱出的椎间盘中 57 例有小血管组织(56.4%),32 例不完全脱出有 12 例(37.5%),467 例膨出椎间盘有 53 例(11.3%),椎间盘上的小血管在尸体标本的分布也有存在。Mendel 进一步证实颈椎间盘有神经纤维和机械性刺激感受器存在。这些调查都说明咽喉部感染可刺激肌肉及椎间盘,最终导致颈椎病。

(五)有关疾病相关性学说

1. 肩周炎及肱骨外上髁炎。周明志认为颈肩周围软组织损伤与颈椎病有极密切关系,1125 例病人中,2/3 来源于长期伏案工作等急慢性损伤,1/3 有风寒侵袭史。指出无菌性炎症、酸性代谢产物、组织胺及激肽类物质刺激窦椎神经是引起颈肩痛的主要机制。李起鸿等报告 350 例颈椎病患者 83 例有肩周炎,并认为顽固性肱骨外上髁炎有 50%合并神经根型颈椎病。日本学者认为肩周炎是颈椎病的一种类型,120 例肩关节周围炎中同时发生颈椎病 107 人,约占 89.2%;并在两者相关性的机理上深入研究,指出椎间盘外层接受的刺激通过感觉神经从脊髓后角传出,突触通过脊髓前角支配肌肉,使肩胛骨周围诸肌收缩、痉挛终致肩凝。

2. 腰椎间盘突出症。早在 1964 年,Paul Ten 报告了几例腰椎间盘突出和颈椎病同时存在的病例;1966 年 Holt 发现在有坐骨神经痛的下腰痛病人中,50%在 6 年内会发生颈肩痛。Jacks 对 200 例需行颈椎手术的病人做回顾性分析,超过 31%的病人有腰椎间盘手术史,相当例数的病人有腰椎 X 线片或脊髓造影 X 线片异常,它包括 78 例腰椎间盘突出,8 例椎管狭窄。所做的两项调查研究估计颈椎与腰椎间盘疾病中同时存在一种自动免疫的基础,命名为抗原在神经体液和血清高免疫球蛋白的表现。国内苗磬华等对 271 例腰椎间盘突出者进行 1~20 年随访观察,发现 41 例出现颈椎病变,其中 35 例为颈椎病,6 例为颈椎间盘突出。

二、存在问题和展望

关于颈椎病病因的流行病学调查,国内外学者做了大量工作,对其中一些可能的致病因素有了一定程度的认识,在相当程度上推动了颈椎病机制的探讨及防治措施的改善。但仍存在一些有待解决的问题,仍须明确一些概念。

(一)诊断标准问题

目前各家报告中各种发病因素特别是性别、年龄、职业等方面分歧较大,不能相互比较和利用。一是因为没有说明各职业的年龄和(或)性别构成及不同性别的年龄构成;二是各家诊断标准不统一。对头颈部外伤的分度也存在分歧。1992 年第 2 届颈椎病专题座谈会制订的颈椎病各型诊断标准依然是目前相当一段时间内从事此项工作的金标准。当然颈椎病诊断标准国际化以便更好地交流合作也应提到议事日程。

(二)内外因问题

潘之清认为急性颈椎病外伤、慢性劳损、咽喉部感染是颈椎病致病因素的外因,而颈椎退变是普遍的内因,先天畸形是特殊的内因。一般说外因通过内因起作用,但内因离不开外因。

(三)发病因素与危险因素

林果为指出凡暴露于增加得某种疾病危险性的有关因素称危险因素。它的范围很广,如吸烟、尘埃、噪声、精神抑郁等都可以是颈椎病的危险因素,但并不一定是病因,它可与一种或几种决定因素粗伴随,从而间接影响疾病的结果。只有进行一系列临床流行病学研究,经统计学处理,才能确定某因素是否为颈椎病的病因。

(四)关于排除标准

急性颈椎间盘突出症已确认为一独立的疾病。但慢性颈椎间盘突出症是否划入颈椎病之中,目前仍未统一认识,在调查中须明确指出删除标准。调查设计中,关键问题是提高调查询问资料的质量,并把握好技术路线的设计,尽量避免偏倚;对已取得的资料分析时,怎样用合适的统计方法控制混杂因素。如上述资料中,性别构成问题、饮酒后头颈外伤发生率是否较非饮酒组高等,都需区分有无混杂因素。

总之,关于颈椎病病因学的研究,应从流行病学角度阐明慢性损伤、咽喉部感染的原理及发病年龄特点,并从临床和病理角度探讨颈源性脑病、心血管病、消化道疾病的相关原理,建立更科学的分型,这对今后这方面工作的开展有深远影响。笔者已对颈椎病的18类危险因素进行流行病学调查,相信这一工作会使颈椎病危险因素更加明确化。

第二节 病因病机与病理

一、内因

(一)先天畸形、颈椎隐裂、颈体融合、颈肋椎管狭窄等

各种先天性畸形虽出生时即已存在,但生后多无症状,一般到40岁以后发病。说明先天畸形引起颈椎病症状常与年龄、劳损、风寒等各种因素有关。例如先天性的骨性椎管狭窄,青年时代并无症状,中年以后继发骨质增生、黄韧带肥厚时,就诱发或加重了椎管狭窄的症状。

(二)肝肾亏虚,筋骨衰退

此为本病的重要原因。肾藏精,主骨。肝藏血,主筋。《素问·上古天真论》"五八肾气衰","七八肝气衰,筋不能动","身体重,行步不正",概括地叙述了随着年龄的增长,脏

气衰退，筋骨也会出现功能障碍，引起各种症状。颈部的筋骨也有同样的演变规律。

二、外因

(一)急性颈椎外伤

颈椎的外伤性轻度骨折、轻微移位及颈部的重要挫伤，可伴有颈椎间盘的损害及颈神经根的症状。

(二)慢性劳损

这是与长期从事某种职业有关的因素，例如刺绣、缝纫、誊写等长期低头工作时，可引起颈部关节囊、韧带等松弛乏力，从而加速颈椎的退行性变化而逐步发生症状。

(三)风寒湿邪

老年体虚、腠理空疏、气血衰少，筋骨失于濡养，风寒湿邪易于骤袭，痹阻经络，气滞血瘀，引起酸痛不仁等症。

(四)邻近部位的疮肿

如咽部的乳蛾、喉痛，颈后部的对口、偏对口等急性疮肿，热毒壅滞红肿作脓，可波及邻近的颈椎，引起小关节亦潮红、渗出、韧带松弛等变化，及由于疼痛使部分肌肉痉挛收缩，引起颈部疼痛、强直、斜颈，X线片可见颈椎半脱位等。

三、病机

(一)椎间盘退化

30岁以后纤维环弹力降低可产生裂隙，软骨板也有变性，特别是髓核的含水量减少，逐步弹性也减小，最后可致纤维化和钙化。整个椎间盘的退化，导致椎间盘变薄，X线片上可见到椎间隙狭窄。

(二)小关节改变

当椎间隙狭窄时，小关节所承受的力量因而增加，日久也可引起损害，使椎间孔相应变小。

(三)韧带改变

黄韧带在中年以后多有肥厚改变，显著肥厚时可使椎管变小，脊髓后方可受压迫。前纵韧带、后纵韧带因急性外伤或慢性劳损，也可有微小撕裂，继发纤维化或钙化，钙化影也可在X线片上显示。

(四)骨质增生

椎间隙狭窄、韧带损伤引起血肿钙化，小关节过度磨损等，均可引起骨质增生。骨质增生以颈$_{5,6}$为好发部位。骨刺既可发生症状，也有稳定的作用，这与骨质增生的部位有关。如颈椎侧后缘骨质增生时，可影响椎动脉的血流。

四、病理

颈间盘的退行性变及其继发病变是颈椎病的根本病变,故将病理分成原发和继发病变两部分叙述。

(一)原发病变

即椎间盘退变、突出、脱出等。

1. 髓核和纤维环失去水分：随着年龄的增长,颈椎间盘的老化始于髓核和纤维环的失水。髓核的黏液基质和纤维组织网逐渐为纤维组织和软骨细胞所代替,成为纤维软骨,失去其轴承和液压作用,加重纤维环的负担。纤维环失水后,弹性纤维变粗,发生透明变性,失去弹性,失去维持髓核于椎间盘中央的约束功能。

2. 纤维环的辗磨损伤和椎间盘的膨出、突出、脱出：由于髓核的含水量较纤维环多,髓核的失水也多,故头与颈的重量和活动逐渐由纤维环承担。由于颈的活动,纤维环受到辗磨的损伤而破裂,由小的裂隙而成大的裂隙,椎间盘随之而膨出、突出或脱出(图4-1)。

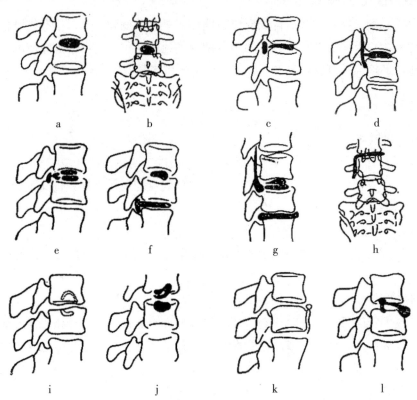

a. 正常髓核,侧位; b. 正常髓核,前后位; c. 纤维环少数纤维断裂,轻度向后膨出; d. 髓核和硬脊膜阴影显示椎间盘膨出; e. 小口径破裂; f. 上一髓核正常,下一椎间盘退变,大口径破裂; g. 上一椎间盘大口径破裂,下一椎间盘全盘退变,前后大口径破裂; h. 全盘退变,侧方破裂; i. X线平片显示的Schmorl结节; g. 髓核造影显示造影剂进入椎体; k. X线平片显示椎体前缘有一骨块,诊断为"永恒骨骺"; l. 髓核造影显示椎间盘经骨突出

图4-1 从髓核造影像看椎间盘突出的病理(以腰椎为例)

由于椎体后方有坚韧的后纵韧带,正中有一裂缝,故一般在较弱的后纵韧带外侧处突出,少数在后侧正中突出。这两处的突出最引人注意,因有神经根和脊髓被压症状,而其他如前方、侧方、上下方向的突出并无重要结构被压,其症状不如后外侧和后侧正中方向突出严重。椎间盘突出局部发生3种炎症:①创伤性炎症;②由破裂组织中释放的组织胺所引起的化学性炎症;③由突出的髓核组织引起的自身免疫反应。因此,破裂口可发生严重水肿,将突出物排出,但当水肿消退后,突出物有时可回纳入椎间盘。

3. 全盘变性:椎间盘突出最初为一个方向的突出,但促进了椎间盘的更严重的变性,最后成为全盘变性(图4-1),向四周膨出、突出。退变的椎间盘将更失去弹性和稳定性,甚至上下软骨板可互相直接摩擦,发生更大损伤。从X线片上可看到椎间隙狭窄和某些继发性病变。

(二)继发病变

1. 骨赘形成:这是最常见的X线征象,发生在椎体上下缘和关节边缘,状如赌气儿童的嘴唇,故也称唇样变,骨质增生、骨刺、骨赘等是骨关节炎的特殊表现(图4-2)。以椎体与椎间盘为例,它们是间接连结型关节。在椎体上,不论前后左右都有外骨膜紧贴于椎体表面,止于椎体上下缘,其外层与前、后、旁纵韧带相连,但在椎间盘表层并无外骨膜,一似间接连结型的关节囊。椎间盘变性后,椎间盘失去高度,椎间隙变窄,又失去稳定病段的作用,难于控制病段的反常活动。因此,变性的椎间盘在压力下向四周挤出,将附着在椎体边缘上的外骨膜掀起,在骨膜下形成唇样骨质增生。脊柱病段的反常活动,加重骨膜掀起,形成更严重的骨质增生。对间接连结型关节,即关节突关节和钩椎关节,由于椎间盘失去高度,关节突关节可以上下错位而使关节囊扭曲,发生骨关节炎。钩椎关节也因受压而损伤。此二关节也同样发生骨赘。

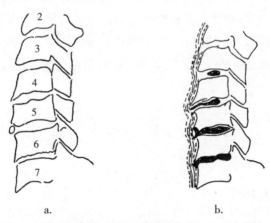

a. X线侧位平片示意图。b. 颈髓核造影示意图,附前纵韧带,虚线为骨膜。颈$_{3-4}$髓核正常;颈$_{4-5}$向前突出;颈$_{5-6}$前方经骨突出,后方也突出,前后缘骨赘;颈$_{6-7}$全盘变性和突出,前方骨赘,椎间隙狭窄

图4-2 骨赘的发生机制

骨赘并不疼痛，疼痛和其他症状是由：①压迫附近神经血管；②椎间盘和韧带的破坏和扭曲；③反射性的肌痉挛等引起。颈椎间盘突出的方向以后外侧最为多见，而这一方向是椎管的最窄之处—侧隐窝至椎间孔的一段，前有钩椎关节、椎间盘和椎体边缘，后有关节突关节，如有椎间盘突出和骨赘，神经根将在此骨道内受压而引起症状。又如椎间隙的后侧骨赘，可形成横的硬栓，压迫脊髓引起脊髓症状。又如颈椎前侧骨赘可压迫食管，两侧骨赘可压迫椎动脉等。

2. 关节错位和韧带的松弛与扭曲：每一颈椎节段成一5点闭合系统，因此椎间盘变性所引起的椎间隙狭窄，将使其他4点（两侧钩椎和关节突关节）发生上下重叠错位、关节囊扭曲和骨赘等病理变化。椎间盘的纤维环、后纵韧带和关节囊等均有窦椎神经的供应，因此这些病变虽不直接引起疼痛，但可发生远处的感应痛。

3. 韧带的松弛、肥厚、钙化和骨化：椎间隙的狭窄，使维持该节段稳定的前、后纵韧带、黄韧带和棘间与棘上韧带松弛。该节段脊柱失去稳定后，反常活动刺激了这些韧带。为了代偿，它们肥厚、钙化和骨化。在空间有限的椎管内，黄韧带的松弛，在颈椎过伸中，可发生皱折而压迫颈髓；黄韧带的肥厚和后纵韧带的骨化也将压迫颈髓。

4. 粘连：椎间盘后侧正中突出，可与颈髓的硬脊膜粘连；颈椎间盘后外侧突出可与神经根或根袖粘连，使脊髓和神经根纤维化，症状长期延续，久治难愈。

5. 肌痉挛：神经和神经根的刺激可引起反射性肌痉挛。一些凝肩病例并非由肩袖或肩关节的疾患引起，而是下颈段颈椎病的反射性肌痉挛所致。一些"落枕"现象常是上颈段颈椎病的反射性肌痉挛引起。反射性肌痉挛是机体的一种自卫性反应。

6. 感应痛：是脊神经某一分支受到刺激后，在同一神经的其他分支支配的部位所感到的疼痛，但部位模糊，无压痛和神经体征，但可有肌痉挛。

各种不同类型的颈椎病：大多由颈椎病的继发病变所引起。椎间盘的后外侧突出加上钩椎关节和关节突关节的骨赘等引起根性颈椎病；后纵韧带的骨化等继发病理反应，使椎管狭窄，压迫颈髓（脊髓型）；颈椎的不稳和椎体后外侧边缘的骨赘，可刺激或压迫椎动脉（椎动脉型），或刺激颈交感神经链，椎体前方的骨赘可刺激或压迫食管等等。

第三节 临床分型与征象

一、按发病节段分型

颈椎病的临床症状很复杂，可来源于神经根、周围神经、脊髓、交感神经、脑干、椎动脉、食管和颈部软组织等，因此分型也较复杂。笔者认为首先应将颈椎病分为上、下颈段两类，但由于枕~颈$_1$（寰椎）和颈$_{1-2}$（枢椎）之间并无椎间盘，故也可称为上或下颈段综合征，以颈$_4$为界（图4-3）。

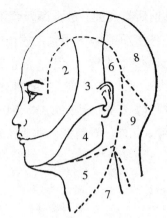

1. 三叉神经额支；2. 三叉神经上颌支；3. 三叉神经下颌支；4、5、6. 颈$_{2,3}$神经；
7. 颈$_{3,4}$神经；8. 颈$_3$神经；9. 颈$_{3-6}$神经

图 4-3 头颈部神经分布

(一) 上颈段综合征

颈$_4$以上为颈$_{1-4}$脊神经，其前支组成颈丛和膈神经。颈丛支配颈深肌（包括头前直肌、头侧直肌、头长肌、颈长肌、中斜角肌、前斜角肌）、胸锁乳突肌、斜方肌和肩胛提肌；其感觉支分布于枕外部、耳郭和耳郭后区、乳突部、腮腺区、颈前区、锁骨区、肩和上胸部皮肤。颈$_{1-4}$的后支支配椎枕肌、头下斜肌、头夹肌、头最长肌、头半棘肌等，其皮支分布于枕部、颅顶部直至额部。因此，绝大部分的项肌和颈肌都由上颈段的脊神经所支配；头面颈部的皮肤感觉，除三叉神经的支配区以外，其余也均由上颈段神经所支配。

临床征象：颈痛和颈项僵硬是临床特征之一。典型的例子是"落枕"和自发性寰枢椎半脱位。病人颈项僵硬，不能点头、仰头、转头。如需头的旋转，必须头与躯干一起转动。项肌和颈肌痉挛如木棍。颈痛明显，部位可在颈项部、耳周、枕顶部，尤其后者可在一侧枕顶颞部疼痛，直至前额，可误为"偏头痛"，实际为枕大神经的头皮反射痛。有时可有肩痛，甚至上肢放射痛，后者是由前斜角肌痉挛压迫臂丛所致。有时可伴有耳鸣、头晕、听力障碍、眼部疼痛等症状。有时可出现颈交感神经受刺激、挤压或椎-基底动脉缺血的症状，或交替出现或同时存在。如颈$_4$也受累，则有呼吸困难和心、胸症状。

(二) 下颈段综合征

颈$_4$以下为颈$_{5-8}$胸$_1$神经，其前支组成臂丛，分布于上肢、上胸背与肩胛等部的肌肉与皮肤，并以锁骨为界分为锁骨上部和锁骨下部。锁骨上部主要有肩胛背神经、胸长神经、锁骨下神经、肩胛上神经、肩胛下神经、胸前神经和胸背神经，分布到胸、背、肩胛带的肌肉和皮肤。锁骨下部组成后束、内侧束和外侧束，从此三束出发，形成桡神经、尺神经、正中神经，以及臂内侧皮神经、前臂内侧皮神经和肌皮神经，主要支配上肢的肌肉和皮肤。颈$_{5-8}$的后支组成颈神经支配下项部肌肉和皮肤。

临床征象：下颈段综合征的症状与上颈段明显不同。几乎没有一例像"落枕"似的颈项僵硬，因为点头、仰头和头的旋转活动主要发生在枕寰关节和寰枢关节，而此二活动以及

颈的伸屈活动，均由颈$_{1-4}$神经的前后支支配，故上颈段颈椎病的颈项僵硬明显，而下颈段很轻或不明显。由于下颈段颈椎病的颈肌痉挛很轻，故颈痛也不如上颈段明显。此项病人的疼痛主要发生在肩部、肩胛与背部、上臂与上肢，故也称为肩臂疼痛综合征，或臂丛神经痛。臂丛是由神经根、干、股、束、支组成，一条神经根可支配几块至20~30块肌肉，而一块肌肉可以有多条神经根重叠支配，错综复杂，因此疼痛范围往往不甚清楚。肌肉痉挛常见于肩部，易与凝肩混淆。此外，脊髓型、椎动脉型、交感神经型颈椎病也多见于下颈段。

二、按退变引起的征象分型

以上所述是按颈椎病发病的节段而分成上、下颈段颈椎病，但又可按退变的椎间盘所激惹或压迫的主要结构所引起的临床征象，分为神经根型、脊髓型、椎动脉型、交感神经型、食管型、混合型等颈椎病。兹分述如下。

(一)神经根型颈椎病

此型发病率最高，医务界最早认识颈椎病是从这一型开始的。

将颈椎病分为上颈段和下颈段两类，也是按照不同节段神经根被激惹后所发生的不同征象而分。

出现神经根型颈椎病的年龄在30岁以后，较其他类型为早，可有下列病因与病理：①颈椎间盘后外侧突出；②从椎体边缘、关节突关节、钩椎关节向侧隐窝、椎间孔长出的骨赘；③关节突关节上下错位，使椎间孔纵向狭窄；④韧带松弛，椎体滑脱，使椎间孔横向狭窄；⑤神经根袖的粘连和瘢痕挛缩等。

临床征象已在上、下颈段颈椎病中叙述，但有下列补充：

1. 颈神经根在受刺激初期，该神经分布区域内的表现为疼痛过敏。受压过重或时间较久后，则表现为痛觉减退。详细检查感觉障碍的分布范围，可推断神经根的受压节段。同样，神经根受压轻者，其支配的肌肉力量有减弱，重者则为肌肉萎缩。肌张力在压迫初期为肌痉挛，在抑制期或慢性期，则张力降低，肌肉松弛。腱反射以肱二头肌(颈$_{5,6}$)和肱三头肌(颈$_{6,7}$)为主。腱反射活跃者表示支配该腱的神经根病变较轻、较早。腱反射减退或消失者，则表示神经根的压迫较重较久。

2. 神经根型颈椎病又可分为下列亚型。①后根型：这是关节突骨赘压迫脊神经后根和脊神经节而失去皮肤感觉的一个类型。临床上没有疼痛而只在该神经支配部位有轻度酸胀、麻木，或痛、温觉明显减退而触觉正常的表现。②前根型：这是椎体后缘骨赘或椎间盘突出物仅仅压迫脊神经前根，而突出地表现为运动障碍的一个类型。临床并无感觉障碍。初期患肢肌肉松弛无力，后期出现肌肉萎缩。需与运动神经原性疾病和进行性肌萎缩相鉴别。肌电图检查有助于鉴别诊断。③全根型：这是神经根内的感觉、运动、交感神经纤维都被压迫的一个类型，最多见，故可表现为疼痛、运动无力、腱反射反常和血管神经营养性改变。

(二)脊髓型颈椎病

由于此型继发于严重的椎间盘退变,故发病年龄高于神经根型,一般在40岁以上。虽发病率较低,但致残率高。

可有下列病因和病理:①主要是由颈椎间盘退行性变及其继发病理引起。椎体后缘骨赘可形成一条横置于脊髓前方的骨栓,压迫脊髓。②关节突关节的增生,后纵韧带骨化,黄韧带的肥厚、皱折、骨化,以及脊柱滑脱等,使椎管狭窄,加重脊髓压迫,尤其有发育性椎管狭窄者,更易发生。③颈椎的伸屈活动,使脊髓在前方骨栓上来回摩擦,造成脊髓严重损伤。④脊髓前方长期受到压迫,使脊髓前动、静脉发生栓塞,严重影响脊髓血供。⑤由于压迫物的不同位置,脊髓型颈椎病可有下列亚型:单纯脊髓型、脊髓神经根混合型、脊髓椎动脉型和脊髓交感神经型。

常是隐性发病,颈、肩部仅有轻微异常感觉,甚或毫无颈部症状,易被误诊漏诊。

发病后,症状繁多,有感觉、运动、植物神经系统障碍,也可是脊神经、脊髓束和血管症状。最初,其临床表现仅为一些神经功能障碍,不易使人想到本病,待病情逐渐发展后,才出现明显的脊髓受压症状。兹按不同的脊髓束或神经纤维受累后出现的症状简述如下,以便早期建立诊断。①运动障碍:按皮质脊髓束(椎体束)在髓内的由外到内的排列为骶、腰、胸、颈脊髓的神经纤维,因此脊髓被压后的症状出现次序为先下(肢)后上(肢)。临床上,首先表现为下肢无力、步态笨拙、颤抖等,逐步发展为肌肉抽搐、容易摔跌,晚期出现痉挛性瘫痪。按照受压部位的不同,运动障碍可有下列几型:四肢瘫痪、截瘫、三肢瘫痪、偏瘫、交叉瘫和脊髓前动脉型(仅有运动障碍而无感觉损害)。②感觉障碍:由于脊髓丘脑束在髓内的排列与椎体束相似,故其感觉症状也是先下后上。一般先是下肢麻木,逐渐向上发展。但感觉障碍的平面并不整齐,且常低于病变平面。可出现分离性感觉障碍,即痛、温觉明显障碍而触觉正常或轻度障碍。③共济失调。④植物神经及括约肌功能障碍,如肢体怕冷、浮肿、血运障碍、大小便功能障碍等。⑤出现病理反射。⑥如与其他类型的颈椎病混合,则其症状和体征更为复杂。

诊断要点:有下列症状和体征者应怀疑本症,做进一步检查以明诊断。①病人40岁以上,有以往颈椎间盘突出史,或近年来累发下颈段颈椎病(如颈、肩、臂、手痛等)或上颈段颈椎病(如落枕、慢性枕部头痛或偏头痛、耳区痛等),或有椎动脉缺血征象(头晕、头眩、耳鸣、听力减退,或猝倒等),或有交感神经功能紊乱(如Horner征等)者而逐渐发展为下肢乏力、麻木、肌肉跳动紧张、迈步困难,向上发展累及上肢,而下肢症状重于上肢,伴有大小便功能障碍(尿频、尿急、排便困难、大小便失禁等),并最后发展成各种类型的瘫痪者。②感觉障碍平面不整齐,出现痛、温觉与触觉的分离性感觉障碍(痛、温觉明显障碍,而触觉正常或轻度障碍),而确定无梅毒性神经病者。四肢虽有瘫痪,但为不完全者,尤其脊髓半切性瘫痪(又称交叉瘫)慢性起病者。③以下检查可以确定脊髓被压和压迫的病因：各种方法所摄取的X线平片、腰椎穿刺、肌电图检查、脊髓造影、CT扫描、核磁共振成像检查等。

（三）椎动脉型颈椎病

也是继发于颈椎间盘退行性变的一种颈椎病，常见于40~45岁以上的病人，比一般所想象的要常见的多。椎动脉第1~3段都可被刺激或压迫，使椎动脉发生程度不等的供血不足，因此临床表现多种多样，相当复杂，但其总的特点是脑部症状多于四肢症状。

病因和病理：椎动脉共分4段，只是第2段在颈$_6$~颈$_1$横突孔内通过，第1段是进入横突孔以前，第3段是从颈$_1$横突孔穿出以后至进入颅内以前，而第4段是在进入颅内以后。椎动脉最易被挤压的部位是在空间有限的第2段内，尤其在头的活动范围最大的枕寰关节和寰枢关节，以及颈的活动范围最大的颈$_{5-6,4-5,6-7}$处。刺激和压迫椎动脉的因素很多：①机械性压迫：最常见的是钩椎关节和关节突关节的骨质增生，压迫椎动脉。如为全盘变性，椎间隙将失去正常高度，导致椎动脉相对增长，发生扭曲，影响血流（图4-4）。更严重的是椎间盘全盘变性后，将失去稳定，发生颈椎滑脱，尤其在过伸位的仰视中，更易使椎动脉扭曲、被压，使椎动脉缺血。另一常使椎动脉缺血的动作是头与颈突然向一侧旋转，一般规律为向健侧旋转时出现症状。举例如下：在头向右侧（正常侧）旋转时，头颅和枕寰关节连在一起，而在寰枕关节处旋转。正常情况下，该处椎动脉也要扭曲，使管腔狭窄，但为对侧的正常椎动脉的血供所代偿，因此不发生椎动脉供血不全症状。但若左侧椎动脉已为颈椎病的其他病变所压迫，已有狭窄，则同一动作将使两侧椎动脉内血流阻断，出现症状。②交感神经刺激：

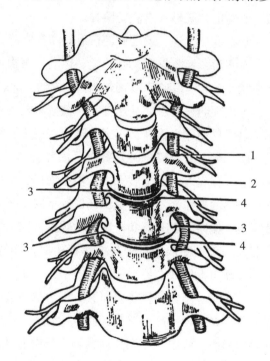

1. 颈神经根；2. 椎动脉；3. 椎体后外缘骨赘和被压的椎动脉和神经根；4. 变窄的椎间盘

图4-4 骨赘对椎动脉和颈神经根的压迫和刺激

很多情况，椎动脉供血不全与颈椎的骨性病理不成比例。一些病人并无严重骨赘也同样发生椎动脉缺血，而颈交感神经阻滞可使症状缓解或消失，说明颈交感神经对椎动脉的作用很大。颈部交感神经很丰富，椎体前外侧有交感神经节；颈神经根和颈丛与臂丛都有丰富的交感神经纤维参与；颈椎的各项软组织，如纤维环、关节囊、后纵韧带、黄韧带，以及血管等均有丰富的交感神经供应，故在很多情况下，椎动脉供血不全并非由机械压迫，使血管管腔狭窄，而是由交感神经受刺激后所引起的椎动脉痉挛所致。单纯的神经根型颈椎病也可引起椎动脉供血不足，此即所谓神经根椎动脉混合型颈椎病。③血管和骨骼疾患：椎动脉硬化、两侧横突孔发育不匀、颈肋和第 7 颈椎横突肥大等都可影响椎动脉血供，但最重要的因素仍是上述两项，尤其是交感神经因素。

临床征象：椎动脉的任何一段都可被压或发生痉挛，其供血不足的程度又可轻重不一，故症状复杂，可来自脊髓、脑干、小脑、间脑和大脑的枕叶与颞叶，即除大脑额顶二叶以外，皆可受累。病人绝非先由骨科诊治，一般都向神经内科求医。骨科医师遇到这类病人时，为了对病人负责，也需有神经内科的合作与配合，以便对本症有一比较详细的了解。①脑部缺血症状：以眩晕与头痛最为常见，眩晕性质多种多样，在头急剧旋转或过伸时最易诱发眩晕。头痛常为单侧，限于枕部或顶枕部，可与眩晕同时存在，或交替发作。此外，由于脑缺血引起的阵发性耳鸣、耳聋、视觉障碍也常多见。②植物神经系功能障碍：包括恶心、呕吐、多汗、无汗、心动过缓或过速、呼吸节律不匀等，甚至 Horner 征阳性。③脊髓椎体束症状：在上肢常是肌力突然减退，持物落地；在下肢则表现在行走中突然扭头时肌力减退，出现腿软无力或突然倾倒（坐倒），而神志清醒，并能立即站起，继续原来活动。这又称为猝倒。④精神症状。⑤其他：本症是在颈椎间盘退变的基础上发展而成，可同时伴有神经根型或其他类型颈椎病的症状，以及脑部和脊髓缺血的其他症状。

诊断要点：①病史和体检极为重要。多年的颈椎病病史而呈慢性或突然发生眩晕、头痛、恶心、呕吐、猝倒等症状者要想到本症。②用脑血流图和脑电图确定脑部缺血。③用椎动脉造影确定椎动脉的扭曲或被压等。④颈椎病的其他诊断法。

（四）交感神经型颈椎病

从颈神经根并无交感神经的节前神经发出，至胸$_{1、2}$才有节前纤维发出，组成颈交感神经节，其节后纤维：①随着颈神经分布于颈项、头、上肢等处；②随着脊髓脑膜回返神经，分布于硬膜、纤维环、后纵韧带、关节突关节与钩椎关节等处；③随着颈内动脉和椎动脉分布于眼部、内耳，以及大脑、间脑、小脑、脊髓等处的血管壁。因此颈部交感神经的分布范围极为广泛，所引起的症状也极为复杂。同时，交感神经可被刺激的部位和机会也很多，出现交感神经症状的机会也很多。

临床征象：①慢性颈椎病病史。②眼、耳部症状：例如视物模糊、眼睑无力、瞳孔扩大、眼球胀痛、流泪、耳鸣耳聋、咽喉不适等。③头部症状：枕、颈、偏头痛，但与头的旋转和俯仰无关。可伴有恶心，但很少呕吐。④周围血管症状：血管痉挛者肢体发冷、发木，血管扩张者发红、发热、肿胀、疼痛。⑤心脏症状：可心动过速、过缓，或交替出现。心前区疼痛者相当多见，可误为心绞痛。⑥发汗障碍：多汗少汗，怕冷或怕热。⑦其他：如排尿障碍、胃肠功能紊乱等。

诊断要点：①伴有神经根型或脊髓型颈椎病者，诊断较为容易。单纯的交感神经型的诊断则较难。②椎动脉颈椎病的头痛等症状在头的旋转和俯仰时加重，而交感神经型则与头的位置无关。③诊断有困难时可做颈硬膜外普鲁卡因封闭或星状神经节封闭，症状立即缓解或消失者，应考虑本症。

(五)食道型颈椎病

椎体前方骨赘很大者，可压迫食管，引起吞咽困难，同时可因膈神经的受累而发生呼吸困难、喉返神经的受累引起声音嘶哑等。

(六)混合型颈椎病

很多见。

第四节 临床表现

符合颈椎病和寰枢关节骨错缝的诊断有关标准：①患者有明显的头部或枕部疼痛、眩晕、恶心、视物不敢睁眼或视物模糊、视力下降、耳鸣、面部麻木感或痛觉敏感等症状；②触诊时，上颈段患侧有明显肌紧张，触之胀厚感及筋结，在枢椎、椎板或横突处均有明显压痛，并有高于对侧的隆起感，或棘突偏移；③寰枢关节动态触诊提示最大限度左右旋转的终末感不对称；④颈部板滞感，主动旋转达不到每侧30°的正常范围，并同时伴有痛和不自如感；⑤开口位X线片可见齿状突偏歪，齿突到两侧块间距不等宽，两侧寰枢关节间隙不对称等宽。

颈椎病的症型很多，目前比较通行的分型有：落枕型(或称颈型)；痹证型(或称神经根型，即颈臂综合征)；痿证型(或称脊髓型)；眩晕昏厥型(或称椎动脉型)；五官型(或称交感神经型)。

上述各型以落枕及痹证型较多见，其余各型比较少见。但对于痿证、眩晕等患者要注意鉴别是否颈椎病所引起。

一、落枕型颈椎病

中年以后体质渐弱，肝肾之气渐失亢盛，如兼有气血亏虚或外伤、劳损等因素，则可导致关节囊松弛、韧带钙化、椎间盘退化、骨刺形成等，引起颈背疼痛反复发作。症状发作时颈项疼痛，延及上背部，不能俯仰旋转，个别合并有眩晕或偏头痛者，每次发作三五天后，可有一段时间的缓解。

二、痹证型颈椎病

本病多见于40岁以上中壮年患者，常因长期低头工作，如誊写、缝纫、刺绣等职业者，较易发生。或由于年高肝肾不足，筋骨懈惰，引起颈部韧带肥厚钙化、椎间盘退化、骨质增生、关节囊松弛、椎间孔变窄，均可影响颈神经根，风寒及劳累可加重症状。第5~6颈椎及第6~7颈椎之间关节活动度大，因而发病率较其余颈椎关节为高。很多患者渐渐感到一侧肩、臂、手的麻木疼痛，或以麻木为主，或以疼痛为主，颈部后伸、咳嗽，甚至增加腹压时疼痛可加重。间有两臂麻者。部分患者可有头晕、耳鸣、耳痛、握力减弱及肌肉萎缩，此类患者的颈部常无疼痛感觉。从主诉及症状的轻重不同，又可分为疼痛、麻木和萎缩三型。

疼痛型：发病较急，颈、肩、臂、手均觉疼痛、酸胀，肌力和肌张力也有所减弱，大多系一侧发病，患者头部可微向患侧偏，以减轻症状。咳嗽可有震动痛，夜间症状加重，睡眠时常选择较合适的卧位，如侧卧时患侧在上等。

麻木型：发病较慢，肩臂和上胸背麻木不仁，或兼有轻度疼痛，麻木或以前臂及手为主，夜间症状较明显，白天可无症状，皮肤痛、温觉减退，肌力和肌张力均正常。

萎缩型：患侧上肢肌力减弱，大小鱼际肌肌肉萎缩松弛，肌力明显减退时影响劳动，造成残废，但无疼痛、酸麻感觉。

检查时，下段颈椎棘突或患侧肩胛骨内上角部常有压痛点，部分患者可摸到条索状硬结，颈部活动受限、僵硬。以麻木为主者，可有疼痛减退区或握力减弱。当颈$_{5-6}$椎间病变时，刺激颈$_6$神经根引起患侧拇指或拇、食指感觉减退；当颈$_{6-7}$椎间病变时，则刺激颈$_7$神经根而引起食、中指感觉减退。可做左右对比检查。

牵拉试验：检查者一手扶患者头的患侧，另一手握患侧上肢，将其外展90°，两手做反向牵拉，若有放射痛或麻木则为牵拉试验阳性。

压头试验：患者坐位，颈后伸、偏向患侧，检查者以左手托其下颌，右手从头顶逐渐下压，若出现颈部痛或放射性痛则为压头试验阳性。

必要时拍摄正侧位或侧位过伸、过屈位X线片以观察病变部位。

对肩部疼痛明显的患者，可做肩关节外展、上举试验，如外展明显受限，应考虑为肩关节周围炎或颈椎病合并肩周炎。

三、萎证型颈椎病

肝肾久虚，筋骨萎弱，渐觉肢体沉重，步履不利，肢冷不温，肌肉萎细。如兼气血不足，经脉空虚，筋骨失养，宗筋弛纵，则症状逐步加重，肢体萎废，步履蹒跚易跌倒，最后无力行走，形成瘫痪重证，可兼有二便失控。

四、眩晕昏厥型颈椎病

肾水亏损，肝阳上亢，致头目眩晕，尤以位置性眩晕为特点，还可见头痛、急躁易怒，偶有肾气亏损，气血俱弱突然晕厥、跌倒者，但较为少见。比较多见的是眩晕时作，头重脚轻，走路欠稳，或同时有偏头痛，呈胀痛或跳痛，与眩晕同时出现或交替发作。可合并有耳鸣、听力下降等症状。

五、五官型颈椎病

较少见,症状多不典型,或眼睑无力,眼胀痛,易流泪;或耳鸣,听力下降;或感咽部不适,有异物感,易恶心;或皮肤多汗或少汗,血压忽高忽低,心跳加速等。

第五节 辨证诊断

一、诊断依据

患者的年龄,有无外伤史,主诉、症状等,都是诊断的依据。

体格检查时,先观察颈部外形,个别颈椎病患者可因颈背部肌肉痉挛紧张而轻度强直,个别患者颈部轻度侧弯,可使对侧椎间孔扩大,从而缓解神经根的压迫。

触摸颈椎时,以大椎(第7颈椎棘突)定位,向上触摸以确定棘突的位置,检查棘突有无压痛、棘突两侧有无条索状硬结或压痛等。

颈部活动功能检查:嘱患者做前屈、后伸、左右侧弯及左右旋转动作。观察活动是否灵活,功能有无阻碍。落枕型及痹证型常有一定程度的功能障碍,急性期功能障碍较重,慢性期的颈椎患者,在活动颈部时,偶可闻及清晰的弹响声。

侧弯试验阳性、击顶试验阳性、前斜角肌揉压试验阳性、屈颈试验阳性、伸颈试验阳性、肌力减弱,症状严重时可检查各生理及病理反射。

麻木区的测定:病变在第5、第6颈椎之间者,麻木区分布在上胸背部、肩部、前臂桡侧及拇、食指。病变在第6、7颈椎和第1胸椎之间者,麻木区偏于前臂尺侧及无名指、小指。

对于个别类型的颈椎病,在诊断时还要注意的方面有:

1. 诊断落枕型颈椎病应与落枕区别。落枕以青壮年为多,无外伤史,很少反复发作。落枕型颈椎病多发生于40岁以上的中年人和老年人,部分患者常有外伤史,症状常持续不愈或反复发作。X线片可见颈椎部退行性变。

2. 诊断痹证型颈椎病。应注意与肩关节周围炎、颈肋等相区别。肩关节周围炎多发于50岁以上的体虚少动的老年人,疼痛以肩关节为主,夜间静止时自发性疼痛加剧,关节功能逐渐受限,活动到受限区域后出现疼痛。病情严重时,可出现肩三角肌萎缩,要比神经麻痹、结核等病所致的肌肉萎缩症状轻。颈肋与前斜角肌综合征青壮年发病率较高,患肢下垂、后伸或提重物时症状加重,疼痛自颈根、肩部向上肢远端放射性串痛或伴有皮肤过敏、烧灼麻木等异常表现。若压迫锁骨下动脉,会出现上肢皮色苍白或青紫、手部发冷变白、麻木、脉弱或无脉。患侧颈根部有硬性物隆起，锁骨上窝可能变浅，肌肉萎缩主要表现在前臂及手部小肌群。X线片显示有颈肋。

3. 萎证型颈椎病。起病缓慢，两下肢症状出现较上肢为早。或有同侧上下肢发病者。通过治疗休息可以有所缓解，形成时好时坏逐步加重的过程，且多无颈部酸痛，故易于忽视或误诊。可结合颈椎X线片、肌电图、椎管碘油造影等检查，以提高诊断准确性。

4. 眩晕昏厥型颈椎病。眩晕常与体位变动有关，如突然转头或仰视时可加重发作。个别晕厥猝倒者，可于行走时突感下肢无力而跌倒，此时神志仍清醒，此点可与癫痫等相区别。坐倒后很快又感下肢肌力已恢复，可自行站立，继续行走，椎动脉造影对诊断有帮助。但要注意与高血压，尤其梅尼埃病做鉴别。梅尼埃病发病伴有耳鸣，病情的轻重与耳鸣成正比，反复发病的间隔越来越短，常留有不同程度的耳聋，逐次加重而眩晕减轻。

二、临床征象和诊断要点

各型颈椎病的临床征象和诊断要点已如前述，现补遗和强调如下。

1. 病史。①病人的年龄、职业和颈部以往损伤史对诊断很重要。颈椎病常与"埋头苦干"的慢性职业性损伤、睡高枕的习惯，和以往颈部损伤有关。先是神经根型，以后发展为全盘变性而成其他类型，因此前者年龄较轻，约在30岁以上，后者年龄较大，约在40岁以上。②下颈段综合征居多，表现为慢性、单侧、模糊的臂丛神经痛，而上颈段较少，表现为累发落枕和颈丛神经和枕大神经的激惹症状。③除神经根型外，椎动脉型和交感神经型相当多见，尤其后者。④各型颈椎病的发病机制可互相影响，须鉴别其原发类型还是继发类型。例如椎动脉供血不足可以由横突孔的狭窄或椎动脉的扭曲引起，也可由颈交感神经受到刺激后发生血管痉挛引起，前者为原发，后者为继发，治疗的方法不同。⑤须识别混合型。

2. 病理学检查。包括下列方面：①确定颈椎病及其类型的诊断。由于神经根型最常见，一般以此作为颈椎病的诊断依据。检查法很多，有头颈背肩压痛点的检查、头颈肩活动的检查、颈神经根牵拉试验、压顶试验、前斜角肌揉压试验等。头和颈的过屈、过伸试验，在神经根型可出现根性疼痛，在脊髓型可出现下肢无力和下肢麻木等症状，在椎动脉型可出现眩晕、耳鸣、眼花等症状。仰头转颈试验是使椎动脉扭曲时测验椎动脉型的很灵敏的检查法。由于篇幅有限，不一一详述。②测定神经体征的性质是感觉、运动，还是植物神经的损害。对下颈段综合征要注意同一肌肉可有多根神经的重叠支配，而同一神经又可支配很多块肌肉。感觉也如此。③纵向定位确定症状和体征是属于大脑、间脑、小脑、脑干、脊髓（上颈段、下颈段）、神经根等。④横向定位，确定大脑、脊髓、神经根的损害。脊髓可有前角、后角、中央区、侧束、后束等部位的损害，神经根可有前根、后根等损害。⑤压迫或刺激的程度。轻者感觉过敏、肌肉痉挛或无力、腱反射亢进、交感神经兴奋；重者感觉麻木、肌肉萎缩、腱反射消失、交感神经抑制。⑥疼痛。有局部压痛、感应痛和放射性痛之分，各有致痛机制和临床意义。⑦检查要结合病理。

三、辅助诊断

(一)颈椎 X 线片检查

对于颈椎的骨质增生、椎间盘的退变钙化、颈部软组织各韧带的钙化等通过 X 线片能看到较具体的印象。观察颈椎 X 线片时要注意:①颈椎生理弧度的改变。正常颈椎呈向前弧形曲度,颈椎病患者的生理弧度可减小、消失甚至呈成角、反张的弧形弯曲等,多因颈项部疼痛、椎间盘变性等所引起。②椎体边缘骨质增生。多见于颈$_{5,6,7}$椎体的前后缘之上下角,后缘的骨质增生较前缘的骨刺更易引起症状。③椎间隙变狭窄。多数是一个椎间隙变狭窄,也有两个以上椎间隙同时变狭窄的,可与相邻的无明显狭窄的椎间隙相比较。椎间隙狭窄可因髓核变性、纤维环弹力变弱、髓核突出等引起。④椎间孔的变化。椎间孔狭窄、生理弧度改变,小关节增生或错缝,钩突骨刺等,可使椎间孔变形、变小,是引起颈臂综合征的重要因素。⑤韧带钙化。项韧带可出现条状或片状钙化,前纵韧带及后纵韧带亦可出现点状钙化。韧带钙化提示颈椎的椎间盘已发生退行性变,同时也可看作是保护性反应,可增加颈椎的稳定性。

以上是颈椎病患者 X 线片上的主要变化,每个患者的 X 线片常具备上述变化的一项或多项。但颈椎病的症状较重,与 X 线片上的变化较重常无并行的关系,可以症状重、骨刺等变化轻,或骨刺显著增生却无症状等情况出现,故诊断还应以症状为主,结合 X 线片为宜。

(二)颈椎 CT 检查

传统的 X 线检查对颈椎病的诊断一直占有较重要的地位,但随着医学的发展,CT 在颈椎病的诊断日趋受到重视。其优点在于横断面图像能清楚地显示骨性椎管及椎管内组织。因此,CT 检查能为临床提供准确的治疗依据。

电子计算机断层扫描(Computerized tomography,CT):CT 的原理是使用多个或单个 X 线束带源,对检查部位做断层扫描,根据 X 线对人体不同组织的穿透力的强弱,经转换装置,由电子计算机处理而成特殊的断层图像。它的密度分辨率比普通 X 线片高 10~20 倍,并可呈三维结构,故成为很多疾病的有力诊断手段。在颈椎病:①CT 可提供横断面图像,可清晰地显示椎体、椎管、颈髓的形态、大小和相互关系,以及骨赘的部位、大小、形态和与脊髓的关系。又可显示软组织的肥厚、钙化与骨化,如后纵韧带骨化、黄韧带的肥厚与骨化、棘间韧带的钙化与骨化等。②CT 可见到椎间盘的膨出、突出和脱出,以及与脊髓和神经根的关系。③CT 可以准确地测量出一些重要的解剖数据,例如椎管与椎体矢径、侧隐窝的矢径等,使诊断更具科学性,并可正确反映颈椎病变的严重程度。④上述特点构成 CT 的定位特征,有助于选择手术途径和方法。⑤同时进行脊髓造影和 CT 扫描,可更清楚地观察椎管内状态及脊髓全貌,并且可以仅用少量造影剂,而持续较长时间。但是 CT 不能取代 X 线平片或脊髓造影。CT 不能满意地显示椎间孔的大小、关节突关节的移位、钩椎关节的退变等,尚需用 X 线平片显示。

(三)核磁共振

核磁共振(Nuclear magnetic resonance imaging system, NMR)或称磁共振(MRI)。后者名词主要为了国外一些病人对"核"有恐惧心理,故将核字去掉,其实这是一种比 X 线检查还要安全的检查法。

核磁共振是比 CT 更先进的辅助诊断法:①它是利用人体组织细胞的磁性来成像,其图像虽与 CT 相似,但不使用电离射线,不构成生物学损害,对人体无害。②成像时不需任何对比剂,但其图像比用对比剂的 X 线平片或造影还要清楚,使颈椎部各种组织结构的层次分明、清晰易辨。在颈椎间盘突出,不但可显示突出的椎间盘组织,而且可以显示脊髓受压处的切迹。③MRI 对估价脊髓病变的价值很大,但对脊柱的骨性退行性病变的估价不如 CT 及脊髓造影准确。对脊髓空洞症,可以不用对比剂而明确地做出诊断。其他如颈脊髓肿瘤、硬膜外囊肿等椎管内肿物,其诊断比 CT 或脊髓造影更准确。④CT 与核磁共振,在成像时都无痛苦。⑤CT 与核磁共振的检查费用昂贵,尤其后者,故在采用时要慎重考虑病人或自费医疗的负担。

四、鉴别诊断

1. 需与上颈段椎间盘综合征鉴别的病症:枕寰关节和寰枢关节扭伤或半脱位常可引起与上颈段椎间盘综合征相同的临床表现。一般患者年龄较小,可伴随损伤史,常诉严重颈痛,向一侧头皮放射,可至额部,颈项僵硬,椎旁肌痉挛,不能点头转颈,常呈斜颈畸形,椎旁肌和"风池穴"处有压痛,但无上肢疼痛和体征。X 线摄片正常,或从张口位中见到寰枢关节半脱位。这些征象常见于落枕,在儿童则为颈椎自发性半脱位,所谓"落枕"是因睡眠姿势不佳而发生的上颈段半脱位或因关节扭伤所引起的椎旁肌痉挛。但在中年以后,尤其对累发性落枕,应怀疑上颈段椎间盘退变。

2. 需与根型颈椎病鉴别的病症:由于根型颈椎病多见于下颈段,表现为臂丛神经痛,故需与胸廓出口处、肩、肘部的病症以及神经根炎等相鉴别。

(1)前斜角肌综合征或"胸廓出口综合征":臂丛的远侧几束神经根,多见于胸$_1$神经根,可在胸廓出口处被挤压在前斜角肌和中斜角肌与第一肋之间。如有颈肋或纤维束带从颈椎$_7$发出,则胸$_1$神经根和锁骨下动脉将被提起而受到压迫。病人有前臂内侧疼痛和感觉消失(颈$_8$或胸$_1$皮区),手部发凉、发白或发紫,桡动脉搏动减弱或消失等症状,从 X 线正位片可以见到颈$_7$横突较长或有颈肋。

(2)锁骨上肿物或肺尖肿瘤:少见,多起源于锁骨上窝肺尖部肺癌。患者一侧上肢有根性痛,以及颈$_{5,6}$神经分布区的感觉异常或消失。有时也累及颈$_7$胸$_1$,引起手的内在肌的萎缩和 Horner 综合征。从 X 线片上可见到肺尖部有一不透光的区域,以及胸椎$_2$的破坏。

(3)肩痛和肩部疾患:下颈段椎间盘综合征常有肩痛、肩部肌肉痉挛、肩的外展活动受限等征象,因此需与肩部疾患鉴别,如肩锁关节炎、肩峰下滑囊炎、肩周炎、冈上肌撕裂等，但肩部疾患并无颈痛和阳性 X 线征象。如仍难于鉴别，可作颈交感神经节阻滞术。如"凝肩"由颈椎病引起，行神经节阻滞术后，肩即可活动自如。

(4)神经根炎：病毒性神经根炎，疼痛沿神经根的分布放射，发病后肌肉迅速萎缩，沿着肌肉和神经有严重压痛。另一情况为神经痛性肌萎缩症(Spillian 病)，上肢严重疼痛而无力，但在数月内即逐渐恢复。仔细检查常见某一特殊神经受累，尤其以支配前锯肌的神经为主。

(5)心绞痛：颈椎病有左侧上肢尺侧疼痛和胸大肌区疼痛者，常可误诊为心绞痛，但在压痛区注射普鲁卡因后，疼痛即消失。心绞痛者胸廓无压痛点，心电图有改变，服用硝酸甘油脂可止痛。

(6)风湿病：常有颈肩痛、颈部活动受限等症状，但为多发，无放射性疼痛，采用肾上腺皮质激素治疗有明显疗效。

3. 需与脊髓型颈椎病鉴别的病症：需要鉴别的病症很多，有的可从 X 线摄片上鉴别，例如颈椎或枕骨部的先天性畸形、颈椎骨折脱位、自发性寰枢关节半脱位、颈椎结核或肿瘤；有的可从腰穿蛛网膜下腔的畅通情况来鉴别，如原发性侧索硬化症、萎缩性侧索硬化症等均无蛛网膜下腔梗阻现象。需要鉴别的有：

(1)脊髓肿瘤：可有颈、肩、枕、臂、手部疼痛或感觉障碍，同侧上肢为下运动神经元损害，下肢为上运动神经元损害。鉴别点：①从 X 线平片上可以看椎间孔增大，椎体或椎弓有破坏。②脊髓造影显示梗阻部呈倒杯状。

(2)枕骨大孔区肿瘤鉴别点：①脊髓造影的梗阻较高，造影剂不能进入颅腔。②晚期可有脑压升高，出现眼底水肿等症状。

(3)粘连性脊髓蛛网膜炎：可有脊神经前根、后根或脊髓传导束症状。鉴别点：①腰椎穿刺检查中可有完全或不完全梗阻现象。②脊髓造影时，造影剂难于通过蛛网膜下腔，并呈蜡泪状。

(4)脊髓空洞症鉴别点：①好发于 20~30 岁的年轻人，颈胸段多见。②有明显的、典型的痛觉和其他深浅感觉分离，温度觉的减退或消失尤为突出。③CT 和核磁共振成像可以清楚地看到脊髓病变。

4. 需与椎动脉型颈椎病鉴别的病症：在各型颈椎病中，椎动脉型相当多见，其发病率仅次于根型。一侧或双侧椎动脉第一、二、三段都可扭曲、受压，并且受到颈交感神经的影响发生痉挛，引起不同程度的椎动脉供血不足，而椎动脉所供应的组织有除额顶二叶以外的整个大脑以及小脑、间脑、脑干、脊髓等中枢神经系统，同时又供给内耳和眼，因此它的症状和体征千变万化，不能一概而论，它所需要鉴别的病症也很多。本节所述只是一些简单的病症。

(1)内耳疾患：可出现内听动脉栓塞，突发耳鸣、耳聋、眩晕，症状严重而不减。也可为梅尼埃病，有头痛、眩晕、恶心、呕吐、耳鸣、耳聋、眼震、脉率减慢、血压下降等症状。鉴别点：常与过度疲劳等因素有关，而非由颈的活动所诱发。

(2)眼源性眩晕：由屈光不正等原因所致。鉴别点：闭目时眩晕消失，存在屈光不正，眼源性眼震阳性等。

(3)动脉硬化症：鉴别点：①高血压病史。②椎动脉造影。

(4)胸骨后甲状腺肿：压迫椎动脉第一段。鉴别点：椎动脉造影。

(5)其他：如贫血或长期卧床后引起的眩晕及神经官能症等。

五、诊断中几个重要临床征象

(一)寰枢关节骨错缝

1. 有关寰枢椎解剖及发病机理的研究

寰枢关节和枕颈部的移行部位是构成头颅旋转运动的重要结构，主要由寰椎、枢椎及维持其关节稳定的横韧带、翼状韧带等结构组成。旋转是寰枢椎关节的主要活动方式，整个颈椎的旋转大约为90°，而一半左右40°(29°~46°)的旋转发生在寰枢关节。由于寰枢关节之间韧带较短小和薄弱，又缺乏椎间盘的稳定作用，所以，寰枢关节是颈椎关节中最易出现关节失稳部位之一，现代医学称之为"寰枢关节半脱位""寰枢关节紊乱症"等，而中医称之为"寰枢关节骨错缝"。

寰枢关节为一复合关节，由三个关节组成：一是寰枢外侧关节，由左右寰椎下关节面和枢椎上关节面连结构成，关节囊的后部及内侧有韧带加强；二是齿状突前后关节；三是齿状突后面的关节面和寰椎横韧带构成后关节。寰椎横韧带肥厚而坚韧，连接寰椎左右及内侧面，并与其前弓共同构成骨纤维结构。该韧带分为前小后大两部分，前部容纳齿状突，后部容纳脊髓及被膜，包绕并限制齿状突的过度活动，与翼状韧带共同限制头过度前屈和旋转，保持寰枢椎的稳定。由于寰枢椎的特殊性，使颈椎具有三个轴的运动，即额状轴、矢状轴和垂直轴。其中旋转功能范围的90%由寰枢椎关节来完成。

寰椎无椎体，上关节面略凹或呈肾形，其轮廓常在中央部较狭窄。其关节面可分为两部分，一为光滑部分，一为粗糙部分。光滑部分表面仅靠两侧块与枢椎两侧的上关节突相关节，头部的重量仅靠这两个点支撑；其粗糙部分则相对稳定。寰椎横突的基底部有横突孔，其位置不在枢椎横突孔的正上方，而是偏于外后侧。因此，穿过横突孔的椎动脉、椎静脉和交感神经丛中的椎动脉在寰枢椎之间有一定程度的冠状面上的弯曲。寰椎后弓的下方，两侧各有浅沟相合形成椎间孔，第2对颈脊神经分别由此孔穿出，在寰枢之间无椎间盘和椎间孔，故第2对颈脊神经易受直接外伤。颈椎最大活动发生于寰枢椎，其旋转的最大范围可达90°。颈部轻微的创伤、感染以及劳损，均可导致韧带和关节囊发生挛缩、退变，形成寰枢关节的不稳定。寰枢关节的错位可使本来不在一条直线上的横突孔进一步错离，使椎动脉进一步在矢状面上发生扭曲、挤压或牵拉压迫，致使椎动脉血流不畅，进一步涉及椎-基底动脉系统，使之供血不足，临床上出现头晕、头痛、恶心、呕吐等症。寰枢椎的错位可使其后的椎间孔变形，容积变小，压迫或刺激从其中通过的第2对颈脊神经。颈$_2$脊神经的分支和颈$_1$、颈$_3$脊神经的分支构成枕大神经，支配头皮后外侧并向前延伸至前额眶上部。当颈$_2$神经受刺激时可引起枕项部感觉异常，颈部疼痛；活动受限并牵涉及前额部时，可致同侧眼眶胀痛、视物不清等。寰椎进一步向前错位，可致局限性椎管狭窄，压迫颈髓，临床上出现四肢无力、感觉异常、步态不稳等，以及颈椎生理前凸变小或消失。

2. 临床意义

颈椎生物力学研究证实，颈椎的屈伸、旋转等生理功能是建立在颈椎内外力学平衡基础上的；颈椎关节、韧带、椎间盘维持颈椎稳定和平衡的作用为内在（静力）平衡，颈部肌群维护颈椎稳定和平衡作用为外在（动力）平衡；正常自然体位状态下，颈椎处于最佳应力状态的动静平衡稳定中；当颈椎处于过度劳损、损伤状态时，维持与调节颈椎动态平衡具有重要作用的颈部肌肉组织失去协调性，颈椎就会发生动力性平衡失调；而这种动力失衡没有及时得到纠正，则会引发颈椎的静力性失衡，颈椎各关节、韧带处于异常应力状态，关节韧带异常应力容易引起颈椎关节位置关系异常。中医学认为，如果骨关节正常的间隙或相对位置关系发生了细微的改变，并引起关节活动范围受限时，称之为"骨错缝"或"骨缝开错"。诚如《医宗金鉴·正骨心法要旨》云："或有骨节间微有错落不合缝者。"

由于寰枢关节周围颈部神经、血管较为丰富，且距离脊髓较近，所以寰枢关节发生骨错缝时，可直接刺激第1~3颈神经及其周围的椎动脉、交感神经，甚至造成高位颈脊髓急性或慢性的压迫，及引起颈椎生理曲度的异常改变，从而相继出现一系列颈椎病的临床症状，如头痛、头晕、颈枕部痛、视力异常、耳鸣等。因而，有文献认为，颈椎病患者群体会较普遍存在寰枢椎骨错缝，临床颈椎病的防治应重视寰枢关节骨错缝的诊治，但这一认识局限于理论层面，缺乏相关的临床研究资料证实。

我们通过对颈椎病组与无颈椎病组寰枢关节骨错缝发生率进行对比研究发现，与颈椎健康者相比，颈椎病组寰枢关节骨错缝的发生率较高（$P<0.01$）。因而，结合邓氏正骨以往临床经验，笔者提出：在颈椎病临床手法诊治实践中，应该重视对寰枢关节"骨错缝筋出槽"的临床诊治，纠正寰枢关节骨错缝恢复寰枢椎生理功能，重建颈椎力学平衡，对提高颈椎病的远期疗效具有重要意义。

（二）颈椎曲度变化与退变关系的生物力学分析

颈椎生理曲度（以下简称颈曲）异常被认为是诊断颈椎病的X线征象之一。目前临床广泛采用的为Borden氏测量方法，但因其阈值大于损伤的阈值，难以确切反映颈椎整体退变的情况，而使其运用受限。我们从2006年起，通过对各年龄段颈曲变化的测量，从生物力学角度探讨颈曲变化与颈椎退变的关系，重新评价颈曲在临床诊断中的价值，以期更好地阐明颈椎退变的发病机制。

1. 关于颈曲测量认识

人体后天形成的颈曲，其生物力学意义在于增加其对抗纵向压力以支持头部抬起时重量的能力。目前沿用的Borden氏颈曲法，在临床运用中具有模糊性，对曲度的反映不够灵敏和正确，因而事实上在诊治中缺少确切的指导意义，颈曲异常既可能是颈椎病变的表现，又可能是正常现象，颈曲退变随年龄增大而增加；在男女颈曲差异认识上则有混淆。大量调查证实颈曲为一个敏感指标，它不仅受到外部因素的影响，不同的投照姿势如低颈位可产生颈曲变直，焦—片距的增长则可使颈曲加深，而且颈曲有一定的运动范围区域，其退变过程因不同年龄、不同性别而异，反映了颈椎逐渐从单纯椎间盘退变过渡到整体颈椎节段退变。

2. 颈曲变化与颈椎退变的关系

颈曲变化反映了颈椎的基础力学平衡。经过青春期椎体和椎间隙发育的不同步，X线检查表明男女性成人颈曲在20~30岁起即出现显著差异，在30岁后均出现锐减，但其后男性在30~60岁间保持基本稳定，而女性成人同期保持颈曲深度加大趋势，至60岁后颈曲变化多端，椎体后缘联线弧形发生多样变化，颈曲可消失，整段变直，也可上段变化而下段正常，或下段变化而上段正常，颈曲测量实际上已失去原来的标准，难以再作为评价颈椎功能的指标。

维持正常颈曲依赖多种因素，如颈周肌群的协调、韧带及各间盘的弹性、椎骨的形状等。它们平衡失调，则使颈曲稳定性或运动性受到破坏，为适应日常功能，必然引起颈曲变化。在各型颈椎病中，颈曲改变为最常见的X线表现，颈曲的改变是颈椎失稳的早期征象和客观指征。以往文献认为颈曲退变属于连续性、趋小性，我们调查资料表明颈曲变化是一个阶段性的、复杂的、紊乱的过程，但它也遵循退变—代偿—退变的机制。早期退变发生在椎间盘，在20~49岁成人中，男性84.8%、女性85.8%有不同程度的退变，此时椎间隙往往发生改变，呈均匀变窄或后间隙增宽，使颈曲变小。我们研究发现虽然成人颈曲随年龄而波动，但其他退变X线征象如骨赘、韧带钙化等并不与之成相关关系，符合其他学者提出的"颈椎病是以颈椎间盘病变为先导"的观点。30~60岁间颈曲变化男性经历平稳期（$P>0.05$），女性则呈颈曲逐渐加大趋势（$P<0.05$），二者同期数值具有明显差异（$P<0.01$），这种差异性在不同年龄段的男女性混合比较时可能被掩盖，易得出性别不影响颈曲的结论。它起因于不同的生理生活环境，可能的原因是30岁以后椎间盘退变进程放慢，而椎体其他部位退变尚未最终形成影响，此时颈椎失稳主要应激于颈椎不良外力活动刺激。男性在日常生活中劳作较多，后壁连接结构受到反复牵拉，依靠颈曲代偿变直维持颈曲平衡；女性颈曲对间盘退变反应更为敏感，数据显示椎间盘退变的患者中女性较男性有更高的颈曲变直率，故其颈曲值在30~40岁段远较男性小，但因随后能避开不良应力劳损，有利于颈曲的逐渐恢复。60岁起，颈椎骨质增生、骨质疏松、椎体变形等相继发生，使颈曲测量复杂化。单从颈曲也难以确切了解颈椎力学状况。虽然仍可测量到颈曲数值，但它已不再具有原来临床意义。

3. 颈曲变化的临床意义

随着CT、MRI的应用，颈椎形态评价有新的途径，但是颈曲出现早、可测量、变化明显，仍不失为临床评价颈椎功能的有效指标。一些研究集中表明，颈椎内外平衡（内源性和外源性稳定）失调是比骨赘更重要的发病因素。我们认为，在颈椎其他退变尚未明显时，颈曲是反映颈椎平衡的重要指征，它表现了颈椎与椎旁软组织之间相互关系。在<40岁退变性颈椎失稳的患者中，颈曲异常改变常常压迫周围的血管神经而产生症状。对于青年来说，颈曲的改善与症状体征的消失呈明显正相关，此时的治疗应以恢复颈曲为重要目标。随着椎体增生、骨质疏松、韧带钙化等日益显著，颈椎生理应力状态完全改变，颈曲只在其中参与完成部分受力，虽然暂时缓和了颈椎力学紊乱，但又更加激发了内外力学平衡紊乱，渐至颈椎失稳，促使颈椎从形态学退变发展为功能退变。此时颈曲只宜作为参考观察指标。

4. 预防保健

颈曲变化在相当程度上反映了颈椎退变的过程。它是颈椎受力异常的表现，又是颈椎最终整体失衡的先兆。因而维持颈曲正常状态是预防和治疗颈椎病变的重要环节。颈曲退变是颈椎退变的一个过程，它随着年龄增加而出现，如何预防则是一个复杂的抗衰老问题。从临床调查来看，健康人适当颈部活动，避免单一体位劳损，特别是前屈位工作，是防止或延缓颈曲退变的一个有效途径。

(三)颈性眩晕

颈性眩晕是指颈椎及有关软组织(关节囊、韧带、神经、血管、肌肉、椎间盘等)发生器质性或功能性变化所引起的眩晕，其主要特点是当头突然转动或处于一定头位即出现短暂的眩晕，数秒至数分钟不等，眩晕常为旋转型，有时可伴有耳鸣，一般无听力下降。颈椎由于解剖结构上的特殊性，又介于缺少活动的胸椎和具有一定重量的头颅之间配有特殊的感觉器官——眼、耳等，故要求颈椎有较大的活动性，因此颈椎容易发生劳损为产生颈椎综合征的主要诱发原因。椎动脉是椎-基底动脉系统的主干动脉，椎动脉从颈总动脉的后方上升，进入上6个颈椎的横突孔，由寰椎横突孔上方穿出并于其侧块部弯转向后方，于枕骨大孔的外缘进入颅腔，穿透硬膜后走行很短一段即对侧椎动脉汇合成基底动脉，分支至小脑、脑桥基底、延脑、大脑枕叶及内耳。当头向右转动时，右侧之椎动脉发生扭曲可使管腔变窄、血流量减少，产生供血部位的脑组织缺血。在正常情况下由左侧的椎动脉与以代偿性的血流量增加，不致造成脑缺血；但如果左侧椎动脉由于硬化或受骨刺的压迫而狭窄时，不能起代偿作用，因而出现脑缺血的症状，如恶心、呕吐、耳鸣、耳聋、视物不清等。

不少报告认为椎动脉型颈椎病的形成是由于颈椎间盘和颈椎的退变，以及因颈椎退变和软组织劳损导致颈椎失稳，在此基础上患椎的有关结构发生移位，特别是椎动脉的后内方钩椎关节和后外方的小关节骨质增生，直接刺激压迫椎动脉而引起椎动脉迂曲变形和狭窄。另外，颈交感神经受到刺激引起椎动脉一过性痉挛导致颈动脉供血不足，而对侧椎动脉代偿不足，从而造成眩晕。由于椎动脉接受来自星状神经节与颈中神经节形成的椎交感丛支配，此外交感神经受外伤、颈部软组织炎、颈部肌肉、韧带劳损后反应性水肿均可刺激颈部交感神经丛；病理冲动亦可通过深部感受器，不断将冲动经颈$_{1-3}$神经后根，再经脊髓小脑束、橄榄及网状小脑束等传导通路向小脑及前庭诸核不断发放，导致发作性眩晕及眼震。

通过对椎动脉型颈椎病眩晕患者的研究发现，其形成的原因有四种。①椎动脉受压：主要表现为椎动脉受压、变形、迂曲；②椎动脉硬化：表现为椎动脉向心性狭窄、串珠样改变等；③椎动脉畸形：两侧椎动脉相差很大，数量不对称，一侧可有两支椎动脉环行迂曲；④椎-基底动脉供血血流速度异常，主要表现为血流速度减慢，血流速度加快，血流双侧不对称，发现部分病人血流不稳定，表现为血流时快时慢，频谱、振幅时高时低。另外血液黏稠度升高也是诱发和加重颈性眩晕的重要因素。

临床表现：表现为多种形式的眩晕，可为运动错觉性眩晕，也可为头昏、晃动、站立不稳、沉浮感等多种感觉，亦可有两种以上的眩晕感。眩晕可反复发作，其显著特点为其发生与头部突然转动有密切关系，即在颈部转动时发生。发作时间较短，一般持续数秒至数分钟不等。主要症状有眩晕、头痛、视力症状可有视先兆，眼前一过性黑矇或闪光，可有视力减退、复视、一过性视野缺损及不成形幻视。部分患者有自发性和位置性眼震，为水平型或水平旋转型。晨起时可发生颈和(或)枕痛。当增生的骨刺、退变的椎间盘以及其他软组织的炎症等刺激到颈神经根时，可出现颈神经根压迫症状，即手及臂发麻、无力，致使持物不自主坠落，久之可出现上肢的肌力减弱、肌肉萎缩、感觉减退等症状；颈交感神经受到刺激时还可以出现心慌、胸闷、多汗或少汗等症状。

第六节 治 疗 方 法

绝大多数颈椎病可用非手术疗法缓解病情，渡过一次急性发作。突出的椎间盘可引起三种局部炎性反应，即创伤性炎性反应、组织胺引起的化学性炎性反应和髓核组织引起的自身免疫反应。这三种无菌性炎症的作用结果是组织水肿，使突出的椎间盘不能回纳，使被压的神经组织浸润在炎性渗液中。即使致压物为骨赘，也是由于邻近神经血管的压迫和磨损而发生创伤性水肿，出现症状。因此，非手术疗法的主要目的是加速消除这些炎症，从而使水肿消退，使突出的椎间盘回纳，解除神经血管的压迫，减轻症状。

一、手法治疗

(一)舒筋手法

点压、拿捏、弹拨、按摩等手法，是颈椎病常用的推拿手法，具有舒筋活血、和络止痛的效果。手法治疗每次约 20min，每次推拿应以患者有舒适感为宜。故手法要柔和稳重，以免引起疼痛不适的感觉。应做到轻而不浮重而不滞，使力量向深层渗透，以获得较好的疗效。

理筋手法对落枕型颈椎病的疗效最为快速，手法结束，症状即可显著减轻。对于痹证型、眩晕型也有一定疗效，萎证型见效较慢，有时效果不显著。

点压按摩常用穴位：落枕型可取风池、天柱、肺俞、曲垣、肩贞等。痹证型可取肩髎、肩髃、曲池、手三里、合谷、少海、神门等。眩晕型可取百会、太阳、大椎、风府、合谷等。此外，压痛明显之处及索条状硬结部即阿是穴可重点施用手法。

(二)颈项旋搬法

《医宗金鉴·正骨心法要旨·旋台骨》载："旋台骨，又名玉柱骨，即头后颈骨三节也，一名天柱骨。此骨被伤，共分四证：一曰从高坠下，致颈骨插入腔内，而左右尚活动者（似寰、枢椎骨折），用提项法治之；一曰打伤，头低不起（似屈曲型骨折），用端法治之；一曰坠伤，左右歪斜（似骨折并脱位），用整法治之；一曰仆伤，面仰头不能垂，或筋长骨错，或筋聚，或筋强，骨随头低（似伸直型骨折），用推、端、续、整四法治之。"这里有病因、症状、分型、治法，至今对临床仍有较高的参考价值。颈椎旋扳法包括有提项法及端法的内容，也可说是提项法及端法的发展。

很多学者描述了各种稍有不同的颈椎旋扳法。此法的基本操作要领是：患者取低坐位，使术者易于操作，术者站于患者背后，一手托住患者下颌，一手托住后枕部，嘱患者放松颈部肌肉。术者两手徐徐用力，将患者头部向头顶部方向尽量上提，然后使头部向一侧旋转，当旋转至接近限度时，术者用适当力量使头部继续向该侧旋转5°~10°，此时多数可听到小关节弹响声，如无不良反应，可再做向对侧旋转。效果明显者可隔日1次。如旋转时患者感觉不适，或合作差者应停做。

颈椎旋扳法要注意四点：①患者颈部肌肉必须松弛，如肌肉紧张，就很难向头颈部提起。②旋转时动作不宜快，可缓缓旋转。③最后旋转5°~10°时要手中有数，不能旋转过多。④向侧方旋转时，必须同时保持将患者头部向头顶部方向做上提的力量，则比较安全。在上提时，椎间孔、椎管内都不会因手法而增加压力，椎间孔等且有所扩大，则旋扳时颈神经及颈髓就不会有受压的情况。

颈椎旋扳法可单独使用，也可与舒筋手法同时配合应用。颈椎旋扳法以落枕型的效果为最明显，对痹证型及眩晕型也有疗效。

二、牵引治疗

《伤科汇纂·旋台骨》转载《陈氏秘法》曰："凡头从高坠下顿缩者，先用消风散或住痛散加麻药服之，令患人仰卧，用布巾带兜住下颏直上。"可见古代对颈部急性损伤已普遍应用布带牵引治疗。现在对颈椎病的治疗，颌枕牵引也是较普遍和常用的手法。

颌枕牵引之着力点在下颌及枕部，故名颌枕牵引，俗称颈椎牵引。可分坐位牵引及卧位牵引两种。对多数颈椎患者有效，但也有少数反应不佳者。

布制的颌枕牵引带在牵引时，下颌的着力点常大于枕部的着力点，如牵引使颈部轻度后仰，则颈椎后部常得不到松解，以致影响疗效。牵引时使颈部轻度前屈，至少是直线位较易见效。

牵引重量可以从小重量开始，坐位牵引可用 2~3kg，如无反应可逐渐增加至 5kg，卧位牵引可从 5kg 开始，最重不宜超过 10kg。要注意患者由于颈部疼痛、项棘肌痉挛，牵引时未能完全放松颈部肌肉，则不易见效。同时注意避免损伤颞颌关节。

三、固定方法

纸板与塑料、石膏围领及钢丝颈托固定，常用于颈部骨折、脱位患者的稳定期或恢复期，也适用于落枕型颈椎患者。某些落枕型颈椎患者颈背部明显酸痛不适，可有"头部不能支持"的主诉，应用围领或颈托，可使颈部获得固定，颈肌进入相对休息状态，减少小关节的摩擦，减轻局部的病变，缓解症状，因而受到患者的欢迎。现在某些医疗机构已开始应用轻便的塑料围领，颈托的形式也有改进。虽然如此，围领和颈托如长期使用，则可引起颈部肌肉的废用。

四、功能锻炼

我国古代有"流水不腐、户枢不蠹"的成语，《内经》有"导引按矫"，华佗有"五禽戏"，均为全身性的锻炼，可以强身防病。对于颈椎病既可通过太极拳、广播操等做全身性的锻炼，也可通过颈项功能的锻炼，增强局部肌力，滑利颈椎关节，缓解症状，使病变逐步好转。这里介绍三种锻炼颈项功能的锻炼方式。

（一）与项争力

先做立正姿势，两脚稍分开，两手撑腰。练习时：①头颈向右转，双目向右后方看。②还原至预备姿势。③低头看地（下颌能触及胸骨柄为佳）。④还原动作宜缓慢进行，以呼吸一次做一个动作为宜。

（二）往后观看

预备姿势同上，练习时：①头颈向右转，双目向右后方看。②还原至预备姿势。③头颈向左转，双目向左后方看。④还原。动作也要配合呼吸，缓慢进行。

（三）回头望月

预备姿势同上。练习时：①头颈向右后上方尽力转，上身躯干也随同略向右转，双目转视右后上方，仰望天空。②还原至预备姿势。③头颈向左后上方尽力转，上身躯干也随同略向左转，双目转视左后上方，仰望天空。④还原。呼吸一次做一个动作。

上面三个锻炼动作主要是练习颈部的伸屈与旋转功能，没有练习颈部侧弯的动作，因侧弯动作可使一侧椎间孔受压，产生副作用。对于轻症患者，侧弯无副作用时，可以加练侧弯动作。

往后观看及回头望月都是练习颈项旋转的动作。往后观看的旋转角度更大，眩晕型患者如有副作用，以暂停为宜。

第七节 特色中医正骨疗法

一、颈椎病寰枢关节骨错缝分型与手法矫正

目前，关于寰枢关节骨错缝的临床描述较模糊，仅简单描述为"齿状突偏歪"或"齿状突到两侧块距离不等""寰枢关节间隙不对称"等。正是由于对寰枢椎骨错缝的笼统认识，才导致临床寰枢椎骨错缝的推拿治疗手法较粗放和单一化，从而不仅致其疗效良莠不齐，而且更重要的是加大了手法操作的危险性和盲目性。

解剖结构决定关节生理功能，由于寰椎没有椎体和棘突，由两个侧块通过前弓和后弓相连接而成，两侧块上关节凹面与枕骨髁构成寰枕关节，枕骨髁的关节面是凸起的，交汇于前侧，类似于弧形楔嵌入寰椎两侧块相对应的侧块上关节凹，寰枕关节属于微动关节，且主要为旋转运动（1°~2°），因而，寰枢椎骨错缝主要应以枢椎错缝为主。研究证实，寰枢椎骨错缝的表现形式复杂化和多样化，其错缝形式大体分为单一错缝和复合错缝两种：其中单一错缝包括 C_2 左/右平移错缝和 C_2 左/右旋转错缝，研究中，平移错缝占 50.55%（137/271），旋转错缝占 7.01%（19/271）；复合错缝主要表现为 C_2 平移合并旋转错缝，研究中 C_2 复合错缝（平移+旋转）占 42.44%（115/271）。

力做功由三要素决定，即力的大小、力的方向、力的作用点。调整寰枢椎骨错缝的手法力也不例外，既要达到安全操作，又要达到最佳治疗效果，手法者必须参照寰枢椎骨错缝的不同临床分型，其手法操作也应根据不同错缝形式，予以对应的错缝矫正手法，从而做到对寰枢关节骨错缝的定性（单一/复合错缝）、定点（枢椎）、定向（与平移/旋转/平移+旋转相反方向）调整。具体阐述如下：对于寰枢椎单一错缝（平移/旋转），枢椎调整手法力作用方向应与 C_2 平移/旋转方向相反；对于寰枢椎复合错缝（平移+旋转），枢椎调整手法力作用方向应该遵守"先纠正旋转后纠正平移"的原则，即先施与枢椎旋转方向相反的手法作用力以纠正旋转错缝，然后再施与枢椎平移方向相反的手法作用力以纠正平移错缝。

虽然本研究对寰枢椎骨错缝的分型与相应手法治疗原则进行了阐述，但是也有两点应引起临床医生重视。其一，由于寰枢关节骨错缝时，必然伴有寰枢关节筋出槽，因而在临床实际手法治疗中，不能单一强调寰枢椎错缝的调整，也应重视筋出槽的手法纠正，才能达到最佳临床治疗效果；其二，偶有寰枢关节骨错缝的现象与临床症状并不一致，因此，对寰枢关节骨错缝的治疗不能刻意过度强求解剖复位，因为手法的作用机制除整复错缝（移位）外，还有调节神经反射、调节体液因子等作用。

二、压痛点刺激手法治疗颈椎病

(一)关于压痛点的产生

1997年Rothman提出:"化学性刺激物质是神经根疼痛的一个主要的发病机理;正常神经根受压时不发生疼痛而只是感觉异常,只有炎性神经根受压时才会引起疼痛。"神经生理学已证明,正常的神经根和周围神经受压时只会产生从麻木到麻痹的征象,只有当鞘膜外神经末梢受到周围脂肪组织无菌性炎症病变的化学性刺激时才会产生疼痛。在临床上观察到许多影像学显示增生严重的病人却没有明显的临床症状;同样,颈肩臂部疼痛明显的部分病人,其X线表现十分轻微,甚或没有改变。故笔者认为压痛点是由于神经根鞘膜外存在无菌性炎症,受到刺激引起反射性肌肉痉挛,肌肉持续紧张,肌腹内压增高,血管被压缩并阻断肌肉内的血液循环,组织缺氧,代谢产物瘀积,发生无菌性炎症,刺激周围神经末梢产生疼痛,高强度的疼痛继而造成高层次肌紧张,如此不断递进,缠绵难解而形成肌肉痛与肌紧张的恶性循环。脊神经的后支分布于椎骨旁的关节、肌肉和皮肤,前支组成颈丛和臂丛,分别表现为压痛点及放射痛。

(二)压痛点的分布

颈椎病例中神经根型颈椎病的压痛点多分布在肩胛骨内上角区,病变椎间隙棘突旁侧,以下位颈椎棘突旁侧为多见,主要与下位颈椎负重大、活动度大、退变严重有关。椎动脉型颈椎病的压痛点多在枕外隆凸的肌附着处,第1颈椎横突尖部,主要与寰枕关节主司俯仰和侧屈运动、寰枢关节主司头部旋转运动及椎动脉的解剖位置有关。少数以右手食、中指皮肤麻木为主诉,X线片显示钩椎关节增生严重的神经根型颈椎病患者及个别以左脚底有踏在棉花上样的感觉为主诉,X线及CT显示后纵韧带骨化的脊髓型颈椎病患者的颈肩背部未发现有压痛点,此类患者用其他保守疗法治疗2个月后未发现症状明显减轻。

(三)压痛点刺激的作用机理

中国传统医学用按压手法治疗疼痛病早有记载,《素问·举痛论》说:"按之则血气散,故按之痛止。"上海宣蛰人教授曾对某些软组织松解术病例,在术前几天对个别部位的压痛点进行刺激手法,在缓解了局部征象以后进行手术,术中发现那些曾经被滑动按压过的肌肉附着处均有局限性血肿形成。故认为压痛点刺激的作用机理在于病变软组织受到比较强烈的机械性按摩的刺激,对神经末梢及周围具有无菌性炎症反应和炎性粘连的病变软组织起到间接松解作用,包括神经末梢的某些破坏作用在内。正如冯德培教授所说:"是由于对压痛点病灶进行了机械性破坏,不论压痛点的病理性质如何以及怎样形成的,均破坏了病灶,也就消除了病灶。"

本法简单易学、方便安全、见效快、疗程短、疗效稳定,不失为一种理想的治疗颈椎病的方法。

现代研究证明,推拿治疗后,血浆中单胺物质含量较治疗前均有不同程度的下降,而尿中单胺类物质含量均有不同程度的升高,其中以血浆中5-羟色胺(5-HT)、5-羟吲哚乙酸(5-HIAA)、去甲肾上腺素(NA)和多巴胺(DA)含量下降为著，以尿中 5-HIAA、DA 及儿茶酚胺(CA)的含量升高为著。我们知道 5-HT 是一种具有强烈致痛作用的外周性致痛致炎物质。5-HT 的下降可起到显著的镇痛消肿作用。此外手法治疗还具有调节神经递质释放，抑制神经肽的释放（包括致炎物质的释放），促进局部血液循环，扩张毛细血管，加速微静脉回流，促进炎性因子如组织胺、血清素、白三烯、前列腺素缓激肽的代谢吸收，解除肌痉挛，消除神经根水肿，缓解压迫等作用。

三、正骨手法治疗单纯收缩期高血压伴颈椎病

既往认为原发性高血压占高血压人群90%以上，继发性高血压占5%~10%。Ⅱ级以上高血压患者为达到目标血压多需终身用药。随着对高血压研究的不断深入，发现所谓原发性高血压并非原因不明，大部分有因可查，是神经精神性因素、外周血管硬化阻力增高、不良行为（如高钠饮食、吸烟、酗酒等）、颈源性因素及内分泌异常等复杂的多因素作用的结果，其中颈源性高血压占高血压的20%以上。笔者在临床实践中发现颈部正骨手法对部分高血压患者疗效显著，无须药物即可保持血压在正常范围。

适宜单纯性收缩期高血压患者有慢性劳损或外伤史，症状包括颈、肩背及上肢疼痛，头晕头痛，颈部板硬，上肢麻木等。体征有颈部活动不同程度受限，病变颈椎棘突、患侧肩胛骨内上角压痛，可触及痛性条索、硬结，可有上肢肌力减弱和肌肉萎缩，臂丛牵拉试验阳性，Spurling 试验阳性。正位 X 线片显示钩椎关节增生，张口位可有齿状突偏歪，寰椎侧块不对称；侧位片示颈椎曲度变直，椎间隙变窄，有骨质增生或韧带钙化；斜位片可见椎间孔变小。

(一)治疗方法

采用卧位颈椎屈顶旋锁定手法。具体方法为：患者仰卧，先行软组织常规松解手法，然后根据影像及触诊确定颈椎活动范围及偏位节段。医生位于患者头端，用矫正手食指第一指节桡侧面接触待矫正椎体关节突的后外侧或棘突尖；另一手在对侧稳定头颈部，以矫正点位于关节突为例。屈：两手协同用力使头部前屈同时带动寰椎，依次向下传导，当关节突张开的感觉和皮肤拉紧的感觉传至接触点时前屈停止。顶：以接触点为中心向对侧轻顶，使颈椎向同侧侧屈。旋：以接触点为中心顺关节面的方向向对侧顶旋至生理最大幅度，然后术者胸肌等长收缩发力，矫正手指尖震颤，可闻"咔"声或触及关节滑动，动作完成。每 2d 1 次，10 次为 1 个疗程。

矫正前确定患者颈椎活动范围，手法过程中仅接触患椎的矫正手食指借胸大肌等长收缩发力，确保矫正动作低幅度、高速度。辅助手仅稳住头颈，绝对不发力，确保颈椎活动均在患者生理活动范围内，待矫正椎骨以外的椎骨不受力。

(二)讨论

1. 颈椎因素是高血压病的重要病因

颈性高血压的诊断包含高血压合并颈椎病和颈椎病症状性高血压两种情况。但实际上

颈椎病所致的疼痛、头昏、睡眠障碍甚至焦虑等症状均可引起血压的短暂升高，不应简单诊断为颈性高血压。笔者认为颈性高血压应首先符合高血压的诊断，即经非同日（一般间隔2周）3次测量，收缩压≥140mmHg或舒张压≥90mmHg，因而称为高血压合并颈椎病更为严谨。我们所选病例均同时符合高血压及颈椎病的诊断标准。

考虑到我们的治疗、观察是短期疗效，远期效果尚不明确，把血压恢复正常水平定义为显效，而非痊愈。从实际疗效看，提示高血压合并颈椎病患者中至少1/3的患者颈椎因素是高血压的主要病因，去除病因后血压可完全正常。表明高血压患者中颈椎因素是血压升高不容忽视的重要致病因素。

2. 正骨手法治疗高血压合并颈椎病的可能机制

颈椎病引起高血压的机制迄今尚不完全明确，目前多认为颈椎错位或增生骨赘机械压迫及颈部韧带、关节囊、椎间盘等软组织的无菌性炎症，刺激颈前交感神经节、椎动脉、颈脊神经、颈髓，引起自主神经功能紊乱，导致血管运动中枢或心血管兴奋性增高、血压升高。血压持续增高致微动脉痉挛，体液代谢平衡失调，从而激活肾素-血管紧张素-醛固酮系统，使高血压趋于稳定，长期血压增高则出现血管硬化、心肌肥厚等不可逆病变。因而肾素-血管紧张素-醛固酮系统激活的初期是非药物治疗高血压的最佳时期，及早干预有可能打破上述恶性循环，恢复正常血压。大量病例也证明，在早期即进行积极临床干预，1/3单纯收缩期高血压伴颈椎病患者能恢复正常血压。

3. 颈椎屈顶旋锁定手法的优势

我们正骨所用屈顶旋锁定手法矫正力源于胸大肌等长收缩，而非臂及前臂肌肉，操作时需要短杠杆定点发力，即用食指的第一指节桡侧面接触待矫正椎骨的棘突或关节突瞬间发力（<300ms），即发即止，速度快，位移极小，矫正动作仅令患者产生轻微震颤感；且另一手仅稳定头颈，并不发力。手法全程患者颈椎活动均在生理范围内，确保待矫正椎骨以外的椎骨不受力，从而最大程度上避免了其他椎骨的位移，实现了外科手术式矫正，因而具备冲击性调整手法（thrusting manipulation）高效、快捷、精准的优点，又具备关节松动术（mobilization）松弛、舒适、安全的优点，治疗中未出现手法后颈部症状加重现象。

传统手法的启动力始于颅骨，力从头颅向下传导，如针对下颈段治疗必须从上颈段向下传导力量，所以上颈段受力更大，因而上颈段损伤的风险无法避免。治疗症状加重的根本原因在于不应该受力的部位受到创伤，而屈顶旋锁定手法的定点定位更准确，针对性更强，所以疗效也更好，这一点从大量病例结果中可以看出。

综上，只有在高血压发病的早期，还没有形成稳定的高血压时单用手法治疗高血压才能有确切疗效。单纯收缩期高血压伴颈椎病患者早期行正骨手法治疗效果显著，颈椎屈顶旋锁定正骨手法效果较传统坐位颈椎旋转复位法疗效更佳，更为安全。手法治疗对其他类型的高血压疗效有待进一步探索。

四、推拿治疗颈椎病的研究进展

运用手法治疗颈椎病是中医的一大优势,正日益受到国内外的高度重视。近年来,对推拿治疗颈椎病的机理、术式,以及旋搬手法对颈脊髓、椎动脉、椎间盘、颈椎周围软组织等影响的研究,均取得了一定的进展。本节着重综述以上研究进展,并对某些方面提出看法。

(一)推拿治疗颈椎病机理的研究

中医正骨手法应用于临床已有千年历史,除用于骨折、脱位外,还用于软组织损伤的治疗,认为先疏通气血,活其经络,然后再顺筋正骨,使肌肉松解,关节通利。《医宗金鉴·正骨心法要旨》明确提出:"骨缝开错,气血郁滞,为肿为痛,宜用按摩法。按其经络,能通郁闭之气,摩其壅聚,以散瘀结之肿。"近年来各地通过临床实践、尸体解剖和动物实验,并运用 X 线摄片、X 线造影、CT 扫描、磁共振现象、立体电光和电光测量等现代化的先进设备和科研手段,对推拿治疗颈椎病的机理做了大量研究工作。周明志总结临床研究后认为,颈椎病椎间关节位移,不正则痛,"正"与"不正"是互为因果的,对此可用松解手法,将粘连与痉挛的软组织剥离,解除痉挛,纠正位移,可起到改善局部血液循环、促进新陈代谢、恢复末梢神经感受器功能的作用,达到通则不痛的目的。李义凯等通过对新鲜尸体解剖和实验,观测到推拿治疗颈椎病,具有解除肌肉痉挛,消除神经根的充血、水肿,解除神经根与其周围某些软组织的粘连,增大椎间隙及椎间孔,减轻椎间盘等对神经根的压迫,减少椎间盘内的压力,减轻对钩椎关节的刺激,消除无菌性炎症等作用。并认为旋搬手法的理论基础是"筋出槽""骨错缝"。单(或多)个椎体位移及其邻近组织损伤,是颈椎病的主要病理改变,用旋搬手法拨正患椎偏歪的棘突,整复椎体滑脱后,能使"骨对缝""筋入槽"。刘傲霜等提出推拿治疗颈椎间盘突出症采用软组织松解和颈椎牵引旋转复位手法,在一定的生物力学作用下,借助髓核的回缩力而还纳,恢复颈椎间盘的原状,改变了突出物与神经根之间相对的位置关系,同时促进颈部血液循环,改善了椎-基底动脉的血液供应。姚馥兰等认为推拿手法可以消除颈部肌肉的紧张状态,促进了头颈部的血液循环,同时通过末梢感受器,由脊髓反射系统传到视丘下部"B"细胞区交感带,直至大脑皮层对植物神经进行调节。关于颈椎病推拿旋搬过程中小关节出现"咔嗒"声的问题,一般学者认为与关节内气体腔有关。李义凯等通过对"咔嗒"声进行录音和波形分析后,认为此响声与其他关节响声相似,是骨关节相互摩擦所致。总之颈椎病的发病机理是复杂的、多因素的,至今尚未完全明了,而推拿旋搬等手法治疗颈椎病的机理也是复杂的、多方面的。目前能够认识到的是通过推拿旋搬手法,恢复颈椎诸关节原有的位置关系,调整椎间隙,消除神经根周围的、化学的致痛因素。重建颈椎的动力平衡系统,进而达到恢复和稳定静力平衡系统。但是,就目前而言,与消除物理性致痛因素相比,消除化学性致痛因素的研究尚不多,这可能与化学因子致痛病机研究不多有关。

(二)颈椎病推拿术式的研究进展

颈椎病推拿手法复杂多样,不仅各派之间不同,同一门派内部亦各异,大致可分为推拿正骨手法及其衍化手法。施杞在总结临床经验的基础上,提出"摩揉点松扳"五字诀,分正骨和理筋手法。先注意摩揉点松,然后再上托颈部,利用患者自身重量对抗牵引,一松一提一松,可加强颈部的血流灌注;最后使用快速轻松的扳拉手法,此时多可闻及"咔嗒"之声。此手法对颈椎小关节紊乱、错位所致的颈型、神经根型、植物神经型颈椎病有良效。刘傲霜等在用药物穴位注射后采用推拿手法:①后颈部揉法,至皮肤泛红,局部有热感。②由肩峰经肩井至风池施以滚法,两侧各30遍。③提拿两侧肩井穴各6次。④点按双侧风池穴、颈部夹脊穴各3遍。⑤牵引拔伸颈部6遍。⑥上肢内收牵张斜角肌10遍。⑦仿臂丛神经牵拉10遍。⑧扳颈。⑨颈肩部拍打法。章如虹等在介绍手法治疗时提出首先在患侧颈部和肩部使用揉、㨰、滚的理筋手法,然后再用旋转复位法、提端摇晃法和颈肩部拍打法。张永康等也采用颈椎定点旋转扳推复位法,使颈椎恢复其原来的正常位置,促进受损的软组织修复,解除因患椎错位对血管、神经和脊髓的刺激或压迫,因而使临床症状消失或减轻。总的看来,目前推拿治疗颈椎病诸手法,皆以头颈旋扳为主,辅以滚揉端拉拍打等。

(三)旋扳手法对颈脊髓、椎动脉、椎间盘影响的观测

颈椎病多发于中老年,而中老龄人颈椎管减小,脊椎刚度增加柔韧度减小,使颈髓更易受损。以旋扳手法治疗颈椎病,应用得当,可起到立竿见影之效;手法过重或禁忌证掌握不严,则易造成严重损伤。这点已引起医疗界同行们的高度重视,并对旋扳手法对颈髓、椎动脉和椎间盘的影响进行了大量的观测。

1. 旋扳手法对颈髓影响的观测

李义凯等通过对新解尸体解剖和实验,观测到颈椎前屈旋转时,颈脊髓轻度受压扭曲,以中上段颈髓较明显。颈椎过伸旋转时,颈髓变化与前屈旋转相似。他们还观测到颈椎后伸旋转时,将使椎管的储备空间减少,压迫颈髓,易造成脊髓损伤;前屈旋转时,椎管的矢状径和截面积增大,椎管内空间增加;另外前屈旋转还对下位神经根位移影响较大,有利于松解神经根和椎管内的某些粘连。彭明等观测到颈椎过伸时,颈髓短缩变粗,后纵韧带和椎板间黄韧带凸入椎管内,而硬膜囊前后紧靠脊髓,缓冲间隙缩小,尤其在发育性或退行性椎管狭者,脊髓缓冲间隙更小或消失。故旋扳过重或手法掌握不当时,极易造成脊髓损伤。

2. 旋扳手法对椎动脉影响的观测

推拿治疗颈椎病诸手法中,皆以头颈部旋转扳推为主,对此朱定军等通过X线对活体进行检测时发现:颈椎旋转时,从下至上,颈椎位移逐渐增大,旋转幅度最大的是C_1、C_2,其次是中段,而下颈段的幅度最小。一般认为颈椎病好发于下颈段,C_{5-6}最常见,其次是C_{6-7}、C_{4-5}。从以上检测可以看出,旋转手法对颈椎病好发的下颈段影响较小,而对发病较少的上颈段影响却很大,由于椎动脉在上颈段的弯曲和变异较多,上颈段的位移势必挤压椎动脉，致使椎动脉管腔变小，甚至完全闭塞，严重影响椎动脉的供血功能。林庆光等根据颈椎病手术观测到：增生的小关节、骨赘、松弛的椎间韧带、突出的椎间盘等可直接压迫椎动脉，尤其当头部转动到一定位置时，椎动脉发生扭曲、受压，或受到刺激而痉挛，致使椎-基底动脉供血不足，造成眩晕。

3. 旋扳手法对颈椎间盘影响的观测

赵定麟通过模型实验时观测到颈椎于前屈状态时，椎间孔内压力增高，髓核易后移，该处脊髓前方的压应力较仰卧位为大。李义凯等通过尸体解剖和实验观测到：所有纤维环在过伸旋转位时，均有轻度突出，并随左右旋转而左右移动。过伸旋转时，向中线突出的髓核增大。袁国庆等报告：当颈椎在屈伸或旋转运动时，椎管前后径、容积、压力均发生变化，特别是颈椎后伸时，黄韧带受椎板的挤压而折叠内凸，相应的椎间盘也受椎体的挤压而后突，两者同时作用，使相应的椎管前后径明显减少。

总之，旋转手法对颈髓、椎动脉、神经根和椎间盘都有较明显影响，且随旋转幅度的增加其影响也加大，张正丰等在实验研究中得出：动态下下颈椎椎间孔变化的特点是屈曲时增大，伸展时缩小，C_{3-4}、C_{4-5}、C_{5-6}椎间孔变化最明显，全屈位时其面积分别增加16%、22.6%和13.3%，全伸位时，其面积分别减少21%、15%和10%。由此可以看出，颈椎前屈位时，椎管内容积增大，对脊髓、椎动脉和神经根的活动影响较小，颈椎后伸位时，椎管内容积减少，对脊髓、椎动脉和神经根的活动影响较大，因此，对颈椎病行旋扳手法治疗时采用适当的前屈位较为适宜。

4. 推拿治疗颈椎病禁忌证的研应进展

推拿治疗颈椎病，在施行邓氏定位旋转手法时，必须准确、轻柔、稳定，忌用暴力、猛力，以免发生意外。邓宝善等提出推拿治疗颈椎病，首先是辨病，明确颈椎病的诊断，明辨颈椎肿瘤、结核、化脓性炎症、侧囊硬化和脊髓空洞症等，并认为反复旋转颈椎只会加重关节面磨损，且突出物易刺激椎动脉、神经根和脊髓。李义凯等通过颈椎旋转手法对椎动脉流速影响的研究后指出：对动脉硬化、高血压及椎动脉有明显解剖学变异的患者要慎用或不用旋扳手法。党耕町等认为寰枢椎畸形、损伤、炎症和肿瘤，可使正常解剖结构出现异常，失去稳定性，使上段颈髓处于危险状态，在外力作用下，易出现急性颈髓损伤，危及生命。袁国庆等认为脊髓型颈椎病及椎管内占位病变，临床表现有时酷似颈型或神经根型颈椎病，仅以临床表现及普通X线平片难以鉴别，因此颈椎推拿治疗前，明确有无脊髓压迫十分重要，磁共振检查是目前诊断脊髓压迫安全可靠的方法，为了避免推拿引起颈髓损伤的发生，建议对颈型和神经根型颈椎病决定推拿治疗前，行颈椎磁共振检查，除外脊髓压迫性病变。脊髓型颈椎病应列为推拿治疗的禁忌证。马东升提出：老年性骨质疏松、颈椎退变骨桥形成或骨刺突入椎管内或椎间孔者、横突孔明显狭窄者、颈部有肿瘤者、颈椎骨折者、严重冠心病者，术前安全检查，患者仰卧位做头顶侧旋，明显心慌、心律或血压异常改变者皆不宜用旋扳手法。但是，我们认为以上所列推拿禁忌证，是对患者颈椎不能施以推拿手法，而对其肢体做推拿按摩还是可以的。因为这样做，可以减少肢体的肌肉萎缩，防止关节僵硬，减少病人的痛苦。只是手法不宜过重，动作要稳而慢，防止加重损伤。医者要时刻注意病人的反应，如果病人有颈痛或有较重的眩晕时，应立即停止治疗。以上禁忌证和注意事项的提出是在研究手法治疗正作用的同时，提出了手法治疗易引起损伤的副作用。今后宜在探索手法治疗的基础上，为进一步提高疗效、巩固疗效、缩短疗程、减少不必要的损伤方面做更深入的研究。

五、手法配合牵引治疗颈椎间盘突出症

（一）手法治疗

1. 基本手法

轻柔且具有渗透力的滚、禅、点、揉、擦等法。患者取坐位，颈微前屈放松。医者站立于患者背后，先用滚法沿颈两侧从风池至二肩部治疗 5min，再用一指禅沿颈两侧及棘突上下反复治疗 5min，然后依次点按风府、风池、肩井、天宗、曲池、合谷等穴，最后沿颈椎两侧涂正骨水用擦法擦至透热，再拿肩井穴收功。

2. 提旋法

患者端坐，全身放松。然后嘱患者低头，术者一手托患者下颌顺患侧弧形向上提旋，同时另手拇指按压于偏离中线的患椎棘突旁，向健侧按压患椎棘突，余四指按在枕部向前下推压。

3. 侧扳法

患者保持原坐姿。术者一手拇指按原位不动，余四指按肩，嘱患者抬头平视前方，另手扶患侧顶部向患侧侧扳。此二法施法过程中均可听到小关节松动的弹响声，拇指可感到患椎棘突轻度位移。

（二）牵引治疗

手法整骨后进行，患者戴颈牵套，俯卧在 JQ-I 型脊柱牵引机上。固定肩部及颈牵套，根据患者颈椎长度调好拉距，进行慢速持续机械牵引。牵引时间 10min，持续牵引时间 2min，放松休息时间 6min，牵引重量 10~20kg，角度向上倾斜 5°~10°，牵引同时术者站患者患侧旁边点压患者颈部和肩背部肌肉的起止点，使小关节松动，把患侧的小关节推向脊柱方向，在牵引的状态下对排列紊乱的小关节进行整复。此牵引配合上述手法整骨每 3d 1 次，4 次为 1 个疗程。部分病例最短治疗 1 个疗程，最长治疗 4 个疗程。

（三）病因与发病机制

颈椎间盘突出多发生于颈$_3$以下，除椎管发育因素外，多因急性外伤或长期的慢性劳损造成。急性外伤引起的颈椎间盘突出主要是当颈椎屈曲状态下受到一定的外力作用后椎间隙内压突然增高，使髓核向椎体后方位移，当其压力超过纤维环之强度或纤维环本身素有退变时，即可造成纤维环破裂，髓核从后纵韧带下突出椎管，形成颈椎间盘突出症。慢性劳损引起的颈椎间盘突出症发病无明显诱因，主要是颈部损伤和椎间盘发生退行性变有关。颈部过伸性损伤，可引起近侧椎体向后位移；屈曲损伤可使双侧小关节脱位或半脱

位；均可使椎间盘后方张力增加，引起纤维环和后纵韧带破裂，髓核突出。颈椎间盘发生退行性变，随着年龄增长髓核失去部分水分及其原有的弹性，当受到一定外力作用后，致使纤维环破裂，髓核突出压迫神经或脊髓。通过观察认为，颈部急慢性损伤是颈椎间盘突出症的主要诱因，颈椎间盘退变是颈椎间盘突出症的原发因素，颈椎间盘突出造成对脊髓、神经压迫与刺激及周围软组织的痉挛性损伤及炎症是本病的主要发病机制。

(四)手法及牵引治疗机制

颈椎间盘突出造成对脊髓、神经压迫与刺激及周围软组织的痉挛性损伤及炎症。使患者出现颈及上肢胀麻疼痛、肌肉萎缩、肌力减退、肌腱反射减弱、颈椎生理曲度变直、椎间隙变窄、椎后小关节排列紊乱、项韧带钙化等临床表现。而手法按摩与整骨可有效地松解颈周围软组织的痉挛、粘连，促进炎症物质的吸收，整复排列紊乱的椎后关节，使之归复原位。机械牵引能使变直的颈椎曲度得到明显改善，增宽椎间隙，扩大椎间孔。二者配合使用，在牵引的状态下运用手法整骨，使椎间盘产生负压，有助于突出物不同程度回纳，改变神经根与突出物相互位置关系，松解周围软组织痉挛和粘连，从而达到增加脊柱稳定性、减压神经根而缓解症状的目的。

(五)手法整骨与机械牵引注意事项

①施用手法治疗时，定位要准确，整骨角度要适当，用力要均匀适度，避免由于手法不当造成脊髓及神经根的损伤给治疗增加困难。②机械牵引时，应根据病人颈椎长度选择适度拉距，牵引过程中应密切观察病人对牵引的反应，防止牵引过度造成颈部脊髓及神经根的损伤。

六、牵引推拿旋扳配合练功治疗神经根型颈椎病

神经根型颈椎病临床常见，采用单一的治疗方法疗效往往不令人满意，我们对160例神经根型颈椎病进行综合治疗，取得了满意的效果。现总结报告如下。

(一)临床资料

本组160例，男71例，女89例；年龄最大79岁，最小39岁，平均53.2岁；其中8例有外伤史，122例有长期从事伏案、编织、维修等工作劳损史，其他原因引起的30例，均有不同程度的颈肩背疼痛、沉重感及上肢放射、麻木、乏力等颈神经刺激或受压症状；检查均有不同程度颈肌紧张、棘突偏歪、固定性压痛或伴有上肢放射疼；压颈试验阳性130例，臂丛神经牵拉试验阳性者139例；X线片示有不同程度骨质增生者147例、生理曲度异常(包括变直、反曲及侧弯等)126例，椎间隙狭窄者97例，项韧带钙化者31例。

(二)治疗方法

1. 牵引

病人取坐位，头颈前屈20°左右行颌枕带牵引，颈椎曲度反弓者垂直牵引，重量因人因病而宜，一般从3~4kg逐渐增到5~8kg。每次牵引20~25min，每日1次，10d为1个疗程，一般连续2个疗程后休息5d再继续牵引。要求时时询问病人的感受，一旦出现病情

加重或不适感时应减轻牵引重量、减少时间或终止牵引。

2. 推拿

以自制的正骨水（由制川乌、制草乌、当归、樟脑、骨碎补、木瓜等19种中药组成，以高粱酒1500ml浸1个月后滤渣取其汁而成）涂于颈肩背部。患者取坐位，术者立于患者身后，先用捏拿法、按揉法、滚法、弹筋法、推摩法在颈肩背部推拿，使肌肉放松，达到舒筋活络、缓解痉挛、松解粘连的效果。接着点按风池、风府、肩中俞、肩外俞、肩井、肩贞、肩髃、臂臑、曲池、手三里、合谷等穴，以疏通经络、解痉止痛。然后做拔伸旋转复位，以听到响声或手下有关节跳动感为佳。再用双手抓法抓上肢肌肉，用拔指法顺序牵拔手指。然后，行拍打法以调达气血。最后以推摩法结束治疗。急性期手法宜轻柔，不宜行旋转复位，以防病情加重；慢性期手法力宜在中等以上，出现得气感为宜，要求轻而不浮，重而不滞，均匀、持久、有渗透力。每日或隔日施术1次，10d为1个疗程。

3. 功能锻炼

由护理人员指导其功能锻炼。方法有如下几种。①前后点头：取坐位或站立位，头向前下方低到最大限度，然后向后上方仰至最大限度，反复8次。上仰时吸气，下低时呼气。②摇头摆颈：姿式如上，头向左偏至最大限度，然后向右歪至最大限度，反复8次。歪头时吸气，中立位时呼气。③左右顾盼：姿式同上，眼睛平视，用力向左方回头，然后向右方回头，反复8次。回头时吸气，中立位时呼气。④左右旋颈：取端坐位，头颈由右向左旋转，做圆周运动，然后反向旋转。旋转时吸气，还原时呼气。⑤仙鹤点头：取端坐位，仰头，做下颌后仰，然后上抬、前伸、下落内收，再上抬，连续进行，要求下颌所经路线呈一圆型，连续8次。上述动作要求每日早晚各1次，根据不同情况可适当增加或减少活动次数，活动时动作要慢，有节奏，幅度由小到大，持之以恒，长期练习。老年患者要注意安全，最好扶物练习，以防意外。

(三)治疗结果

本组160例治疗最短1个疗程，最长4个疗程，结果痊愈(症状体征完全消失，恢复原工作)82例，占54.4%；显效(自觉症状和阳性体征大部分消失，但在劳累后仍有轻度症状，可做原工作)65例，占40.6%；好转(自觉症状和阳性体征部分消失，可做轻工作)8例，占5.0%；显效率为95.0%。

(四)讨论

颈椎病是临床常见病，尤以神经根型多见，据北医三院统计约占58%。对此采用单一的疗法效果往往不佳，且易复发，而综合治疗则具取长补短、缩短疗程、提高疗效等特点，故用于临床后疗效令人满意。其中，牵引疗法对颈椎病是较为有效且应用广泛的一种方法，其主要作用是解除痉挛，松解粘连，矫正脊椎结构紊乱，缓解神经压迫、刺激症状；推拿具有通经止痛、调节脊椎紊乱、整复错位、解除神经压迫、松解粘连、缓解痉挛、减少肌肉萎缩的作用；正骨水涂敷具有舒筋活络、祛风除湿、活血祛瘀、强筋壮骨、消炎镇痛之功；功能锻炼能够调节脊椎的内在平衡，加强其稳定性，改善骨及软组织的血液循环，增加了其代谢过程，使其有机成分增加，无机成分减少，强度、韧性增加，延缓了骨质的退行性变，从而提高了软组织的弹性和颈椎骨关节的灵活性，对促进痊愈、巩固疗效、预防复发均具有积极的作用。治疗后应嘱患者注意防风、防寒、防外伤及纠正不良姿势和习惯，经常以手推摩颈部。另外，正确的睡姿（只要不影响或加重心、肺负担，不引起形体特别是头颈的畸形，能使肌肉放松，有利于休息的睡姿都算是正确的，一般以仰卧、侧卧为宜）及合适的枕头（应是柔软的圆枕，超过自己的肩宽10~20cm，高度以压缩后略高于自己的拳高，10~15cm，位置应在颈部的后方）也极为关键，须向患者讲明道理及方法，以取得他们的积极配合，从而使复发率尽可能降到最低限度。

第八节 药物治疗

一、落枕型

舒筋活络、散风止痛，方剂为舒筋汤加味。

药用：姜黄12g，羌活19g，白芷15g，元胡20g，川芎12g，白芍10g，地龙12g，土鳖虫12g，葛根20g，赤芍10g。伴有上肢麻木者加桑枝15g、桂枝20g；伴有头痛、头晕者加天麻10g、杜仲15g；伴有肩背部疼痛者加独活20g、细辛5g；伴有心律不齐或心前区不适者加丹参20g、当归30g。每日1剂，水煎服，早晚分服，10d为1个疗程。

成药常用疏风定痛丸、散风活络丸等。若在慢性期又体质虚弱、肝肾不足者，则应补肝肾、强筋骨，常用补肾壮筋丸。

二、痹证型

(一)麻木型

养血活血、益气通络，方剂为黄芪桂枝五物汤加味。

药物组成：羌活12g，姜黄12g，川芎9g，当归12g，赤芍9g，黄芪15g，防风10g，桂枝9g，炙甘草6g，生姜6g。项背痛甚者加葛根12g、威灵仙10g；头痛甚者加白芷12g、藁本12g；肌肉发硬者加白芍15g、防己10g、木瓜10g；肢体沉重者加苍术12g、鹿衔草12g；手麻者加天麻10g、威灵仙10g、海桐皮12g。

成药常用天麻丸、活络丹等。

(二)疼痛型

祛风散寒、舒筋通络，方剂为桂枝附子汤加减。

药用：桂枝10g，制附子10g，淫羊藿10g，桑寄生15g，续断15g，细辛3g，杜仲15g，怀牛膝15g，木瓜15g，生姜3片，大枣10枚。10剂，水煎服，每日1剂。同时嘱其注意适当锻炼，加强营养，避风寒湿。

三、眩晕型

(一)痰湿中阻

患者体质肥胖，痰饮为患，舌苔润而厚腻，脉滑细。治宜化痰利湿、舒筋通络，方剂为温胆汤加减。

处方：茯苓 16g，法半夏 10g，陈皮 10g，甘草 10g，枳壳 10g，竹茹 30g，生姜 10g，荷叶 3g，菖蒲 9g，珍珠母 15g，白芍 7g，夏枯草 10g，玄明粉 7g(另包冲服)。

(二)气血两虚

患者体质虚弱，心悸气短，面色㿠白，舌质淡，脉细弱。先宜健脾醒胃为主，后益气养血，方选归脾汤合香砂六君子汤化裁。

处方：红参 5g(另焗)，黄芪 20g，白术 10g，当归 10g，阿胶 10g(烊服)，川芎 10g，枸杞子 15g，巴戟天 10g，木香 7g(后下)，陈皮 5g，神曲 7g，红枣 10 枚，生麦芽 15g，炙甘草 5g。10 剂，水煎服，每日 1 剂。

成药常用骨刺丸。

四、痿证型

肢体局部广泛性萎缩，乏力，功能受限，舌体有齿痕，脉沉细而弱，本型多为肝肾阴虚。治宜滋补肝肾、强筋壮骨，方剂为强筋壮骨汤、补阳还五汤。

药用当归 15g，制首乌 15g，锁阳 15g，熟地 12g，龟板 9g，黄柏(酒炒)12g，干姜 12g，杜仲 12g，淫羊藿 15g，黄芪 30g，蛇床子 15g，鹿角胶(炒)9g，制附子 12g，炮山甲 9g，血竭 3g(冲服)。每日 1 剂。

成药常用健步虎潜丸、健身全鹿丸等。

五、椎动脉型

患者素有颈肩疼痛，头痛头胀、肢体倦怠，继之恶心呕吐、头晕、耳鸣、目糊，视物过久或转颈突然常有眩晕如坐舟船，猝倒。治宜平肝熄风、化痰降逆、活血化瘀、疏风化湿，方剂为清空流气饮加减。

处方：羚羊角粉(冲服)0.3g，白菊花 9g，明天麻 5g，钩藤(后下)9g，吴茱萸 3g，炒川黄连 5g，姜竹茹 5g，法半夏 5g，藿香 5g，广陈皮 5g，全当归 9g，石决明(先煎)15g，炒枳壳 5g，赤芍 9g，珍珠母(先煎)30g。

成药常用大活络丹，每天 1 丸。

第九节 其他疗法

一、针灸治疗

针灸治疗对颈椎病有行气活血、和络止痛、调节机体功能的作用，可逐步取得疗效。

体针取穴：落枕型及痹证型可取风池、夹脊、曲池、合谷、手三里等；眩晕型耳针效果较好。耳针取穴：皮质下、肾上腺、交感、神门等。

二、水针治疗

用红花、当归、川芎混合注射液 5ml 加 2% 普鲁卡因 2ml，做压痛点或条索状硬结区局部注射，隔 3~4d 重复注射 1 次，可减轻疼痛，逐步软化硬结。对于眩晕型，可用此混合注射液 3ml 加 2% 普鲁卡因 1ml，注入两侧风池穴，有较好疗效。

复方丹参注射液 15ml 加入 10% 葡萄糖 500ml 内静滴，每日 1 次，连用 6d，对眩晕型亦有较好效果。

水针治疗椎动脉型颈椎病：

(一)治疗方法

药物制备：用 20ml 注射器抽吸 2% 利多卡因注射液 2ml、地塞米松 5mg、维生素 B_{12} 注射液 0.1mg，加 10% 葡萄糖液至 20ml。

(二)操作方法

患者平卧，头偏向健侧，常规消毒，确定 C_4 横突尖位置后，用 8 号注射针头垂直皮肤进针。进针速度应慢，边进针边回抽，若有回血及异常感等现象发生，将针头退出少许，调整方向后继续进针达横突骨膜，然后退出 2mm，回抽无异常时，注入混合液 5ml。然后取头正中位，在 C_7 横突水平颈正中线旁开 4~5cm 处，左手食指触及颈内动脉搏动后用拇指把胸锁乳突肌及颈内动脉向外侧推开，用 6 号针头垂直皮肤进针，速度宜缓，边进针边回抽，以免挫伤血管神经及引起气胸，针头达 C_7 横突前缘后注入混合液 5ml。操作完毕后，嘱患者休息观察 15min，预防晕针等意外情况发生。

(三)治疗结果

采用上述方法治疗，5d 1 次，4 次为 1 个疗程，治疗 1~2 个疗程后头晕、目眩、耳鸣、恶心、呕吐等临床症状完全消失者，占 81%；症状明显改善者，占 11%；症状无改善者，占 8%；总有效率达 92%。

(四)讨论与体会

椎动脉型颈椎病是指颈椎退行性改变后，椎动脉受到刺激或压迫引起椎动脉痉挛或变窄而导致椎-基底动脉供血不足所表现的疾病。根据椎动脉及其邻近组织的解剖特点，笔

者选择在 C_4 横突尖及 C_7 横突前缘注射混合液,混合液中含利多卡因和激素,能阻断恶性刺激的传导,降低毛细血管的通透性,减轻水肿,抑制炎症渗出;维生素 B_{12} 为营养神经药物,可改善神经干和神经末梢的传导功能。综合作用可以消除局部肌肉软组织的炎症水肿,降低交感神经的兴奋性,解除或减轻对椎动脉的刺激和压迫,从而达到治疗效果。但临床观察认为,椎动脉型颈椎病伴有局部皮肤溃疡及全身严重感染者不宜用该方法治疗。而操作时进针部位消毒必须严格,进针速度宜缓,避免损伤神经、血管及气胸等情况发生。

第十节 关于枕头制作标准与垫置方式的讨论

在日常生活中,人们的颈椎大多处于前屈状态,故易使颈项部软组织因长时间的牵张而疲劳;睡眠是消除疲劳的主要生理过程,但在睡眠过程中,如何使颈部组织得以良好休息,则与其所采用的枕头及垫置方式密切相关。对此结合临床与相关文献粗浅讨论如下。

一、颈椎的生理与病理

现代医学研究认为,颈部的正常活动功能主要有赖于其动、静力平衡系统的良好协调,即有赖于颈项部肌群的等张力稳定与良好的运动协调和颈椎诸关节与序列的整齐不紊,以及关节囊与韧带的良好弹性作用。在平衡理论中,有学者提出"动力失衡为先,静力失衡为主"是颈椎病的主要病理机制。就是说,当提供运动协调与等张力稳定的肌群中某一条肌肉或一组肌肉损伤时,可使其运动协调或等张力稳定作用减退,甚或消失,导致动力失衡;为维持颈椎的平衡与稳定,颈椎的骨、关节、关节囊或韧带必然提供代偿则出现了关节功能紊乱、关节囊或韧带的痉挛,以及骨或韧带的增生机化,导致静力失衡。此时在影像学检查中则可发现颈椎生理曲度异常,小关节紊乱,棘突偏向一侧,或椎间盘突出等;病程较长的病人中还可发现骨质增生,或黄韧带、后纵韧带、棘上韧带等的增生肥厚或钙化。由于上述变化引发的一系列的症状或体征命名为颈椎病,根据其症状特点可分为不同类型。

二、颈椎病的治疗

在颈椎病治疗的众多方法中,手法与牵引治疗效果较为确切。手法可使痉挛的肌肉或韧带得以松解,改善血液循环,提高有氧代谢率,从而使肌肉的张力降低,弹性增强,肌力恢复,进而恢复动力平衡;还可使错乱的关节纠正,恢复正常序列。常规的枕颈带牵引可使椎间隙形成一负压区,使椎间盘的营养改善或突出回纳,控制或延缓椎间盘的脱水性变,使静力平衡恢复。治疗时和治疗后,必须同时纠正颈椎过屈的致伤因素,才能治疗有效，免于复发。纠正高枕虽是生活小节，但事关重大。疗效的稳定与巩固情况需调整患者睡眠时所使用的枕头来达到巩固疗效的目的。

三、枕头制作的标准

通过实验研究发现，颈椎在中立位至自然后伸73°位情况下，颈项部肌肉或韧带均无明显牵张而处于较松弛状态，所以在平卧时于颈项部适当垫枕以维持颈椎的生理曲度，有利于颈椎周围组织的康复。其标准如下。

(一)高度

由于头的横径与肩的宽度存在一定的差距，在侧卧时因受头的重力作用使颈椎偏向一侧，造成对侧肌肉的牵张。要解决这一问题，可借助枕头高度来弥补。正常人群呈对称性生长，所以只需测量一侧的差距即可。此差距即是此人所用枕头的高度，也即肩峰至同侧耳前额骨外缘矢状面的距离。

(二)宽度

完整的颈椎是从枕骨起至第1胸椎这一脊柱段，具有一定的长度。若枕头的宽度过窄，可因其托顶作用而在某节段形成过伸位，使该节段的椎管截面变小，对椎管内的脊髓不利，尤其在椎管狭窄患者表现更明显。所以，枕头的宽度应与颈椎长度相对应，即以端坐时头中立位情况下枕骨隆突至第1胸椎的直线距离为宽度。

(三)长度

由于枕头长度于实际应用并无多大价值，只需达到便于挪移及头颈不易滑离枕头之目的即可，所以认为以两侧肩峰间距为其长度为宜。用上述方法对正常成人测量可得出枕头的规格应为：长度47~55cm，宽度男为20~23cm、女为18~21cm，高度8~10cm。

(四)表面形态及充填物

正常人群的颈椎均有一前弓曲线，其曲线深度最大位于C_4，均值为1.2cm，所以枕头的表面应根据此前弓曲线制成圆弧形。枕头内充填物应以与颈部软组织弹性度相近的材料为宜，以避免因其质地过硬或易硬结而引起压迫损伤；若过软，则易被压塌而失去枕头本身的应用价值，所以认为以高强度海绵塑型为最佳，也可用荞麦壳等颗粒细小、均匀且质轻之物充之。

四、使用方法与意义

枕头的正确使用方法是：侧卧位垫于头侧，以维持脊柱的水平位置；仰卧位垫于颈项，以维持颈椎曲度的存在。如此，保证了颈部组织处于松弛状态而得以良好的休息。同时，由于枕头的高度适当大于颈椎前曲深度，可使颈椎在仰卧位时受枕头的固定作用而维持其固有长度与生理曲度情况下，因受头部和自身重力的牵拉而起到相当于颈椎牵引与对曲线异常的颈椎进行缓慢矫形等治疗作用，从而达到提高或巩固颈椎病治疗效果的目的。

参考文献

1. 郑怀贤.伤科诊疗[M].北京:人民体育出版社,1975.
2. 北京中医学院东直门医院.刘寿山正骨经验[M].北京:人民卫生出版社,1982.
3. 尚天裕.中西医结合治疗骨折经验集[M].天津:天津科学技术出版社,1983.
4. 王育才.骨折诊治失误及其预防[M].吉林:吉林人民出版社,1983.
5. 孟和,黄克勤.骨科复位固定器疗法[M].天津:天津科学技术出版社,1985.
6. 岑泽波,吴诚德,张安桢.中医伤科学[M].上海:上海科学技术出版社,1985.
7. 张安桢,武春发,中医骨伤科学[M].北京:人民卫生出版社,1988.
8. 韩祖斌,杨克勤,孙庆寿.骨科正误[M].北京:人民卫生出版社,1989.
9. 丁继华.现代中医骨伤科流派精萃[M].北京:中国医药科技出版社,1990.
10. 吴阶平,裘法祖,黄家驷外科学[M].第5版.北京:人民卫生出版社,1990.
11. 孟和,顾志华.骨伤科生物力学[M].北京:人民卫生出版社,1995.
12. 范启申,王成琪.现代骨科显微手术学[M].北京:人民军医出版社,1995.
13. 李承球,朱盛休.骨科手术图解[M].南京:江苏科学技术出版社,1996.
14. 丁继华.伤科集成[M].北京:人民卫生出版社,1999.
15. 袁浩.中医骨病学[M].上海:上海科学技术出版社,2000.
16. 施杞,王和鸣.骨伤科学[M].北京:人民卫生出版社,2000.
17. 吉士俊,潘少川,王继孟.小儿骨科学[M].济南:山东科技出版社,2001.
18. 王志成.骨科主治医生1000问[M].2版.北京:协和医科大学出版社,2002.
19. 吴阶平,裘法祖,黄家驷外科学[M].6版.北京:人民卫生出版社,2002.
20. 高书图.骨病[M].北京:人民卫生出版社,2002.
21. 胥少汀,葛宝丰,许印坎.实用骨科学[M].3版.北京:人民军医出版社,2005.
22. 张玉铭,李顺,齐记,等.中医膏方学[M].北京:中医古籍出版社,2017.
23. 张乃峰.临床风湿病学[M].上海:上海科学技术出版社,1999.
24. 王新卫.带血管T形支撑式骨移植修复胫骨上端腔隙性骨缺损[J].中国骨伤,2005,18(9):650.
25. 黄力,李琳.原发性骨质疏松症的中西医治疗研究进展[J].中国骨质疏松杂志,2005,11(1):112.
26. 陈可新,阮成群,刘兴才.中西医结合治疗胫骨感染性骨不连26例[J].国医论坛,2004,19(3):37.
27. 王新卫,李勇军,郭建刚.游离腓骨移植修复胫骨慢性骨髓炎并长段骨缺损[J].中国修复重建外科杂志,2007,21(3):278.

28. 任飞,程春生,贾红伟,等.胫骨皮瓣移植(位)治疗小腿创伤性骨髓炎并骨皮缺损[J].中国骨与关节损伤杂志,2006,21(7):559.